NICOLETTE PERRY & ELAINE PERRY

Heilpflanzen für Kopf und Seele

Haupt
NATUR

NICOLETTE PERRY & ELAINE PERRY

Heilpflanzen für Kopf und Seele

Übersetzt von Wiebke Krabbe

HAUPT VERLAG

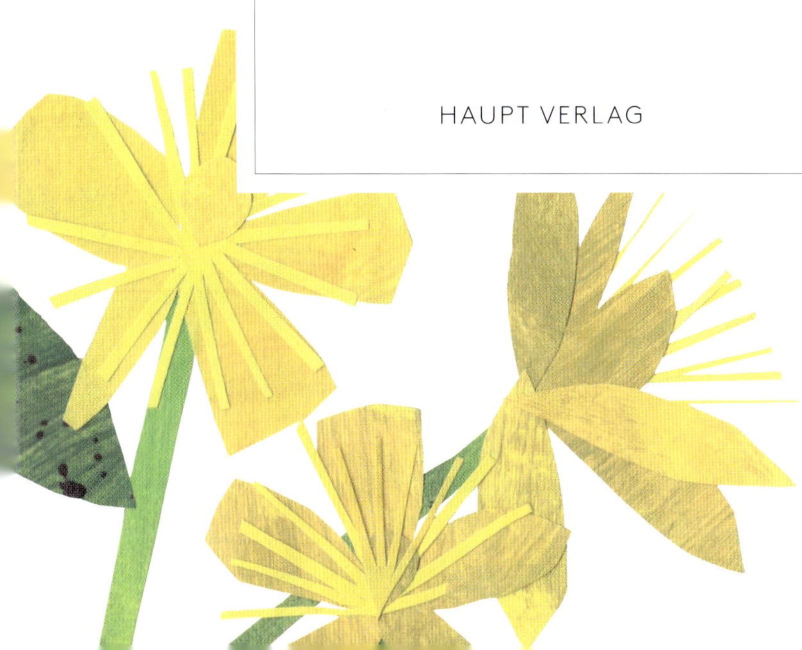

Die englische Originalausgabe erschien 2018 unter dem Titel *Botanical Brain Balms. Medical Plants for Memory, Mood and Mind* bei Filbert Press.

Der Haupt Verlag wird vom Bundesamt für Kultur mit einem Strukturbeitrag für die Jahre 2016–2020 unterstützt.

1. Auflage 2019

Diese Publikation ist in der Deutschen Nationalbibliografie verzeichnet.
Mehr Informationen dazu finden Sie unter http://dnb.dnb.de.

ISBN: 978-3-258-08041-3

Illustrationen: Clover Robin
Layout: Studio Noel
Übersetzung: Wiebke Krabbe, D-Damlos

Printed in China

Um lange Transportwege zu vermeiden, hätten wir dieses Buch gerne in Europa gedruckt. Bei Lizenzausgaben wie diesem Buch entscheidet jedoch der Originalverlag über den Druckort. Der Haupt Verlag kompensiert mit einem freiwilligen Beitrag zum Klimaschutz die durch den Transport verursachten CO_2-Emissionen.

Swiss Climate
CO_2neutral
Transport

«Das Nervensystem ist der Schlüssel zur guten Gesundheit.»

Galen

Bitte beachten
Bitte konsultieren Sie vor der Anwendung pflanzlicher Heilmittel einen anerkannten Fachmann, und informieren Sie Ihren Arzt oder Heilpraktiker, wenn Sie Medikamente einnehmen oder an einer Krankheit leiden. Sehen Sie von einer Selbstdiagnose ab, behandeln Sie anhaltende Beschwerden nicht selbst, und setzen Sie keine verordneten Medikamente ab. Die Anwendung pflanzlicher Heilmittel bei Schwangeren und Kindern sollte nur nach Absprache mit einem Arzt oder Heilpraktiker erfolgen. Setzen Sie nur Pflanzen ein, die Sie zweifelsfrei identifizieren können, verwenden Sie Produkte aus verlässlichen Quellen, lesen Sie die Patienteninformationen und überschreiten Sie die empfohlene Dosierung und Behandlungsdauer nicht.

Wichtiger Hinweis
Die Pflanzenheilkunde ist, ebenso wie die konventionelle Pharmazie, Gegenstand ständiger Forschung. Autorinnen und Verlag haben mit großer Sorgfalt darauf geachtet, für dieses Buch auf aktuelle Informationen zurückzugreifen. Dennoch können diese schon kurze Zeit nach Drucklegung durch neuere Forschungsergebnisse ungültig werden. Eine Haftung der Autorinnen sowie des Verlags, seiner Mitarbeiter und Beauftragten für Personen-, Sach- oder Kapitalschäden, die in Zusammenhang mit den Inhalten dieses Buchs gebracht werden könnten, ist darum ausgeschlossen.

Inhalt

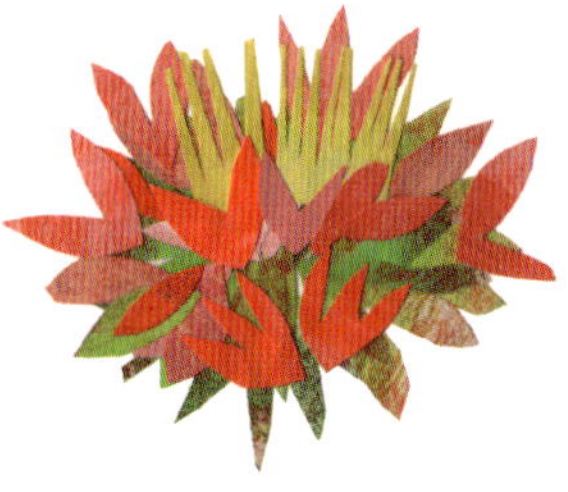

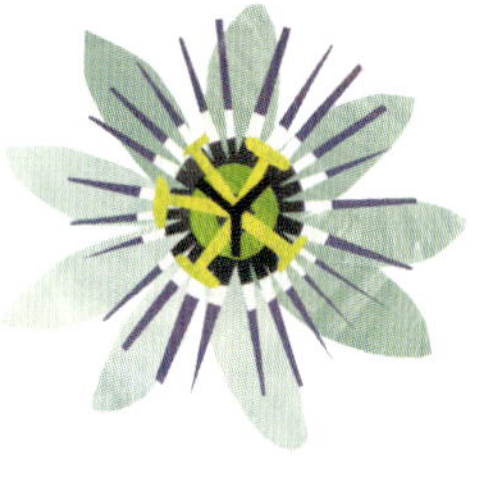

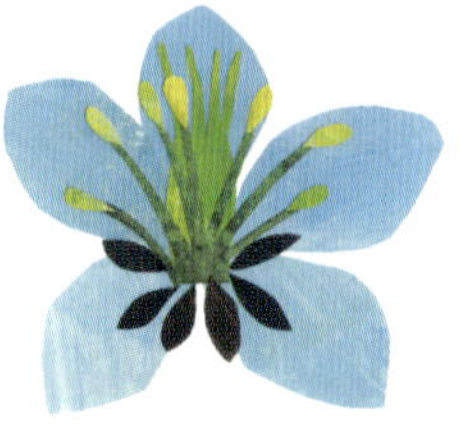

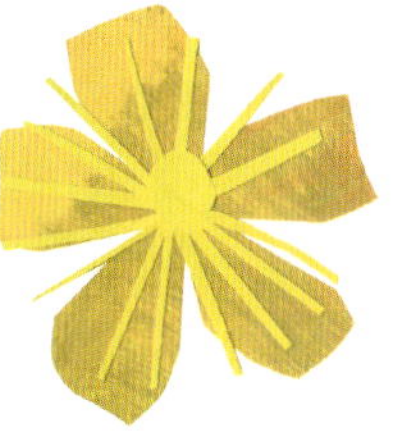

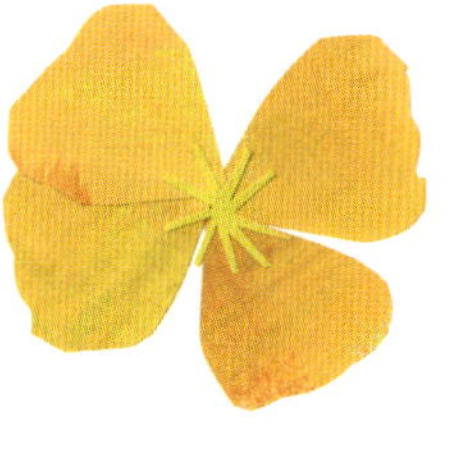

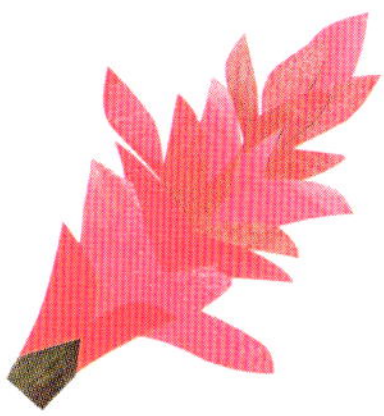

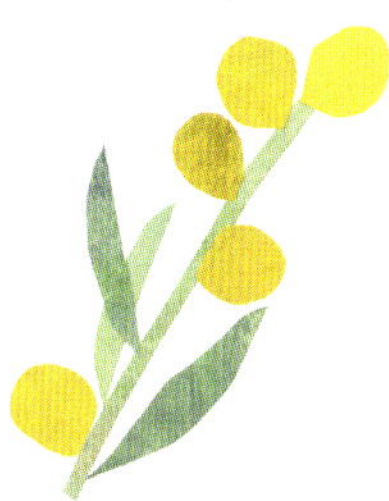

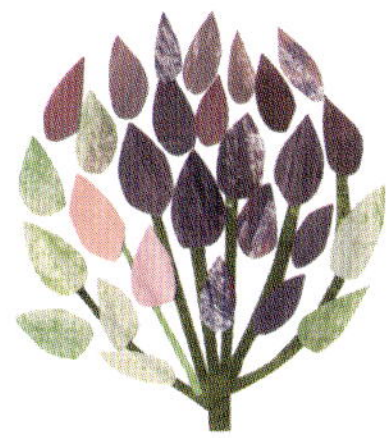

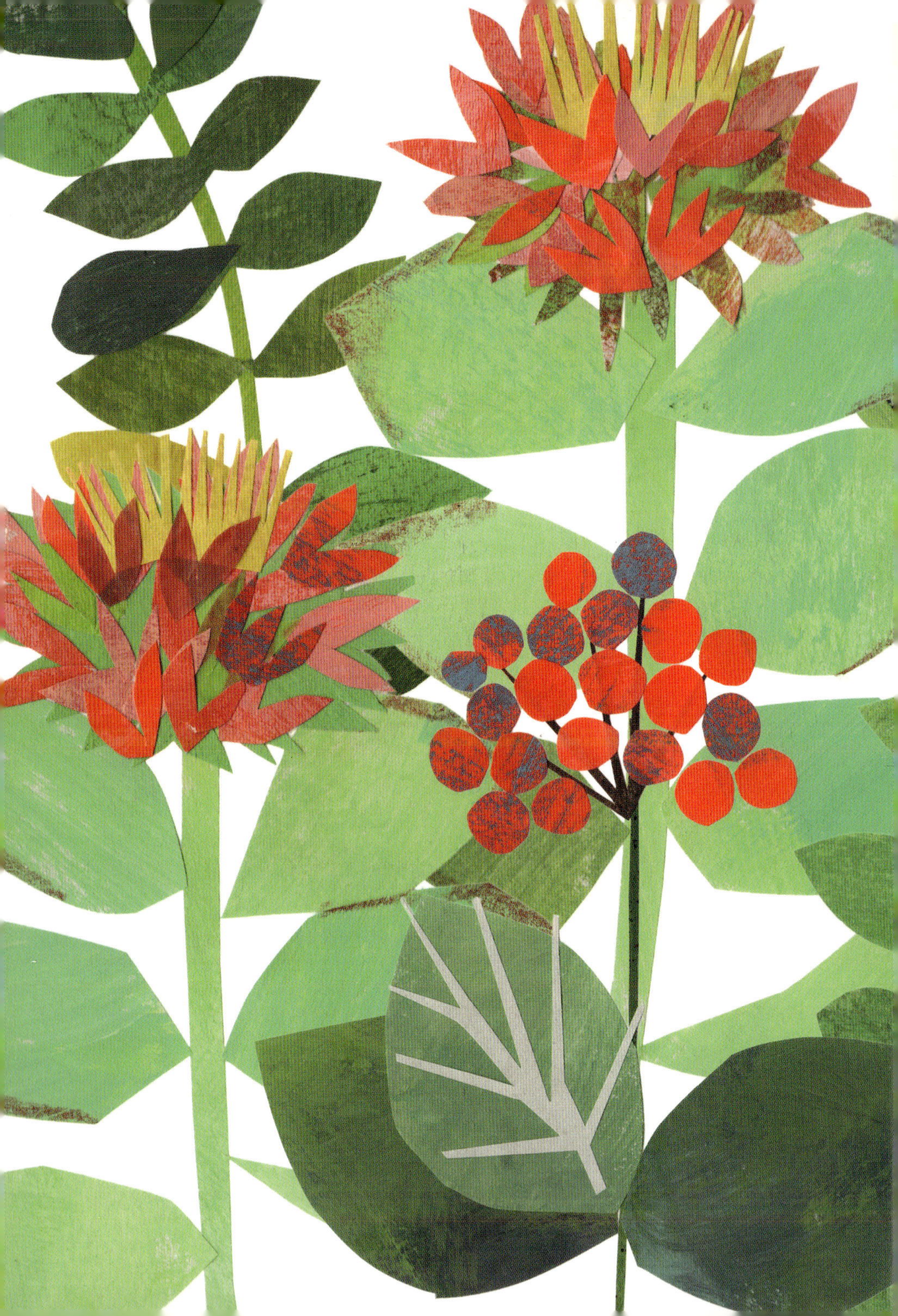

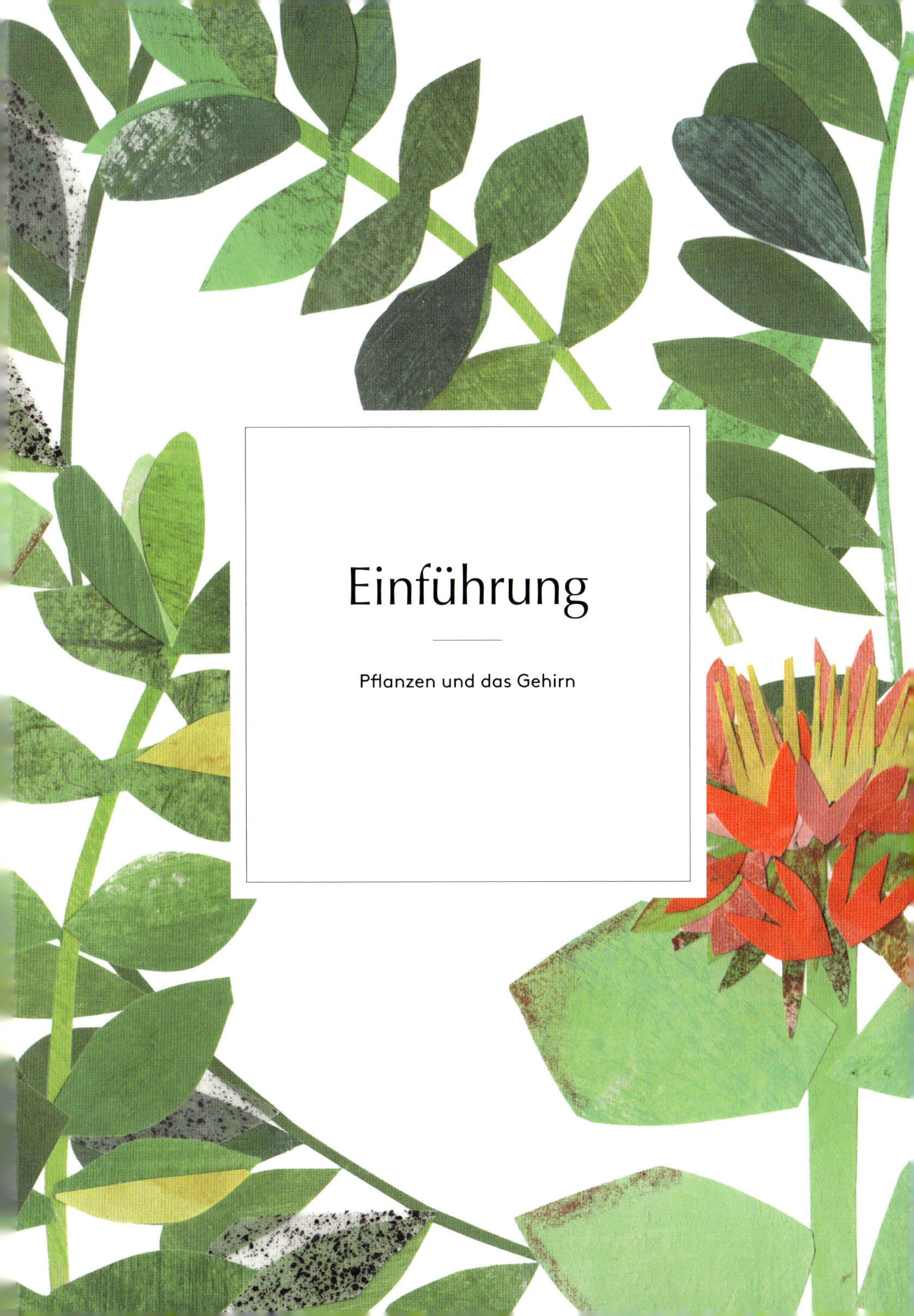

Einführung

Pflanzen und das Gehirn

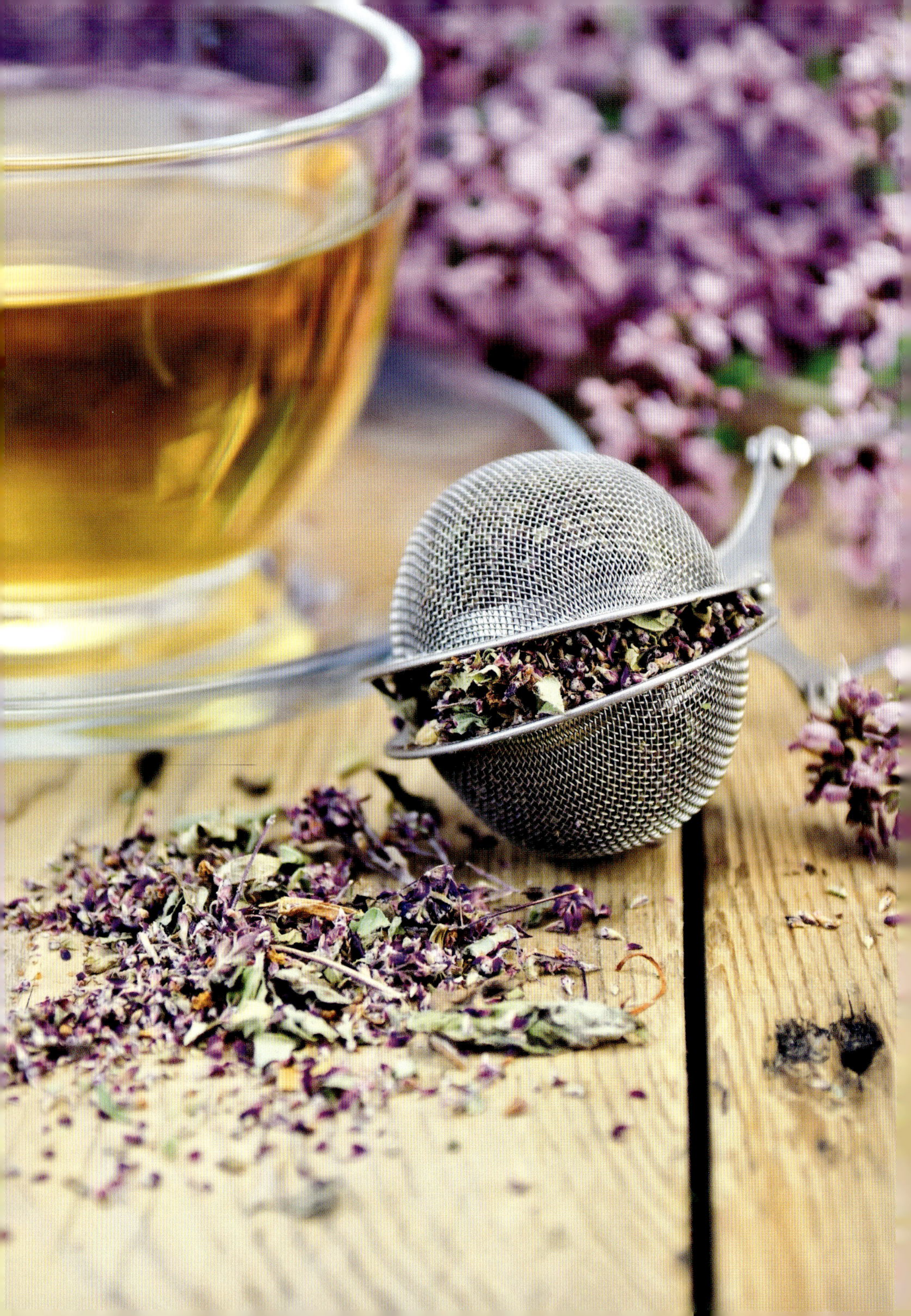

Was immer Sie dazu veranlasst hat, sich mit Heilpflanzen zu befassen: Sie sind nicht allein. Seit dem frühen 21. Jahrhundert hat sich der Jahresumsatz verdoppelt, der mit pflanzlichen Ergänzungspräparaten in einigen Ländern Europas erzielt wurde. Weltweit liegt er bei mehr als 60 Milliarden Dollar. Auch die Forschung befasst sich zunehmend mit der Frage, wie Pflanzen die Gehirnfunktion verbessern können.

Ein Blick in das Kräutertee-Regal des Supermarktes oder Bioladens verrät, dass längst nicht mehr nur gesundheitsorientierte Vegetarier und Veganer gezielt auf den Gesundheitswert von Pflanzen setzen. Wir alle wissen, dass Obst, Gemüse und andere Pflanzen Gesundheit und Wohlbefinden verbessern.

Heilpflanzen sind nicht neu, wir lernen nur immer mehr über sie. Schon im 1. Jahrhundert empfahl Hippokrates: «Nahrung sei deine Medizin und Medizin sei deine Nahrung.» 1906 schrieb Okakura Kakuzō in seinem *The Book of Tea:* «Medizin war der Tee zuerst, Getränk wurde er danach.» Heute belegen Studien, dass der Tee *(Camellia sinensis)* nur eine von vielen traditionellen Heilpflanzen ist, die die geistigen Fähigkeiten unterstützen. Eine Ernährung mit einem hohen Pflanzenanteil versorgt den Körper mit vielen bioaktiven Stoffen, die unmittelbar auf das Gehirn wirken und auch langfristig positive Wirkung haben: Sie hemmen Entzündungen, Oxidationsprozesse und altersbedingte Proteinablagerungen im Gehirn. Der langfristige Nutzen muss noch durch klinische Studien untermauert werden. Beobachtungen in einigen Ländern legen aber nahe, dass mediterrane Ernährung, Currys und Fruchtsäfte den kognitiven Abbau verzögern können. Ob als Lebensmittel oder Gewürz, Tinktur oder Kapsel: bioaktive Stoffe zur Vorbeugung, Stärkung der Gehirnfunktion oder Behandlung von Beschwerden kann man in vielen Formen zu sich nehmen.

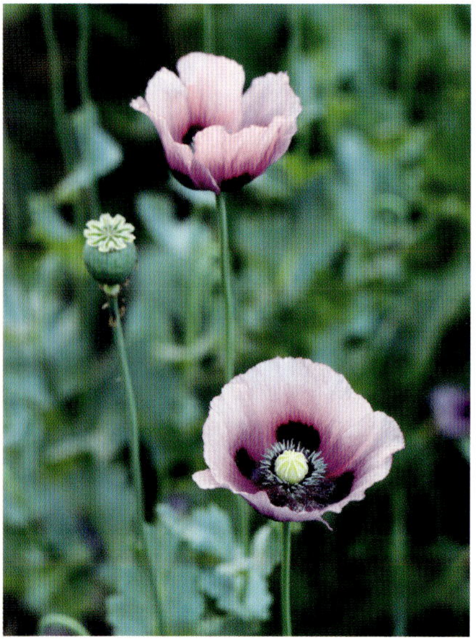

Pflanzen und das Gehirn

Zwischen den vielen Milliarden Hirnzellen unseres Gehirns bestehen Trillionen von Verbindungen, durch die sich Gehirnströme mit Geschwindigkeiten von mehreren Hundert Stundenkilometern fortbewegen. Erstaunlich, dass das menschliche Gehirn – zumindest meistens – so gut funktioniert! Wir möchten in diesem Buch nicht nur erklären, welche Pflanzen auf das Gehirn einwirken, sondern auch wie und warum sie dies tun, denn ihre Wirkung beruht ja auf den einzelnen Inhaltsstoffen. Dass Pflanzen den Körper mit Nährstoffen versorgen, weiß jeder. Weniger bekannt sind hingegen Pflanzenstoffe, die unsere Gehirnzellen erreichen und so bewirken, dass wir ruhiger werden, gut schlafen oder positiv gestimmt sind. Diese Stoffe beeinflussen die Aktivität der Neuronen, indem sie Signale zwischen Hirnzellen verstärken oder blockieren. Auf diesem Prinzip beruht die Wirkung von schmerzlinderndem Morphin aus Schlafmohn, anregendem Koffein aus Kaffee und sedierendem Cannabidiol aus Hanf. Safran verstärkt die stimmungsaufhellende Wirkung ähnlich wie es bestimmte Antidepressiva tun (selektive Serotonin-Wiederaufnahmehemmer, SSRI). Europäischer Salbei verstärkt die Signalwirkung von Acetylcholin und fördert die Gedächtnisleistung (vgl. Kap. 2). Andere Pflanzenstoffe sind für die Gesamtgesundheit des Gehirns von Nutzen, weil sie Neuronen vor Schäden durch Oxidation oder vor entzündlichen Prozessen schützen oder die Bildung neuer Neuronen anregen.

Warum pflanzliche Heilmittel für das Gehirn?

Pflanzliche Heilmittel enthalten im Gegensatz zu konventionellen Medikamenten mehrere Stoffe mit unterschiedlicher Wirkung. Dadurch besitzen sie eine vielschichtige Wirkung für die Gesundheit des Gehirns. Hinzu kommt, dass sich pflanzliche Präparate, sofern sie korrekt produziert und angewandt werden, seit Jahrhunderten und teilweise Jahrtausenden bewährt haben. Die Weltgesundheitsorganisation (WHO) anerkennt daher heute den Stellenwert pflanzlicher Arzneimittel in der Gesundheitsvorsorge.

Die meisten Heilpflanzen haben weniger Nebenwirkungen als chemische Medikamente, manche besitzen gar keine, und die Einnahme ist oft angenehm. Darum finden Sie in diesem Buch auch Rezepte für anregende und beruhigende Tees, kräuterwürzige Muffins, ein schlafförderndes Hopfenkissen, ein duftendes Raumspray und eine milde Hautpflegecreme. Gerade bei leichten Beschwerden oder zur Vorbeugung lassen sich pflanzliche Arzneimittel leichter in die Alltagsgewohnheiten einbeziehen als chemische Medikamente.

Mehrfach-Wirkung

Während konventionelle Medikamente meist auf einem Wirkstoff basieren, besitzen Heilpflanzen den Vorteil, mehrere posi-

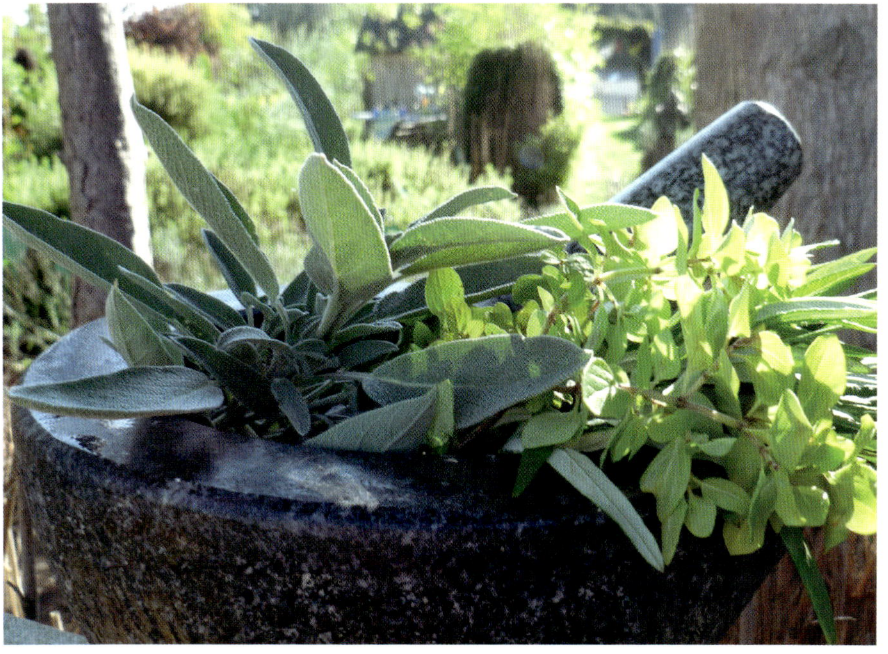

tiv wirkende Stoffe zu enthalten. So wirkt beispielsweise Johanniskraut nicht nur stimmungsaufhellend, sondern lindert gleichzeitig Schmerzen und Entzündungen. In kontrollierten Studien wurde nachgewiesen, dass Stoffe im Kakao (Methylxanthine wie Theobromin und Koffein) die positive Wirkung der im Kakao enthaltenen Flavonoide auf die Herzfunktion verstärken. Noch effektiver ist die Heilwirkung, wenn man mehrere Pflanzen miteinander kombiniert. So verstärkt Piperin aus schwarzem Pfeffer die Bioverfügbarkeit des stimmungsaufhellenden Inhaltsstoffs von Kurkuma (Curcumin) um 2000%. Es gibt aber auch gute Gründe, nur einzelne Pflanzenstoffe oder Medikamente einzusetzen. Im Gegensatz zu Extrakten aus der ganzen Pflanze wird dadurch die Standardisierung und die Dosierung einfacher. Die Hälfte der neuen Medikamente, die in den letzten 30 Jahren entwickelt wurden, basiert auf Pflanzenstoffen, darunter Präparate gegen Schmerzen, Demenz, Malaria und Krebs.

Wer seine Medikamente lieber in Pillenform einnimmt, findet heute viele Produkte mit Stoffen aus Pflanzen, die wir in diesem Buch vorstellen.

Der Dilston-Effekt

Der Schwerpunkt dieses Buchs liegt auf Pflanzen mit positivem Einfluss auf die Gesundheit des Gehirns, und dieser wird durch eine steigende Zahl von wissenschaftlichen Studien gestützt. Seit in den 1990er-Jahren die Forschung begann, die

Gegenüber: Schlafmohn *(Papaver somniferum)* enthält schmerzlindernde Morphine.
Oben: Frisch geerntete Heilpflanzen im Dilston Physic Garden.

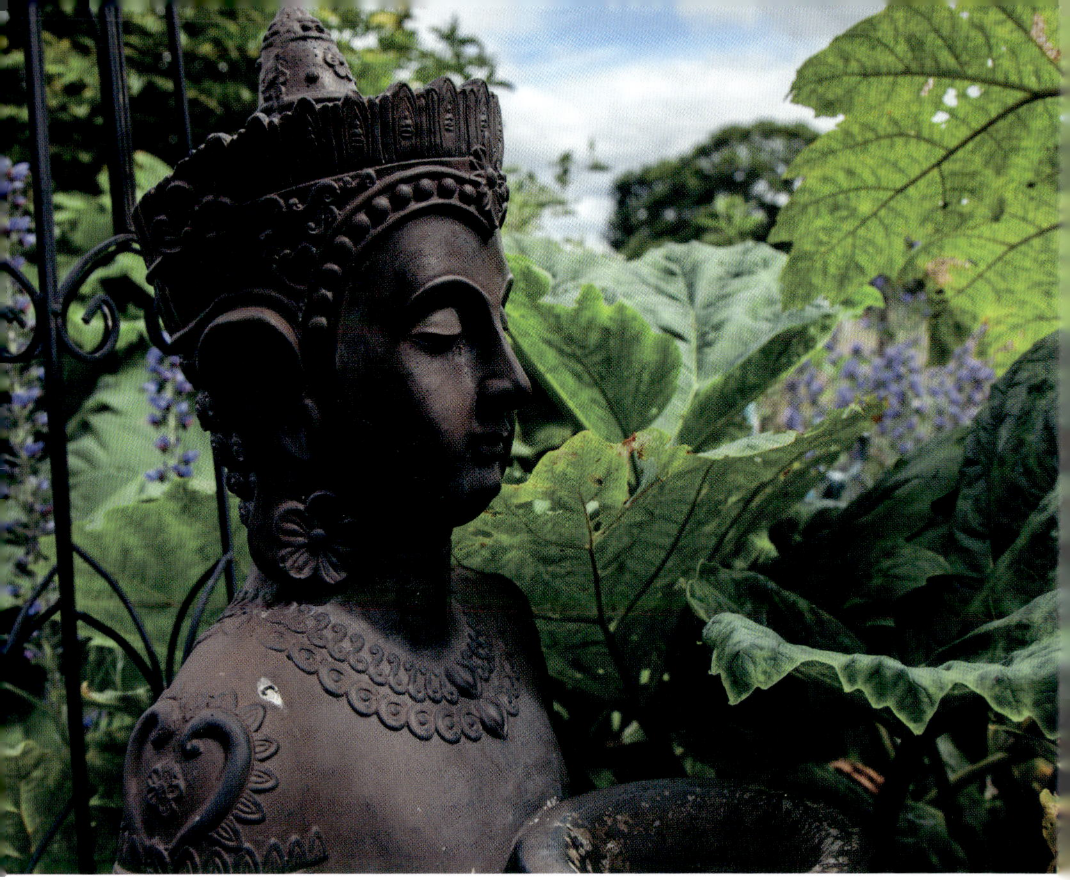

Pflanzenheilkunde ernst zu nehmen, haben wir uns – zuerst während des Studiums – zusammen mit Neurologen, Pharmazeuten und anderen Wissenschaftlern dem Thema gewidmet. Heute führen wir die Erforschung von Pflanzen, die Gedächtnis, Aufmerksamkeit und Stimmung beeinflussen, im Dilston Physic Garden zusammen mit Heilpflanzen-Experten, Universitäten und den Royal Botanic Gardens in Kew (England) fort.

Seit der Gründung in den 1990ern haben viele Menschen den Dilston Physic Garden besucht, um sich über Heilpflanzen zu informieren und den Erholungswert der Anlage zu genießen. Etwas von diesem Erholungswert möchten wir mit diesem Buch weitergeben.

Sie finden auf den folgenden Seiten ausführliche Beschreibungen von 56 Pflanzen, deren positive Wirkung auch in klinischen Studien nachgewiesen wurde. Außerdem stellen wir Pflanzen vor, die sich durch lange Tradition und Laborstudien qualifizieren und vielleicht künftig von sich reden machen werden.

Über dieses Buch

Die Kapitel dieses Buches sind nach Anwendungsgebieten gegliedert. In den Kapiteln 1–5 sind die Pflanzen anhand der Gewichtung der wissenschaftlichen Belege angeordnet, die bestfundierten stehen vorn. Diese Reihenfolge wird in Kapitel 6 nicht eingehalten, weil Symptome wie «geistige

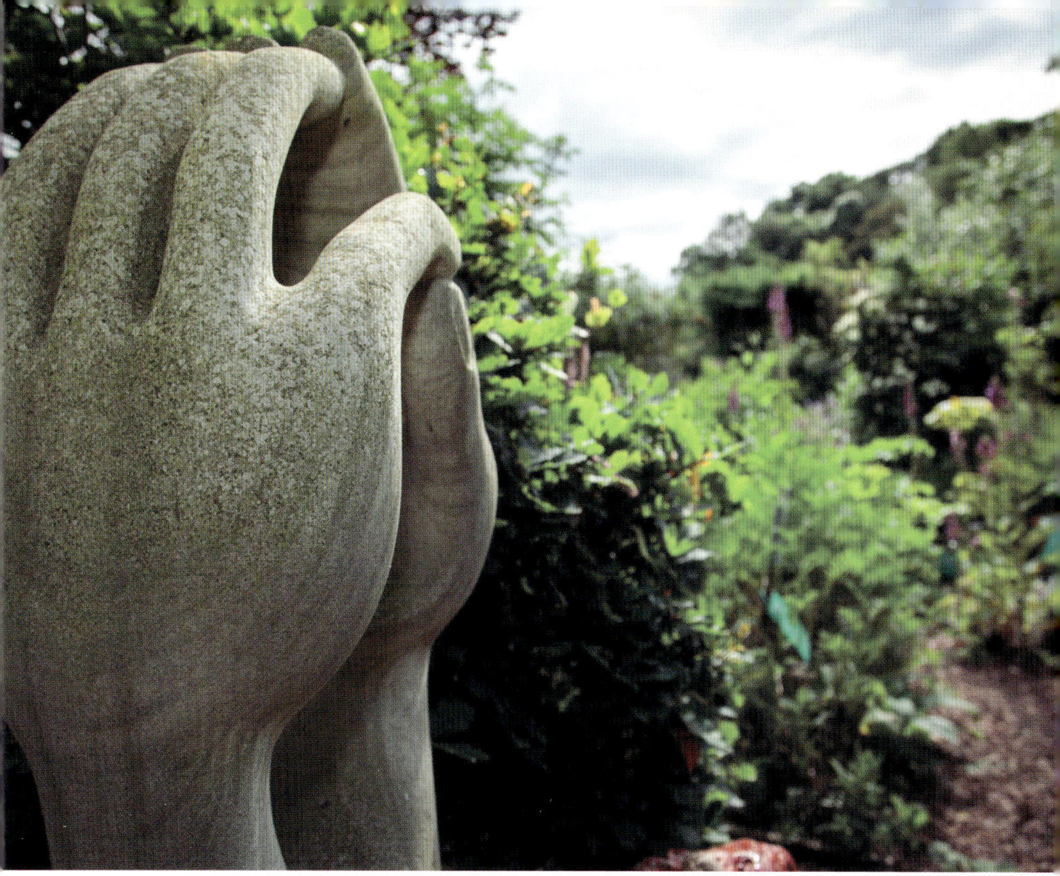

Erschöpfung» oder «Vitalitätsmangel» wissenschaftlich schwer zu quantifizieren sind. Kapitel 7 beginnt mit jenen Pflanzen, die den schwächsten bewusstseinsverändernden Effekt haben und endet mit jenen, die den stärksten Effekt haben. Die «Allheilmittel» in Kapitel 8 unterliegen keiner Reihenfolge, weil sie sich wegen ihrer vielfältigen Wirkweisen nicht vergleichen lassen.

Jedes Kapitel beginnt mit Erklärungen darüber, wie die Pflanzen und ihre Inhaltsstoffe auf das Gehirn und dessen Mechanismen wirken. Neben den porträtierten Pflanzen sind auch andere Pflanzen aufgeführt, die eine jahrhundertelange Tradition als Heilmittel besitzen, denen sich die Forschung aber erst neuerdings intensiver widmet, um die Tradition mit wissenschaftlichen Erkenntnissen zu untermauern. Da entsprechend noch verhältnismäßig wenig wissenschaftlich gesichertes Wissen über sie besteht, werden sie nur beiläufig erwähnt.

Oben und folgende Seiten: Besucher kommen in den Dilston Physic Garden, um sich über Heilpflanzen zu informieren und den Erholungswert der naturnahen Anlage zu genießen.

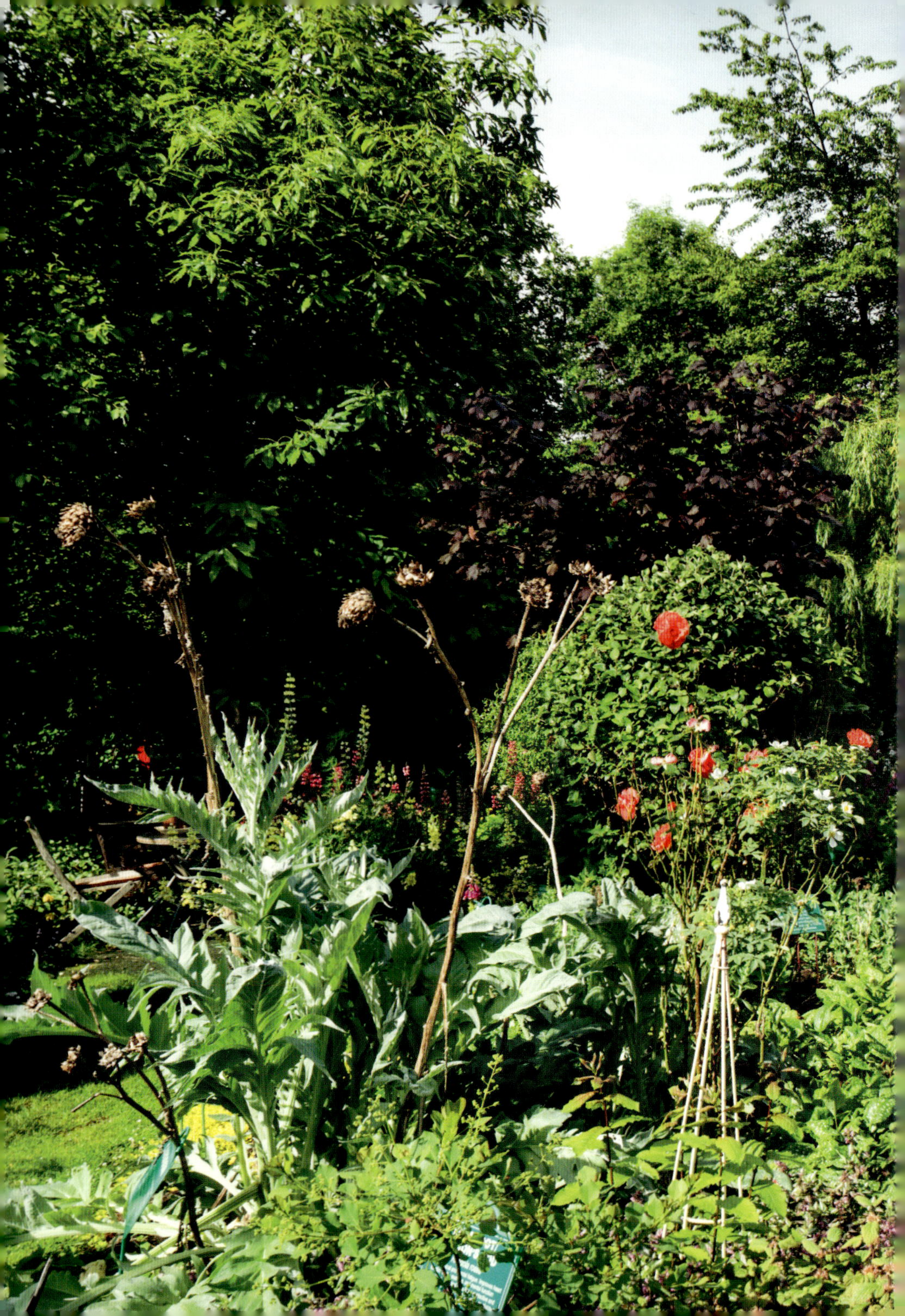

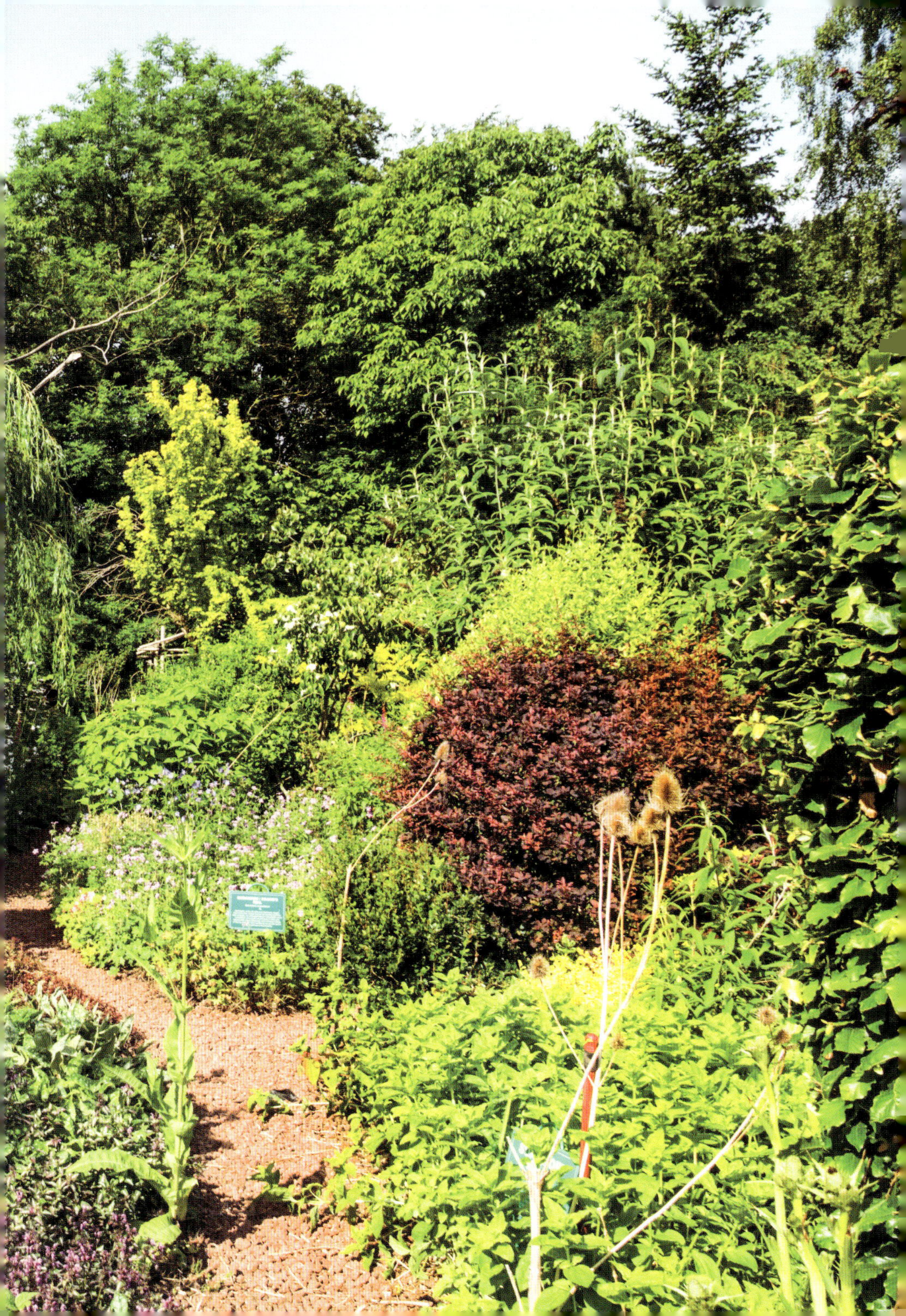

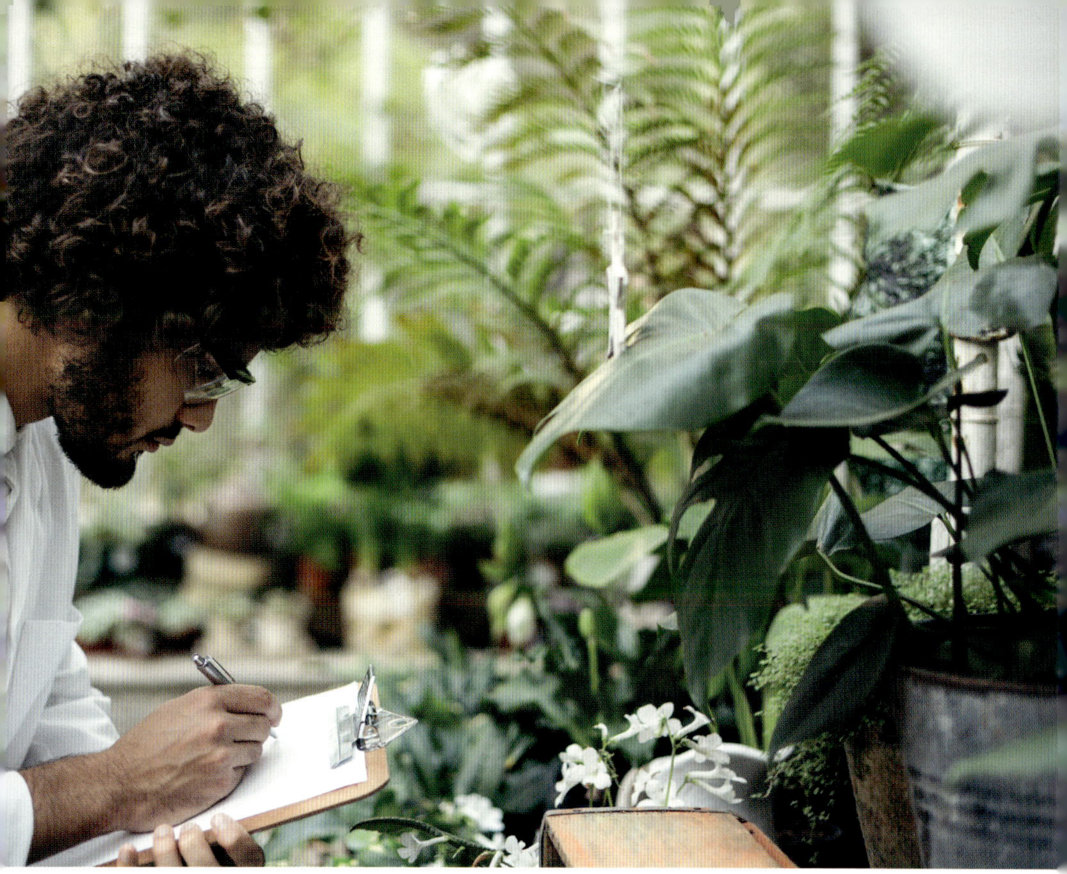

Pflanzenporträt
Jedes Pflanzenporträt umfasst die folgenden Informationen:

- Ein Foto der Pflanze zur sicheren Identifizierung,
- den volkstümlichen Namen, außerdem den botanischen Namen, denn nur dieser lässt eine zweifelsfreie Bestimmung der Pflanze zu,
- eine kurze Beschreibung der wichtigsten Wirkungen.

Oben: Heute befassen sich Forscher verstärkt mit Pflanzen, die traditionell zur Verbesserung von Gedächtnis, Aufmerksamkeit und Stimmung eingesetzt wurden.
Gegenüber: In historischen Kräuterbüchern ist zu lesen, dass der Europäische Salbei *(Salvia officinalis)* das Erinnerungsvermögen verbessern kann. Labortests bestätigen dies.

Botanik
Hier werden die äußeren Merkmale der Pflanze beschrieben, außerdem ihre Herkunft und ihr bevorzugter Standort. Außerdem finden Sie Informationen über einzelne Teile der Pflanze.

Geschichte und Volkswissen
Seit jeher verwenden Völker in aller Welt Pflanzen, die in ihrer Nähe wachsen. So ist in Südamerika die Passionsblume wegen ihrer beruhigenden Wirkung beliebt. Eine lange Tradition legt nahe, dass eine Pflanze nennenswerte Wirkung besitzt und wenige Risiken birgt. Johanniskraut beispielsweise ist als Mittel gegen leichte Depressionen bekannt. Der englische Trivialname «chase

devil» (Teufelsaustreiber) verweist auf das Mittelalter. Damals nahm man an, depressive Menschen seien von bösen Geistern besessen.

Wissenschaft

Es entspricht unserer Auffassung von fachlicher Sorgfalt, in den ausführlichen Porträts nur Pflanzen vorzustellen, deren Wirkung wissenschaftlich nachgewiesen ist. Wie sieht dieser Nachweis aus? Laborstudien können erklären, wie eine Pflanze wirkt. Sie müssen aber durch Studien an Menschen ergänzt werden, die normalerweise unter streng kontrollierten, klinischen Bedingungen durchgeführt werden. Deren Ergebnisse werden wiederum geprüft und in Meta-Analysen miteinander verglichen. So konnte beispielsweise nachgewiesen werden, dass Arnika schmerzlindernd und Johanniskraut stimmungsaufhellend wirkt.

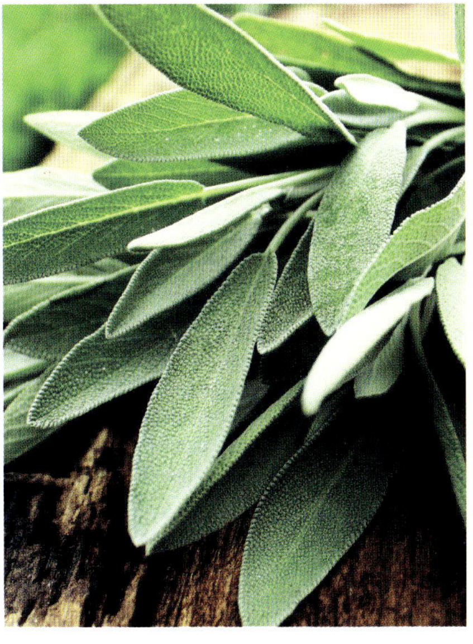

Inhaltsstoffe

Die Pflanzenstoffe, die auf das Gehirn wirken, sind «Sekundärmetaboliten». Die Pflanze produziert sie eigentlich, um selbst an ihrem Standort gesund zu bleiben, aber sie nützen auch dem Menschen. Dabei geht es nicht um pflanzliche Nährstoffe wie Proteine, Fette, Mineralien und Vitamine. In jedem Pflanzenporträt werden die wichtigsten bioaktiven Stoffe genannt. Allerdings kann eine Pflanze zwischen 40 und 200 oder mehr Stoffe enthalten, die auch gemeinschaftlich wirken. Standortbedingungen (Höhenlage, Boden, Sonnenstunden) können Menge und Verhältnis der Stoffe beeinflussen, außerdem können bei einzelnen Stoffen Abweichungen von bis zu 20 % vorkommen. Bekannte Pflanzenstoffe wie Flavonoide aus Heidelbeeren spielen ebenso eine Rolle wie weniger bekannte, etwa Cineol aus Salbei oder Juglon aus der Walnuss.

Viele hier vorgestellte Pflanzen wirken nicht nur positiv auf das Gehirn. Manche beeinflussen Kreislauf, Stoffwechsel oder Verdauung, die wiederum wichtig für eine gesunde Gehirnfunktion sind. Darum werden auch solche Wirkweisen in den Pflanzenporträts erwähnt, ebenso wie beispielsweise eine antivirale oder antibakterielle Wirkung, von der der gesamte Körper profitiert.

Anwendung

Die Dosierungen, die für eine oder mehrere Anwendungsweisen genannt werden, orientieren sich an den Empfehlungen anerkannter Mediziner. Soweit möglich, wurden diese Angaben geprüft und stimmen mit den Dosierungen klinischer Studien überein, die Aufschluss über Wirksamkeit und Sicherheit der Pflanze geben. Dennoch handelt es sich bei den Dosierungsangaben nur um weit gefasste Empfehlungen, denn die Wirkung hängt auch von Gewicht, Alter, Ernährung und eventuellen Vorerkrankungen des Patienten ab. Genaue, individuelle Dosierungsvorgaben kann nur der Arzt oder Heilpraktiker geben. Bei frei verkäuflichen Produkten sollten immer die Angaben des Herstellers eingehalten werden.

Manche Pflanzen kann man bedenkenlos in normalen Mengen als Lebensmittel zu sich nehmen. Andere sollten, vor allem zur Behandlung von Beschwerden, nur in den empfohlenen Dosierungen angewandt werden, sonst kann es zu unerwünschten Nebenwirkungen kommen. Heilpraktiker beginnen oft mit einer schwachen Dosierung und weisen darauf hin, dass es bis zum Einsetzen der Wirkung eine Zeit lang dauern kann.

Für jede Pflanze geben wir die übliche Anwendungsweise an, etwa als Tee, Tinktur, Kapsel oder Tablette. Kann die Pflanze als Lebensmittel verzehrt werden, ist auch dies erwähnt. Die Einnahmemethode spielt eine Rolle dabei, wie die Inhaltsstoffe optimal auf das Gehirn wirken. Näheres zu einzelnen Anwendungsweisen finden Sie im *Glossar*.

Heilpflanzen kann man wie Obst und Gemüse im eigenen Garten ziehen. Wichtig ist, auf den botanischen Namen zu achten, um sicher die korrekte Art zu wählen, die richtigen Pflanzenteile zu verwenden und zu ernten, wenn der Gehalt an Wirkstoffen am höchsten ist. Die Pflanzenteile 7–10 Tage an einem schattigen, gut belüfteten Platz trocknen, dann in dunklen, nur locker verschlossenen Papiertüten lagern, um Pilz- und Schimmelbefall zu vermeiden. Der Wirkstoffgehalt selbst gezogener Pflanzen kann variieren und ist bei biologisch kultivierten Pflanzen wahrscheinlich höher als bei anderen.

Unten: Viele der hier beschriebenen Pflanzenarten kann man selbst anpflanzen und trocknen. In dunklen Papiertüten kühl und trocken lagern.

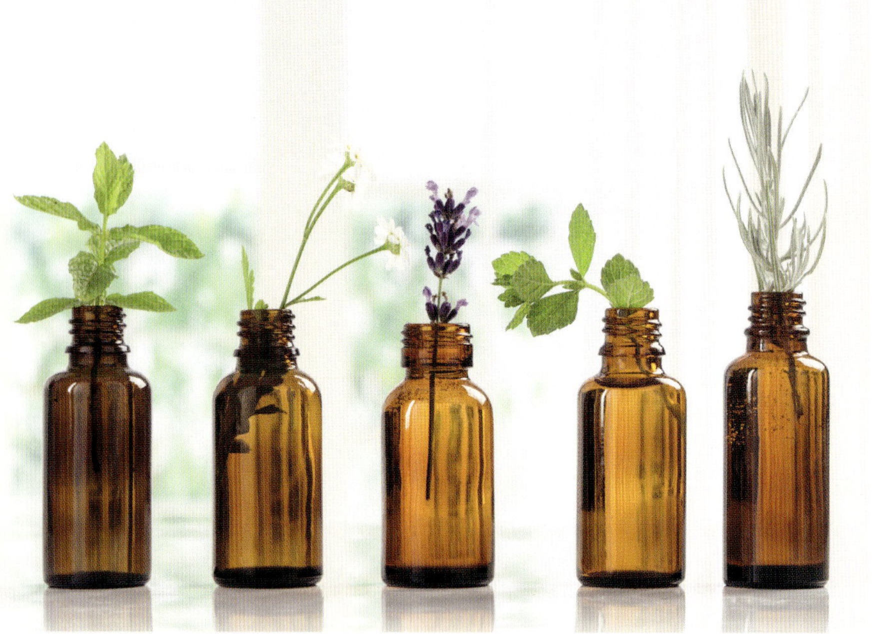

Sicherheit

Bitte lesen Sie den allgemeinen Sicherheitshinweis auf Seite 5. Zusätzlich finden Sie in jedem Porträt spezifische Sicherheitshinweise für die jeweilige Pflanze. Beachten Sie außerdem, dass die Forschung fortschreitet und jederzeit neue Ergebnisse liefern kann, durch die bisherige Annahmen, z. B. über Kontraindikationen, ungültig werden. Wer schwanger ist, an einer Krankheit leidet oder Medikamente einnimmt, sollte grundsätzlich vor der Anwendung pflanzlicher Arzneimittel einen Arzt oder Heilpraktiker konsultieren. Wenn der Hausarzt kein Experte für Pflanzenheilkunde ist, empfiehlt sich die Beratung durch einen Heilpraktiker oder Apotheker. Der Kenntnisstand von Ärzten über Heilpflanzen ist von Land zu Land verschieden. In Asien ist ihr Einsatz üblich, im Nahen Osten und Teilen Europas werden sie etwa im gleichen Maß wie konventionelle Medikamente beschrieben, während sie in anderen Ländern eine untergeordnete Rolle spielen. Gerade im letzteren Fall ist die Beratung durch einen Experten für Pflanzenheilkunde ratsam. Wenden Sie sich an einen Heilpraktiker oder eine andere Person, die in alternativen Heilweisen ausgebildet ist (z. B. in Aromatherapie, Yoga oder Tai Chi), einem anerkannten Berufsverband angehört und versichert ist. Informieren Sie sich außerdem in Fachbüchern oder auf seriösen Internetseiten.

Rechtslage

Falls eine Pflanze rechtlichen Bestimmungen unterliegt, werden diese genannt.

Unten: Kamille ist eine der ältesten bekannten Heilpflanzen. Kamillentee fördert den Schlaf und lindert nervöse Anspannung.

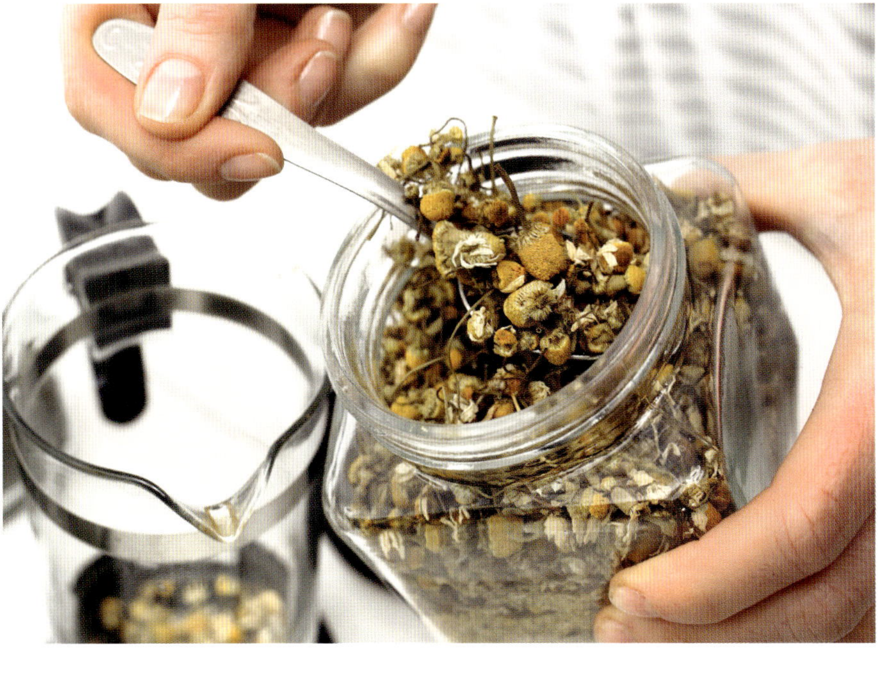

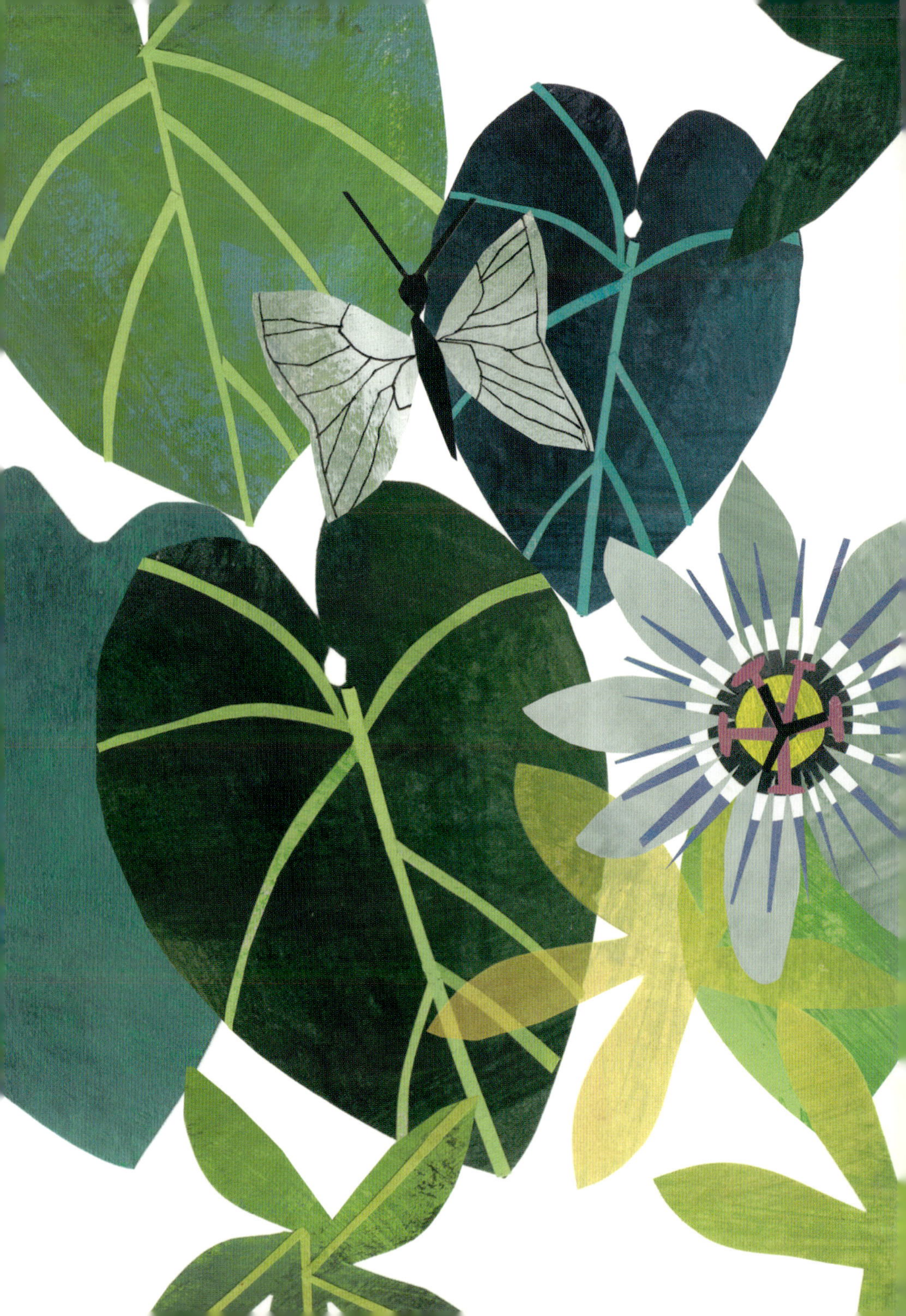

KAPITEL 1

Ruhig bleiben

Pflanzen gegen Stress und Anspannung
Kava-Kava, Ashwagandha,
Passionsblume, Gotu-Kola, Pomeranze,
Bergamotte, Herzgespann

Stress ist die Seuche des 21. Jahrhunderts; sie betrifft immer mehr Menschen. Oft werden nervöse Anspannung und andere Beschwerden mit Medikamenten wie Benzodiazepinen oder selektiven Serotonin-Wiederaufnahmehemmern (SSRI) behandelt. Diese können aber Nebenwirkungen wie Schläfrigkeit und kognitive Einschränkungen mit sich bringen und machen überdies abhängig. Dabei ist wissenschaftlich bestätigt, dass auch Pflanzenwirkstoffe bei leichten und schwereren Stressbeschwerden beruhigen und Anspannung lindern können – und das ohne unangenehme Nebenwirkungen. Sie wirken auf Neurotransmitter ein: Botenstoffe, die im Gehirn Signale von einer Nervenzelle zur anderen übermitteln.

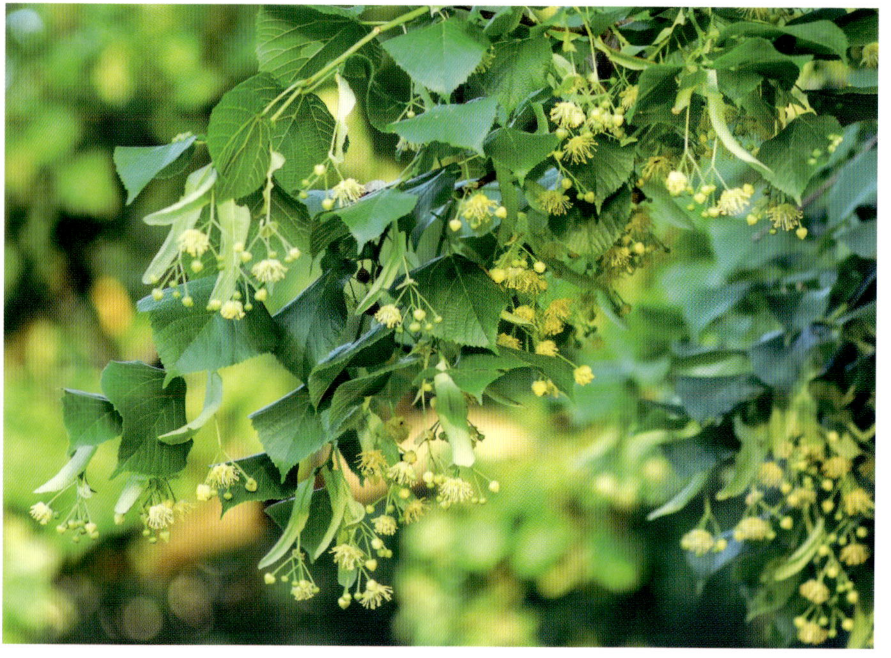

Beruhigung – Wie funktioniert das?

Beruhigende Pflanzenstoffe beeinflussen im Gehirn den Botenstoff GABA (Gamma-Aminobuttersäure), auf den auch Medikamente wie Benzodiazepine abzielen. GABA verhindert, dass die Nervenzellen übermäßig häufig Signale senden und wirkt dadurch entschleunigend. Manche Pflanzenstoffe verlängern die Wirkung von GABA im Gehirn, andere imitieren oder verstärken dessen beruhigende Wirkung. Wieder andere erhöhen die stimmungsaufhellende Wirkung von Serotonin oder hemmen den erregenden Botenstoff Glutamat. Wahrscheinlich gibt es auch Pflanzen, die auf Mechanismen im Gehirn wirken, über die wir noch wenig wissen.

Beruhigende Pflanzen

Für dieses Kapitel haben wir sieben Hauptpflanzen ausgewählt, von denen einige durch Studien des «Gold-Standards» bestätigt werden. Auf Kava-Kava aus der Südsee folgen Ashwagandha (Schlafbeere) und Gotu-Kola, die beide im Ayurveda seit Langem geschätzt werden. Dann folgen mit Passionsblume, Pomeranze und Bergamotte drei Pflanzen mit essbaren Früchten und schließlich das Herzgespann, welches in Europa seit dem 16. Jahrhundert verwendet wird. Einige, darunter Ashwagandha und Passionsblume, wirken überdies leicht schlaffördernd. Die traditionelle Verwendung dieser Pflanzen reicht Jahrhunderte, wenn nicht Jahrtausende zurück, wissenschaftlich erforscht wird ihre Wirkung aber erst seit Kurzem.

Auch andere beruhigende Pflanzen wie Indisches Basilikum *(Ocimum tenuiflorum)* und die Blüten der Linde *(Tilia cordata)* haben in der traditionellen Heilkunde einen festen Platz. Erste Forschungsergebnisse liegen vor, die Wirkung beim Menschen muss jedoch noch genauer untersucht werden. Einige von ihnen kommen im folgenden Kapitel zur Sprache.

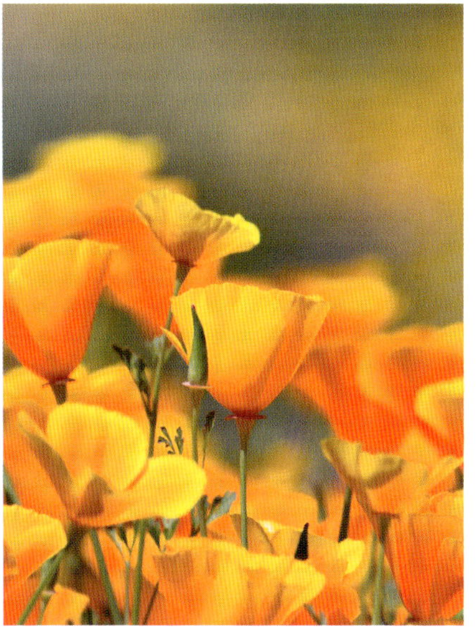

Außerdem gibt es eine Reihe von Pflanzen, die nicht nur beruhigen, sondern noch weitere Wirkungen aufweisen – Kamille, Zitronenmelisse, Lavendel, Helmkraut, Baldrian, Hopfen, Kalifornischer Mohn und Eisenkraut. Näheres zu diesen Pflanzen findet sich in den folgenden Kapiteln.

Beruhigende Pflanzen in Dilston

Mit beruhigenden Pflanzen beschäftigen wir uns eingehend, seit die Mental Health Foundation Mittel zur Erforschung pflanzlicher Therapien für Demenz zur Verfügung gestellt hat. Anfangs war die Forderung, dabei alternative Heilmethoden in den Vordergrund zu stellen, eine Herausforderung für unser konventionelles Forscherteam. Wir kamen auf die Idee, Möglichkeiten der Aromatherapie mit ätherischen Ölen traditioneller Pflanzen

Gegenüber: Erste Forschungsergebnisse bestätigen die beruhigende Wirkung der Blüten der Linde *(Tilia cordata)*.
Oben: Kalifornischer Mohn *(Eschscholzia californica)* wirkt beruhigend und besitzt weitere Heilwirkungen.

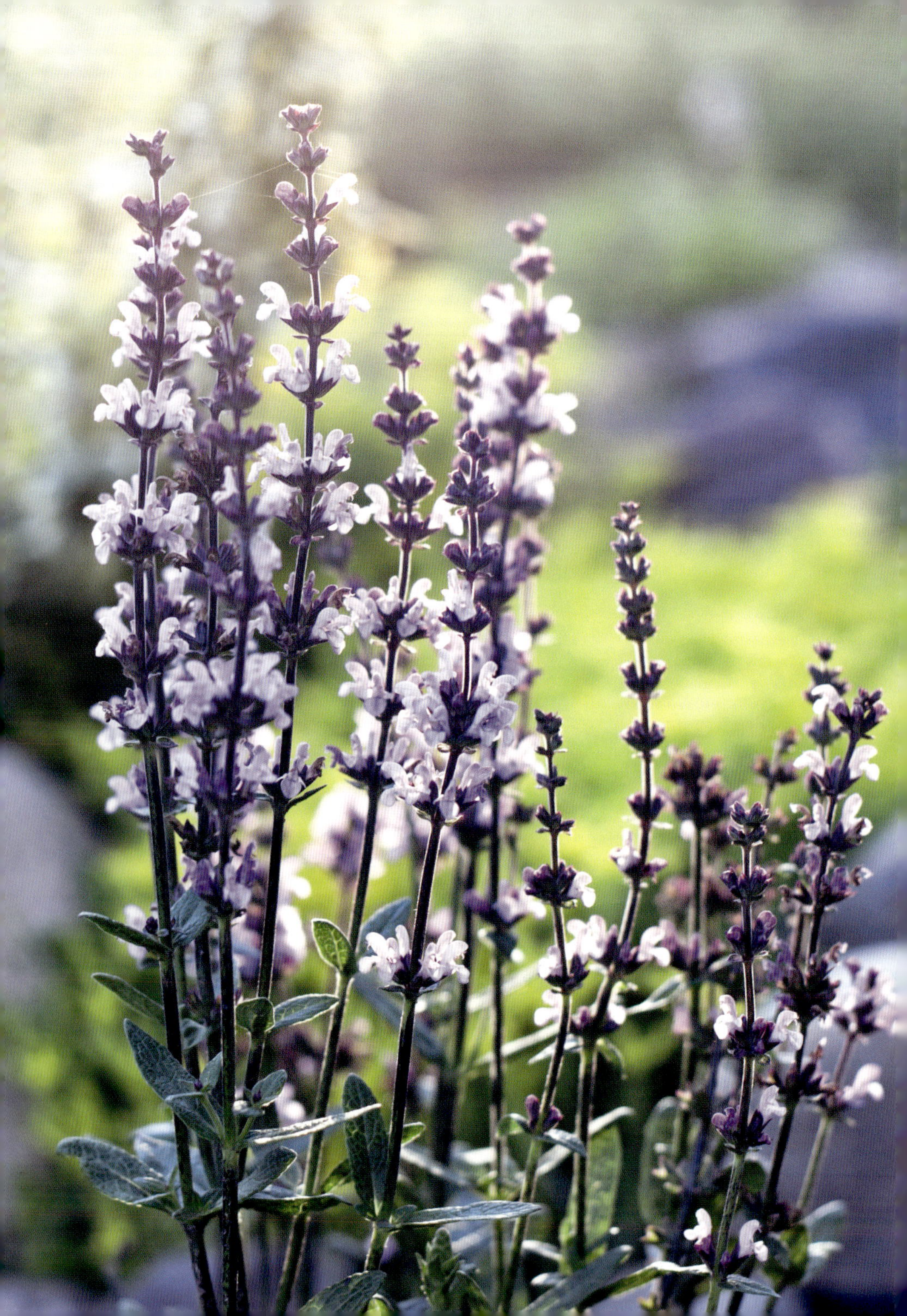

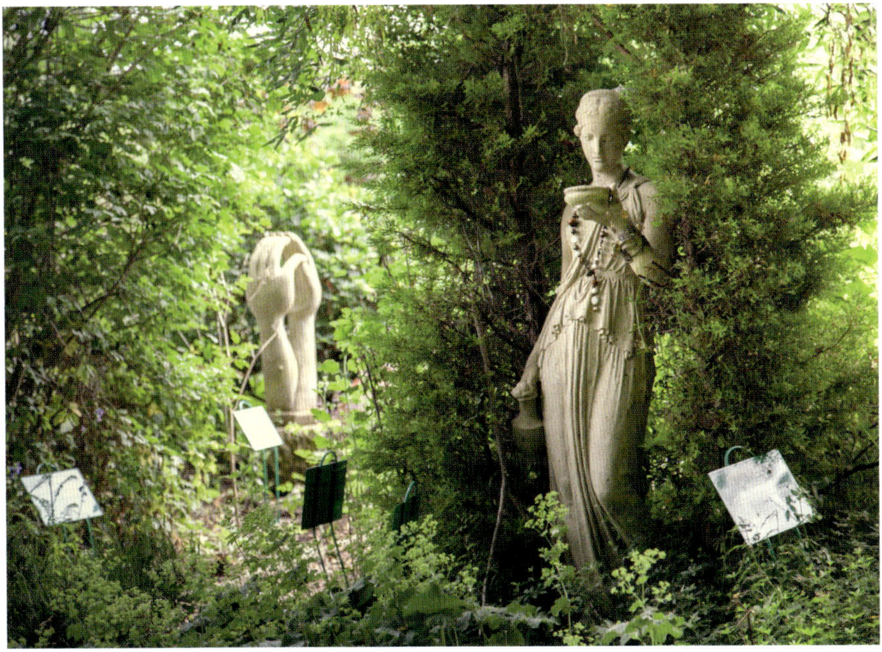

in einer klinischen Studie zu untersuchen. Demenzpatienten sind oft nervös oder aufgeregt und werden mit Medikamenten (Neuroleptika) behandelt, um daraus resultierende Verhaltensprobleme zu vermeiden. Diese Medikamente sedieren aber, können Tremor und Stürze begünstigen und den kognitiven Abbau verstärken. Unsere ersten klinischen Versuche mit Zitronenmelisse *(Melissa offcinalis)* waren überraschend erfolgreich.

Gegenüber: Eisenkraut *(Verbena officinalis)* wird traditionell bei nervöser Anspannung, anhaltendem Stress und Erschöpfungszuständen eingesetzt.
Oben: Die erste Studie im Dilston Physic Garden befasste sich mit Aromatherapie und ätherischen Ölen aus traditionellen Heilpflanzen.

Jetzt, zehn Jahre später, möchten wir Studien mit neuen Pflanzen durchführen. In diesem Kapitel sind die sieben Arten aufgeführt, deren Wirkung gegen Stress und nervöse Anspannung unter anderem wir in Dilton belegen konnten. Geordnet sind sie in absteigender Reihenfolge, anhand des Grads ihrer wissenschaftlichen Anerkennung.

Traditionelle Beruhigungshelfer

Stressbeschwerden sind ein weltweites Problem. In vielen Ländern setzen die Menschen seit Jahrhunderten einheimische Pflanzen ein, um sie zu lindern. Einige dieser Pflanzen sind jetzt Gegenstand eingehender wissenschaftlicher Untersuchungen, und es ist ermutigend, dass ihre Zahl zunimmt. Möglicherweise wird man feststellen, dass ihre beruhigende Wirkung auf denselben chemischen Verbindungen beruht, die auch in bereits besser erforschten Pflanzen enthalten sind. Beispielweise enthalten Koriander *(Coriandrum sativum)*, Lavendel (*Lavandula* sp.) und Muskateller-Salbei *(Salvia sclarea)* den aromatischen Stoff Linalool, der im Gehirn den erregenden Botenstoff Glutamat hemmt und den stimmungsaufhellenden Botenstoff Serotonin verstärkt. Linalool besitzt folglich eine ähnliche Wirkung gegen nervöse Anspannung wie Diazepam.

Unter der Lupe

Die folgenden Pflanzen sind noch nicht eingehend erforscht, es gibt aber erste Ergebnisse, die ihre Wirksamkeit bestätigen: Indisches Basilikum *(Ocimum tenuiflorum)*, Sicheltanne *(Cryptomeria japonica)*, Europäischer Hafer *(Avena sativa)*, Fenchel *(Foeniculum vulgare)*, Sellerie *(Apium graveolens)*, Kuhschelle *(Pulsatilla vulgaris)*, Weiße Seerose *(Nymphaea alba)*, Ziest *(Stachys lavandulifolia)*, Bockshornklee *(Trigonella foenum graecum)*, Lotuspflaume *(Diospyros lotus)*, Gebirgs-Akanthus *(Acanthus montanus)*, Tuberose *(Polianthes tuberosa)*, Sonnenhut (*Echinacea* sp.), Fischrinde *(Piscidia piscipula)* und Gemeiner Schneeball *(Viburnum opulus)*.

Unten: Kuhschelle *(Pulsatilla vulgaris)* und **gegenüber** Fenchel *(Foeniculum vulgare)* sind noch nicht eingehend erforscht, aber erste Ergebnisse deuten auf ihre beruhigende Wirkung hin.

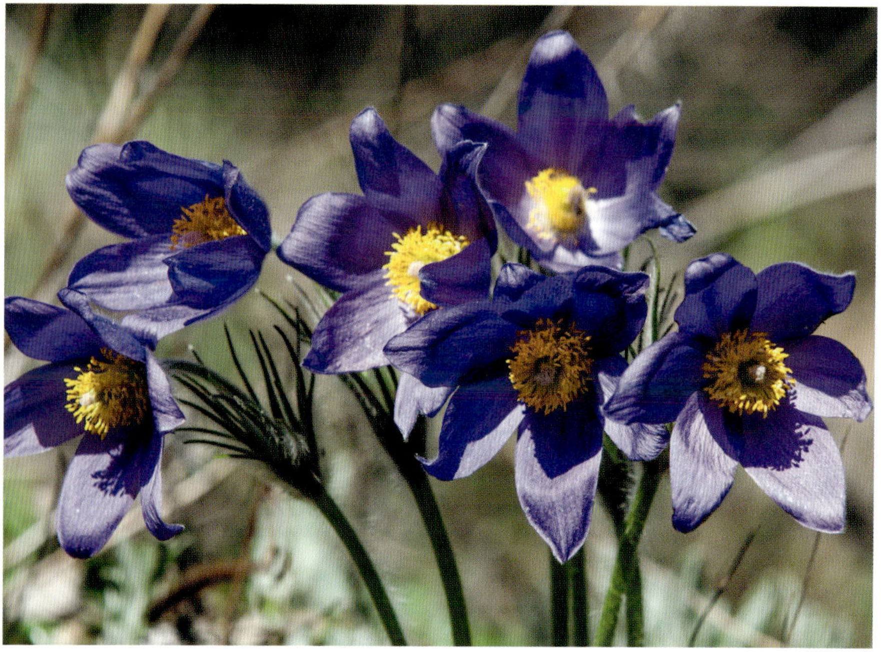

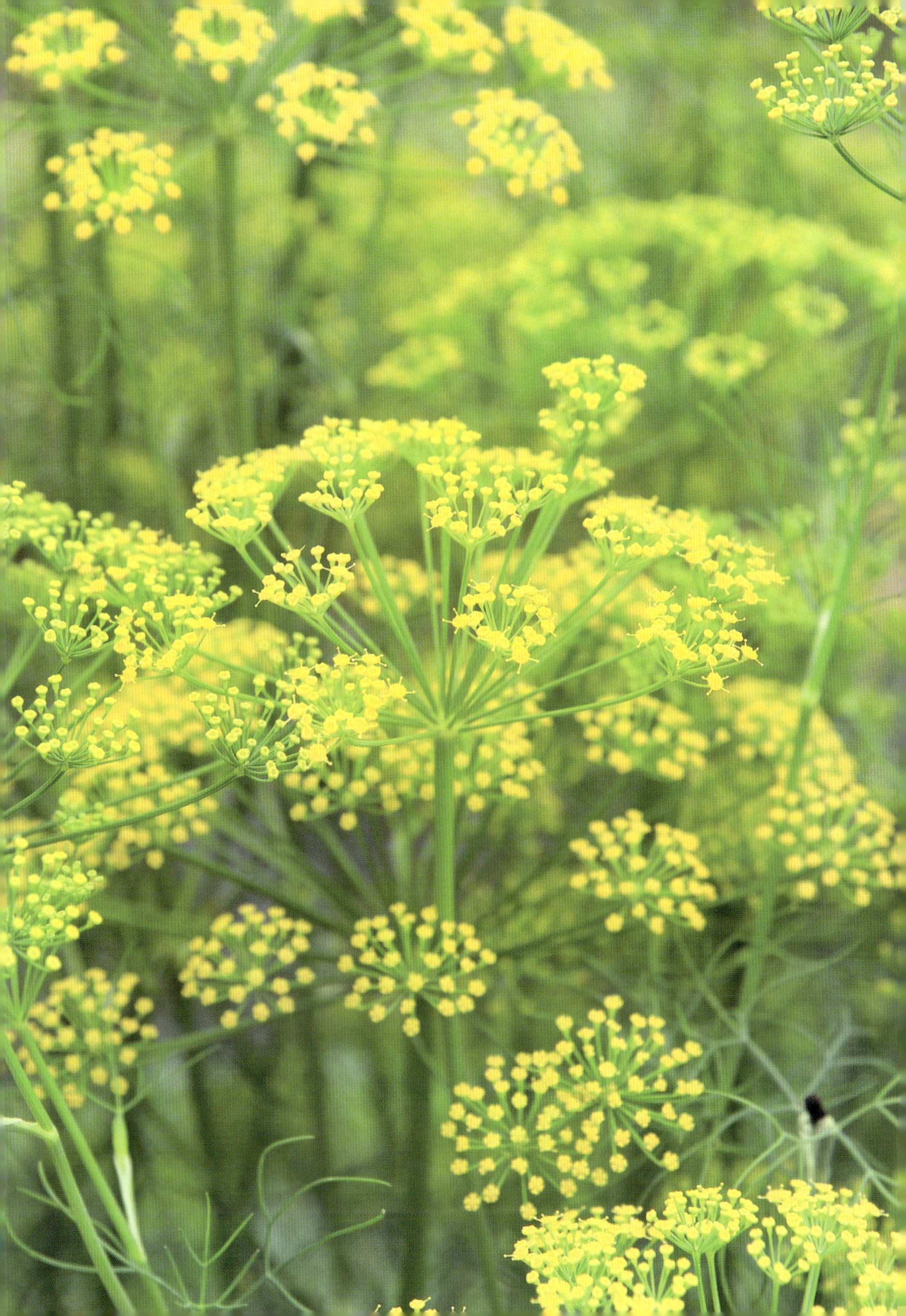

Piper methysticum

Kava-Kava

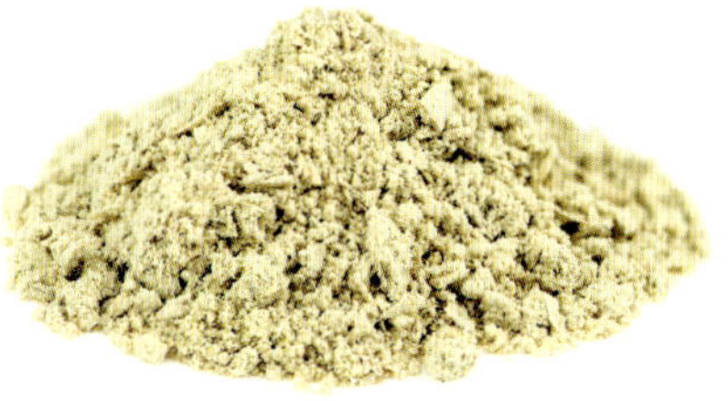

Kava-Kava stammt aus der Südsee und kommt dort auch in Ritualen zum Einsatz. Zahlreiche klinische Studien haben seine positive Wirkung bei nervöser Anspannung und innerer Unruhe bestätigt. Es entspannt Körper und Geist, ohne schläfrig zu machen – ideal also, wenn man ruhig sein und dabei einen klaren Kopf haben möchte.

Botanik Der immergrüne Strauch gehört zu den Pfeffergewächsen. Er wird ca. 10 m hoch, ist spärlich verzweigt, hat große, herzförmige Blätter und schlanke, grüne Blütenstände. Heimisch ist er auf den Südseeinseln und weiter östlich auf Hawaii. In den USA und Australien wird er kultiviert. Die Vermehrung erfolgt durch Ausläufer. Verwendet werden vor allem die getrockneten Wurzeln, die ganzjährig geerntet werden. Als Getränk ist Kava-Kava süß, scharf, bitter und relativ geruchlos; es erzeugt ein leichtes Taubheitsgefühl im Mund. Ein enger Verwandter ist der anregende *Piper sanctum*.

Geschichte und Volkswissen Vor Jahrtausenden kam die Pflanze mit Kanus von den polynesischen Inseln nach Hawaii, wo sie «awa» genannt wird. Geschätzt wird vor allem ihre beruhigende, entspannende Wirkung. Traditionell wird daraus ein Getränk zubereitet, das ähnlich wie Wein wirkt. Es bewirkt eine «entspannte, gesellige Stimmung, lindert Erschöpfung und innere Anspannung und verhilft später zu einem tiefen, ruhigen Schlaf, aus dem der Anwender erfrischt und ohne Kater erwacht» (so schreiben die Heilpflanzenexperten Kerry Bone und Simon Mills). Die Pflanze kann bei übermäßigem Genuss euphorisierend wirken. Von den Bewohnern der Pazifikinseln wird sie bei Zeremonien zerkaut, um mit den Göttern zu kommunizieren. Traditionell wird Kava-Kava zur geistigen Anregung, als Euphoristikum und Aphrodisiakum verwendet, zur lokalen Schmerzlinderung und zur Behandlung zahnender und unruhiger Kinder.

Stand der Wissenschaft

Beim Menschen Viele klinische Studien belegen, dass Kava-Kava nervöse Anspannung und innere Unruhe lindern kann. Es macht nicht süchtig und wirkt nicht halluzinogen. Es wirkt weder sedierend noch beeinträchtigt es die Fahrtüchtigkeit. Die Wirkung ist vergleichbar mit konventionellen Antidepressiva und Stoffen wie Benzodiazepin, zugleich verbessert Kava-Kava das Gedächtnis, die Aufmerksamkeit und Reaktionszeit. Klinische Studien belegen seine Tauglichkeit zur Behandlung von leichten Depressionen, Schlafstörungen, Epilepsie, Wechseljahresbeschwerden und zur lokalen Schmerzlinderung.

Eine achtwöchige, kontrollierte Studie der Ludwig-Maximilians-Universität München an 129 Personen hat ergeben, dass Kava-Kava zur akuten Behandlung leichterer Depressionen und allgemeiner nervöser Anspannung ebenso geeignet ist wie der Arzneistoff Buspiron.

Im Labor Studien zufolge unterstützt Kava-Kava beruhigende Signale im Gehirn (GABA) und verstärkt positiv stimmende

Botenstoffe (Serotonin, Dopamin, Noradrenalin und Cannabinoide). Es dämpft Schmerzsignale, wirkt entzündungshemmend und neuroprotektiv.

Inhaltsstoffe Harz mit Laktonen wie Kavain und Yangonin. Sie lindern nervöse Anspannung, wirken entspannend, krampflösend und örtlich betäubend. Vor allem Kavain beruhigt und ist ähnlich wirksam wie Benzodiazepin. Alkaloide wie Pipermethystin.

Anwendung Tee aus der Wurzel: 4–6 g getrocknet (8–12 g frisch) auf 500 ml Wasser täglich. Kapseln, Tinkturen und Pulver sind ebenfalls erhältlich.

Sicherheit Unbedenklich bei mäßiger Dosierung, von Langzeitanwendung (über 3 Monate) wird abgeraten. Nicht anwenden bei Schwangerschaft, Lebererkrankungen oder Parkinson. Nicht zusammen mit anderen sedierenden Präparaten oder Alkohol einnehmen. Bei Langzeitanwendung oder hohen Dosen können Hautveränderungen auftreten, die nach Ende der Behandlung aber abklingen.

Rechtslage Alkoholische Auszüge unterliegen nach Auftreten unerklärter Lebertoxizität strengeren Vorschriften. Verbote wurden in vielen Ländern jedoch aufgehoben, weil die Ursachen dieser kurzzeitigen Toxizität unklar sind. (Toxizität konnte nicht in allen Untersuchungen nachgewiesen werden. Eventuell ist sie auf Überdosierung, Langzeitanwendung, Fremdstoffe oder Schimmelbefall bei Ernte oder Lagerung zurückzuführen.)

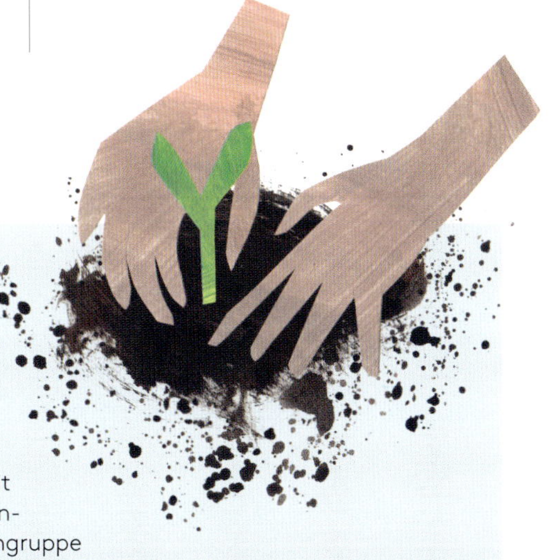

GARTENARBEIT GEGEN STRESS

Betätigung an der frischen Luft kann die Ausschüttung von Stresshormonen senken. Einer niederländischen Studie zufolge lindern sich wiederholende Tätigkeiten wie Gartenarbeit Stressbeschwerden wirkungsvoller als andere Freizeitaktivitäten. Eine Probandengruppe wurde aufgefordert, nach der Bewältigung einer schwierigen Aufgabe 30 Minuten zu lesen, die zweite hingegen sollte 30 Minuten Gartenarbeit erledigen. Die Gärtner waren anschließend besser gelaunt als die Leser; ihr Cortisolspiegel (Stresshormon) war niedriger.

Wer keinen eigenen Garten hat, kann sich überlegen, freiwillig oder ehrenamtlich tätig zu werden (Community Gardening).

Withania somnifera

Ashwagandha

(Schlafbeere)

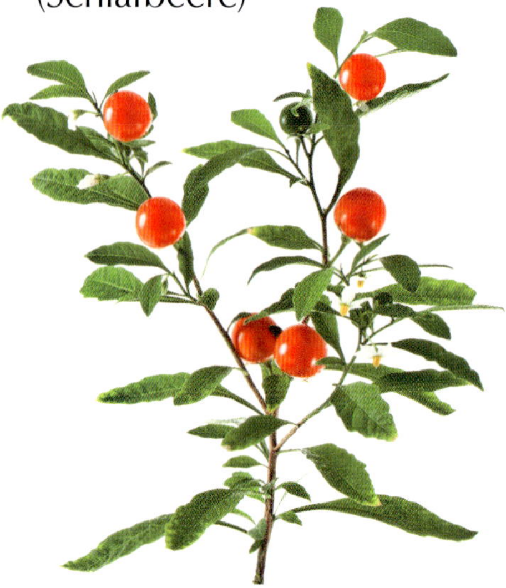

Im Ayurveda wird die Ashwagandha hochgeschätzt, weil sie beruhigt, die geistige und körperliche Gesundheit stärkt, nervöser Erschöpfung entgegenwirkt und das Gedächtnis verbessert.

Botanik Der Strauch aus der Familie der Nachtschattengewächse bevorzugt trockene Standorte. Er wird bis 1,5 m hoch, hat ovale Blätter und leuchtend gelbe Blüten, aus denen sich rote Früchte entwickeln. Er stammt aus Asien, Afrika und Europa, wächst heute aber auch im ganzen Nahen Osten und Mittelmeerraum. Die Blätter werden im Frühling geerntet, Beeren und Wurzeln im Herbst. Verwendet werden alle Teile der Pflanze.

Geschichte und Volkswissen Der griechische Arzt Dioskurides (ca. 40–90 n. Chr.) empfahl diese Pflanze zur allgemeinen Stärkung. In Indien wird sie traditionell zur Beruhigung und Stärkung der Nerven, für einen klaren Geist und ruhigen Schlaf eingesetzt. Der lateinische Artname *somnifera* («Schlafbringer») verweist auf die beruhigende, mild sedierende Wirkung. Der indische Name Ashwagandha bedeutet übersetzt «Pferdegeruch» und bezieht sich nicht nur auf den intensiven Geruch, sondern auch auf die Stärke der beruhigenden Wirkung. In Indien werden die Beeren gekaut, um die Genesung nach Krankheiten zu beschleunigen und Vitalität und Lebenserwartung zu erhöhen. Ashwagandha ist ein traditionelles Mittel gegen Schlaflosigkeit und Aphrodisiakum. Die Pflanze wird älteren Menschen zur Gesundherhaltung und Vorbeugung gegen kognitiven Abbau verordnet. Als Adaptogen unterstützt sie die Behandlung chronischer Krankheiten, weil sie dem Körper hilft, sich auf Stress einzustellen.

Stand der Wissenschaft

Beim Menschen In den 1960er-Jahren wurden in Indien die beruhigenden, sedierenden Alkaloide der Ashwagandha entdeckt. Zahlreiche klinische Studien belegten, dass sie nervöse Anspannung lindern, Blutdruck und Puls regulieren und das allgemeine Wohlbefinden verbessern. In einer Studie konnte außerdem die Wirksamkeit in der Behandlung von Zwangsstörungen nachgewiesen werden. Einige der zahlreichen Studien konnten weitere positive Wirkungen belegen, darunter die Verbesserung von Gedächtnis und kognitiver Leistung bei bipolaren Störungen sowie die Senkung des Infarktrisikos. Ashwagandha beugt Anämie und Alterserscheinungen wie Osteoarthritis vor, regt das Wachstum von Kindern an, verbessert die sportliche Ausdauer und stärkt bei Frauen die Sexualfunktionen.

Im Labor Zahlreiche Studien belegen, dass die Pflanze auf verschiedene Neurotransmitter wirkt. Einige davon beruhigen

(GABA), andere erregen (Glutamat), hellen die Stimmung auf (Serotonin), betreffen das Gedächtnis (Acetylcholin), das Schmerzempfinden (Opioid), die Stresswahrnehmung und das Immunsystem (Corticosteron). Die Pflanze regt die Bildung neuer Blutgefäße und Nervenzellen an, enthält Antioxidantien und wirkt entzündungshemmend. All das kommt auch dem Gehirn zugute.

Inhaltsstoffe Die wichtigsten bioaktiven Stoffe der Ashwagandha sind Withaferin und Withanolide. Dabei handelt es sich um Laktone, die körpereigenen Steroiden ähneln. Seit den 1970er-Jahren ist bekannt, dass sie entzündungshemmend wirken und das Wachstum von Krebszellen hemmen. Die Pflanze enthält außerdem aktive Alkaloide und Eisen.

Anwendung Absud der Wurzeln: 3–5 g auf 200 ml Wasser täglich. Frische Blätter und Beeren sowie Kapseln mit pulverisierter Wurzel werden auch eingenommen. Die Beeren werden in der Käseherstellung als Gerinnungsmittel verwendet.

Sicherheit Nebenwirkungen, Kontraindikationen oder besondere Vorsichtsmaßnahmen sind nicht bekannt. Kann bei hoher Dosierung die Wirkung von Benzodiazepin verstärken, die Schilddrüse anregen oder Magenverstimmung begünstigen.

Passiflora incarnata

Passionsblume

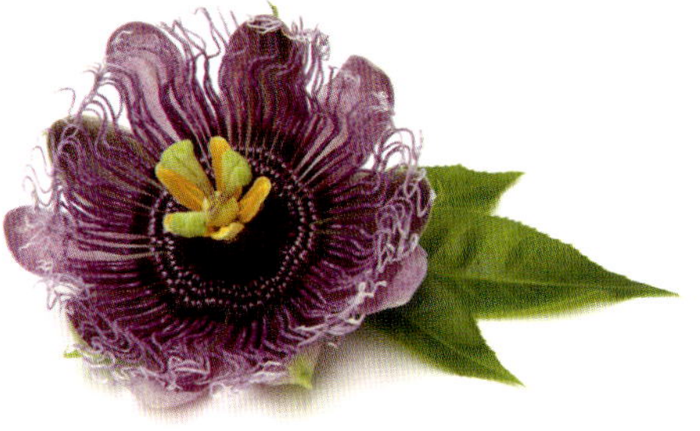

Die Heilpflanze mit den hinreißenden Blüten beruhigt den Geist, lindert nervöse Anspannung und kann auch bei gelegentlichen Schlafstörungen angewendet werden. Ihre Entdeckung als Heilpflanze ist sowohl den südamerikanischen als auch der christlichen Kultur zu verdanken.

Botanik Die mehrjährige Kletterpflanze stammt aus dem Südosten der USA, aus Mittel- und Südamerika, wird aber auch in Europa kultiviert. Sie trägt dreilappige, gezahnte Blätter und große, blauviolette Blüten. Sie verträgt etwas Frost, braucht aber einen geschützten, sonnigen Platz. Geerntet wird, wenn sie blüht oder Früchte trägt. Die Früchte sind essbar, schmecken aber nicht so gut wie jene der Art *Passiflora edulis*, mit der sich die Forschung ebenfalls beschäftigt hat.

Geschichte und Volkswissen Wegen der beruhigenden, schlaffördernden Wirkung wird die Pflanze seit Urzeiten von den amerikanischen Ureinwohnern benutzt. Einige Arten finden auch im Schamanismus Verwendung, vor allem in der im Amazonasraum bekannten Pflanzenmischung Ayahuasca, die bewusstseinsverändernde Wirkung besitzt. Spanische Missionare erkannten in der Blüte eine heilige Geometrie. Für sie waren Form und Anzahl der Blütenteile Sinnbild für die letzten Tage Christi. Daher rührt der Name Passionsblume. Als Heilpflanze wird sie gegen nervöse Anspannung, Unruhe, Reizbarkeit, Schmerzen (prämenstruelles Syndrom, Menstruationsschmerzen, Muskelkrämpfe, Neuralgien) eingesetzt, zudem soll sie angenehme Träume schenken. Wegen ihrer gefäßerweiternden Wirkung lindert sie Herzrhythmusstörungen und kann Tachykardie (Herzrasen) vorbeugen.

Stand der Wissenschaft

Beim Menschen Zahlreiche kontrollierte Studien haben die beruhigende Wirkung der Passionsblume auf das zentrale Nervensystem nachgewiesen. Sie reduziert allgemeine Anspannung, aber auch Nervosität vor Zahnbehandlungen und Operationen, hilft bei Schlafstörungen, verbessert die Schlafqualität und hat sich beim Opiat-Entzug bewährt. Bei Kindern kann sie Verhaltens- und Emotionsprobleme lindern. Sie wirkt schmerzlindernd, trägt bei Diabetikern zur Senkung der Insulinresistenz bei und hilft gegen asthmatische Beschwerden.

Im Labor *P. incarnata* (und andere Arten, z. B. *P. edulis*) beeinflussen verschiedene Botenstoffe im Gehirn, darunter beruhigende (GABA) und erregende (Glutamat). Die enthaltenen Harman-Alkaloide hemmen Monoaminooxidase und helfen, Depressionen zu bekämpfen. Die Passionsblume wirkt krampflösend und enthält den Stoff Isovitexin, ein Neuro-

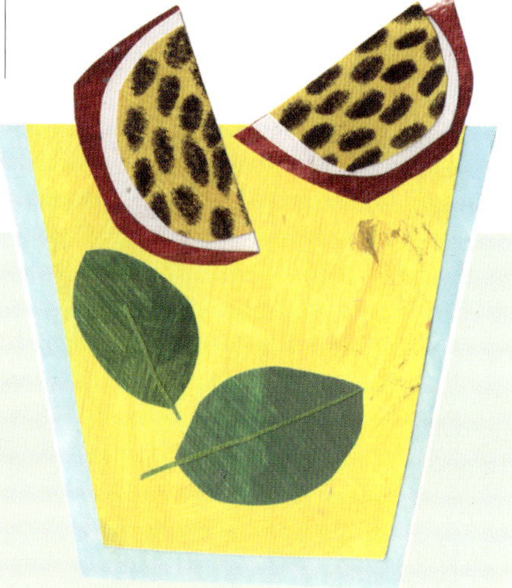

PASSIONSFRUCHT-CAIPIRINHA

2 Limetten, in Spalten geschnitten

4 frische Limettenblätter (nach Belieben)

2 Passionsfrüchte, halbiert

2 EL hellbrauner Zucker

60 ml Wodka

Limettenspalten, zwei Limettenblätter (falls verwendet), Fruchtfleisch von einer Passionsfrucht und Zucker in einen Cocktailshaker geben. Mit einem Kochlöffelstiel verrühren und stampfen.

Wodka und zerstoßenes Eis zugeben und gut schütteln.

2 Tumbler zur Hälfte mit zerstoßenem Eis füllen und die Mischung in die Gläser verteilen (nicht durchseihen). Bis zum Rand mit Eis auffüllen, mit zwei Limettenblättern und den restlichen Fruchthälften garnieren.

protektivum. Zudem beeinflusst sie Hirnsignale für Wohlbefinden (Cannabinoid), Schmerz (Opioid) und Gedächtnis (Acetylcholin).

In einer kontrollierten klinischen Studie der Universität Teheran wurde nachgewiesen, dass Passionsblumenextrakt zur Behandlung von allgemeiner nervöser Anspannung ebenso wirksam ist wie Benzodiazepine, aber im Gegensatz zum chemischen Wirkstoff die Leistung im Beruf nicht beeinträchtigt.

Inhaltsstoffe An der Punjab-Universität in Indien werden die Inhaltsstoffe der Passionsblume seit 2001 erforscht. Sie enthält (ebenso wie Baldrian, Bergamotte und andere Zitrusfrüchte) das Flavonoid Hesperidin, das nervöse Anspannung bekämpft. Wie Kamille und Zitronenmelisse enthält die Passionsblume das Flavonoid Luteolin sowie seltenere Flavonoide wie Orientin und Schaftosid. Der geringe Anteil von Harman-Alkaloiden wie Harmin (auch in Ayahuasca enthalten) zeigt eine psychisch anregende Wirkung. Eventuell gibt es zwei chemische Typen der *Passiflora*, von denen einer vorwiegend Isovitexin und Schaftosid enthält, der andere Swertisin und wenig Schaftosid.

Anwendung Tee aus getrockneten Blättern: 2–3 g (4–6 g frisch) auf 240 ml Wasser zweimal täglich. Verschiedene Kapseln, Tabletten und Tinkturen mit Blättern, Blüten oder pulverisierter Fruchtschale sind rezeptfrei erhältlich. Frische Früchte und frischer Fruchtsaft sind wegen ihres guten Geschmacks beliebt.

Sicherheit Die Passionsblume ist in den Naturheilkunde-Arzneibüchern Frankreichs, Deutschlands und der Schweiz gelistet. Der Extrakt wird von der amerikanischen Food und Drug Administration als «allgemein unbedenklich» (GRAS) eingestuft. Vorsicht bei gleichzeitiger Einnahme von Benzodiazepinen, Sedativa und Monoaminooxidase-Hemmern sowie bei Herz-Kreislauf-Erkrankungen. Hohe Dosen können schläfrig machen.

Centella Asiatica syn. *Hydrocotyle Asiatica*

Gotu-Kola

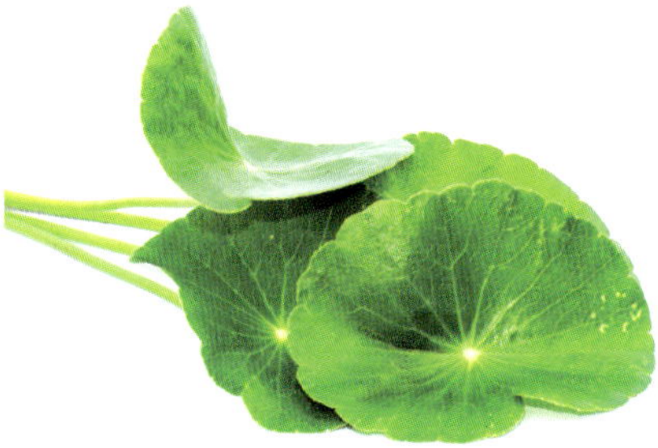

Gotu-Kola gilt im Ayurveda als Allheilmittel, das beruhigt, verjüngt sowie Geist, Körper und Seele ins Gleichgewicht bringt. Auch die Forschung hat sich mit der Pflanze ausführlich beschäftigt.

Botanik Diese Pflanze ist auch als indischer Wassernabel oder Tigerkraut bekannt. Die immergrüne, mehrjährige Pflanze ist in Indien heimisch, heute aber überall in den Tropen verbreitet, wo sie in Feuchtgebieten und an Flussufern wächst. Sie hat kleine runde Blätter und hellrosa Blüten. Die oberirdischen Teile werden ganzjährig geerntet und haben einen aromatischen, süß-pikanten Geschmack. Gotu-Kola sollte nicht mit dem Europäischen Wassernabel *(Hydrocotyle vulgaris)* verwechselt werden, der nicht therapeutisch eingesetzt wird.

Geschichte und Volkswissen Gotu-Kola kommt seit 3000 Jahren im Ayurveda und heute auch in der westlichen Kräuterheilkunde zum Einsatz. Die Pflanze wirkt verjüngend, beruhigt die Nerven, stärkt das Nervensystem und die kognitive Leistung. In alten Schriften wird sie als Pflanze der Langlebigkeit und der Erleuchtung beschrieben. Offensichtlich fressen auch Elefanten die Blätter gern.

Stand der Wissenschaft

Beim Menschen In kontrollierten klinischen Tests konnte gezeigt werden, dass sich Stressbeschwerden wie nervöse Anspannung mit Gotu-Kola wirksam behandeln lassen. In Kombination mit anderen Pflanzen konnte die kognitive Leistung von Kindern über einen Zeitraum von drei Monaten gesteigert werden. Bei der Verbesserung der kognitiven Leistung nach einem Schlaganfall war Gotu-Kola wirkungsvoller als Folsäure.

Im Labor Gotu-Kola verstärkt den beruhigenden Neurotransmitter (GABA), was bei Schlafmangel und Depressionen hilfreich ist. Durch Verstärkung des Botenstoffs Acetylcholin stärkt die Pflanze das Gedächtnis. Laborversuche legen nahe, dass Gotu-Kola vor Hirnkrankheiten schützen und das Neuronenwachstum fördern kann. Auch von der antioxidativen und entzündungshemmenden Wirkung profitiert das Gehirn.

Inhaltsstoffe Die Pflanze enthält Asiaticoside und Asiatsäure, die nervöse Anspannung und Depressionen lindern und den Botenstoff Acetylcholin verstärken. Die ätherischen Öle enthalten Pinene, die beruhigen und die kognitive Leistung fördern, Humulen, welches den Schlaf fördert (und auch in Hopfen enthalten ist) sowie Caryophyllene (auch in Salbei), das der Hirnleistung zugutekommt. Weitere Inhaltsstoffe sind Flavonoide, Karotinoide und die Vitamine B und C.

Anwendung In Indien und anderen Ländern wird Gotu-Kola als Blattgemüse verzehrt und roh für Salate und Säfte verwendet. Tee aus getrockneten Blättern: 2–5 g (4–10 g frisch) auf 240 ml Wasser, 35 ml zweimal täglich. Tinkturen und Kapseln können an Speisen und Getränke gegeben und als allgemeines Stärkungsmittel verwendet werden.

Sicherheit Gelegentlich allergische Reaktionen, Magenverstimmung, Hautreizung bei Berührung oder Sonnenempfindlichkeit. Bei normaler Dosierung sind Nebenwirkungen selten, bei höheren Dosen kann Schwindel auftreten. Kann die Fruchtbarkeit beeinträchtigen. Nicht in der Schwangerschaft anwenden. Vorsicht bei Lebererkrankungen, Diabetes und der Einnahme sedierender Medikamente.

Pomeranzenkuchen mit Mandeln (glutenfrei)

Für eine runde Springform mit 20 cm Durchmesser

Für den Teig:

400 g ganze Pomeranzen (Sevilla-Orangen)

1 TL Gotu-Kola-Blätter, gehackt

4 Eier

225 g Zucker oder 150 ml flüssiger Honig

250 g gemahlene Mandeln

2 TL glutenfreies Backpulver

Für den Belag:

3 EL bittere Orangen-marmelade

3 Tropfen ätherisches Neroli-Öl

2 ganze süße Orangen (in Scheiben) oder kandierte Pomeranzen-schale (in dünnen Streifen)

Dieser saftige Kuchen mit Pomeranzen beruhigt angespannte Nerven und der Mandelteig hat eine angenehme Konsistenz.

Die Orangen in einem großen Topf mit kaltem Wasser bedecken. Zum Kochen bringen, dann 2 Stunden schwach köcheln lassen. Abgießen und abkühlen lassen.

Die Orangen öffnen, die Kerne entfernen. Die Früchte im Mixer pürieren.

Den Backofen auf 190 °C vorheizen. Boden und Wand der Springform fetten und mit Backpapier auslegen.

Eier und Zucker oder Honig mit einem Handmixer schaumig rühren.

Gemahlene Mandeln, Backpulver, Orangenpüree und Gotu-Kola-Blätter zur Eier-Mischung geben und unterheben.

Den Teig in die vorbereitete Backform füllen und eine Stunde backen, bis an einem in der Mitte eingestochenen Stäbchen kein Teig mehr haftet.

Eventuell den Kuchen nach 35 Minuten mit Alufolie abdecken, damit er nicht zu dunkel wird. Aus dem Ofen nehmen und auf einem Küchengitter abkühlen lassen.

Neroli-Öl unter die Marmelade rühren und gleichmäßig in dünner Schicht auf dem kalten Kuchen verteilen. Mit Orangenscheiben oder Pomeranzenstreifen garnieren.

Citrus × aurantium

Pomeranze

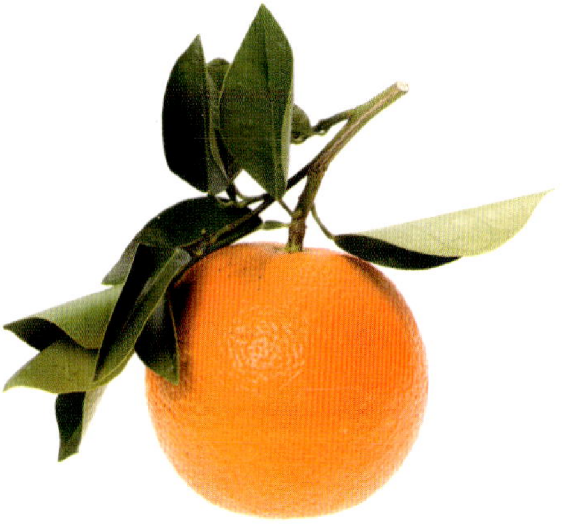

Die Pomeranze, die auch Bitterorange oder saure Orange genannt wird, entspannt und beruhigt nachweislich die Nerven und hilft beim Einschlafen.

Botanik Der kleine Baum stammt aus Asien, Ostafrika und dem arabischen Raum. Heute werden Pomeranzen im Mittelmeerraum, in den USA, Südafrika, Australien und der Karibik kultiviert. Von eng verwandten Sorten wie Bergamotte und Orange unterscheiden sich die Früchte durch ihren bitter-sauren Geschmack. Die Pflanze hat lange, ledrige Blätter und süß duftende, gelblich-weiße Blüten, aus denen ein herrlich duftendes ätherisches Öl gewonnen wird.

Geschichte und Volkswissen Wegen ihrer beruhigenden Wirkung wird die Pomeranze traditionell in China, Japan, Südamerika, im Ayurveda und in der Westlichen Volksheilkunde gegen nervöse Anspannung, Schlafstörungen und Epilepsie eingesetzt, aber auch zur Stärkung des Nervensystems bei Erwachsenen und Kindern. Im Baskenland verwendete man die Blätter gegen Schlaflosigkeit und Herzrhythmusstörungen. Die Öle dienen zur Parfümherstellung, mit Schale und Öl werden auch Orangenliköre aromatisiert. Auch in manchen Ergänzungspräparaten zur Appetitanregung und Gewichtsreduktion ist Pomeranze enthalten.

Stand der Wissenschaft

Beim Menschen Klinische Studien haben gezeigt, dass Blütenextrakte und Inhalationen des duftenden ätherischen Öls der Pomeranze (Neroli) nervöse Anspannung deutlich verringern. Bei Infarktpatienten konnten Bluthochdruck, Anspannung, Schlaf und Cortisolspiegel durch Inhalationen mit einer Ölkombination aus Neroli, Lavendel und Römischer Kamille positiv reguliert werden. Pomeranzenextrakte können Nervosität und Schmerzen lindern. Kommerzielle Extrakte – nicht das ätherische Öl – haben in einigen Studien aber auch einen Anstieg des Blutdrucks bewirkt. Eine kontrollierte Studie ergab, dass die süße Orange (*Citrus × sinensis*) die kognitive Leistung älterer Menschen steigern kann.

Im Labor Inhaltsstoffe der Pomeranze nehmen Einfluss auf beruhigende Botenstoffe (GABA) und wirken darum leicht sedierend und krampflösend. Zudem hemmen sie den erregenden Botenstoff Glutamat und lindern durch Beeinflussung des stimmungsaufhellenden Neurotransmitters Serotonin Depressionen. Blütenextrakt, Schale und Samen besitzen neuroprotektive, antioxidative und entzündungshemmende Eigenschaften.

Inhaltsstoffe Enthält das Flavonoid Naringin (auch in Bergamotte und Grapefruit), das nachweislich gegen nervöse Anspannung und Epilepsie wirkt, das Gedächtnis stärkt und die Nerven schützt. Enthält, wie Passionsblume und Baldrian, den sedierenden Stoff Hesperidin. Früchte und Blüten enthalten Alkaloide, die bei der Gewichtsreduktion helfen. Diese Alkaloide sind in den ätherischen Ölen der Pomeranze nicht enthalten. Aus unterschiedlichen Teilen der Pflanze werden drei ätherische Öle gewonnen: «Pomeranze» (aus der Schale), «Neroli» (aus den Blüten) und «Petitgrain» (aus Blättern und Holz, wobei manchmal Öle anderer Pflanzen beigemischt werden). Das Öl der Schale ist chemisch fast identisch mit dem der süßen Orange. Neroli enthält Linalool, das auch in Lavendel und anderen beruhigenden Pflanzen zu finden ist.

Anwendung Zur Beruhigung eignet sich am besten die Aromatherapie mit Neroli-Öl. Tee aus frischen Blüten, Absud aus Schalen, Tinkturen und Extrakte werden ebenfalls verwendet. Verwenden Sie Sirup der Schale zum Kochen, etwa zum Karamellisieren von Kartoffeln, oder genießen Sie einfach bittere Orangenmarmelade auf Toast.

Sicherheit Extrakt nur in medizinischer Dosierung, jedoch nicht bei Herzerkrankungen, Bluthochdruck, Glaukom, ischämischer Kolitis oder bei Einnahme von Monoaminooxidase-Hemmern gegen Depressionen. Der Saft aller Zitrusfrüchte kann die Bioverfügbarkeit von Medikamenten erhöhen. Ätherisches Öl aus der Schale ist leicht fototoxisch (Anwendung auf der Haut max. 1 %). Der Extrakt kann den Puls beschleunigen. Vorsicht bei der Einnahme von Ergänzungspräparaten, durch die aktive Inhaltsstoffe verstärkt werden können, und bei Koffeingenuss.

Rechtslage Pomeranzenextrakt unterliegt wegen übermäßiger Verwendung in Ergänzungspräparaten zur Gewichtsreduktion in den USA Einschränkungen. Als Zusatz zu Lebensmitteln gelten Schale, Öl und Extrakt als unbedenklich (GRAS).

GEMEINER SCHNEEBALL

Der Gemeine Schneeball *(Viburnum opulus)* ist ein großer, sommergrüner Strauch, der in der traditionellen Heilkunde der amerikanischen Ureinwohner gegen nervöse Anspannung verwendet wird. Er gehört zur Familie der Moschuskrautgewächse und ist in Afrika, Asien und Europa heimisch, wo er an Wegrändern wächst. Traditionell wird er in vielen Ländern gegen nervöse Anspannung, aber auch wegen seiner entspannenden, krampflösenden Wirkung verwendet. Empfohlen wird ein Absud aus 10 g getrockneter Rinde in 375 ml Wasser, Einnahme dreimal täglich 10 ml. In Kanada werden die Beeren als Ersatz für Cranberrys zum Aromatisieren von Gelee verwendet. Wissenschaftliche Studien stehen zur Wirksamkeit von Produkten aus dem Gemeinen Schneeball noch aus.

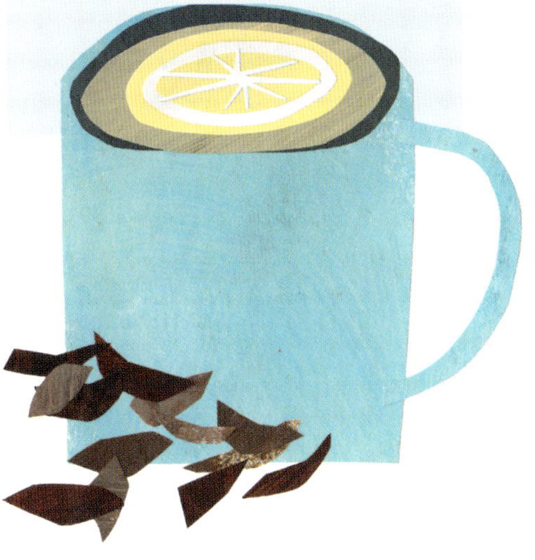

Yoga auf dem Kamillenrasen

Dass Yoga den Geist beruhigen und den Körper entspannen kann, ist hinlänglich bekannt. Verstärkt wird die Wirkung, wenn man die Übungen auf einem Kamillenrasen ausführt. Tiefe Atemzüge und Dehnungen entspannen die Muskeln und beruhigen die Nerven. Gleichzeitig atmet man Alpha-Pinen und andere Duftstoffe der Kamille ein, die im Gehirn die Wirkung der beruhigenden Botenstoffe (GABA) verstärken.

Zur Flächenbepflanzung eignet sich am besten die nicht blühende Römische Kamille *(Chamaemelum nobile)*, die sehr unkompliziert ist. Teilen Sie einfach ein Stück Rasenfläche ab und pflanzen Sie Ausläufer. Sie können die Kamille auch in ein leicht erhöhtes Beet pflanzen – quasi als duftende Yogamatte. William Shakespeare ließ seinen Falstaff sagen: «Wiewohl die Kamille, je mehr sie getreten wird, umso schneller wächst ...», und tatsächlich regt Trittdruck das Wachstum der Pflanzen an. Vom Betreten des Kamillenrasens profitieren also Mensch und Pflanze.

Wer keinen Kamillenrasen hat, legt einfach die Yogamatte auf den normalen Rasen und träufelt 5–10 Tropfen Öl der Römischen Kamille darauf. Die ätherischen Öle bewirken im Gehirn dasselbe wie die lebenden Pflanzen.

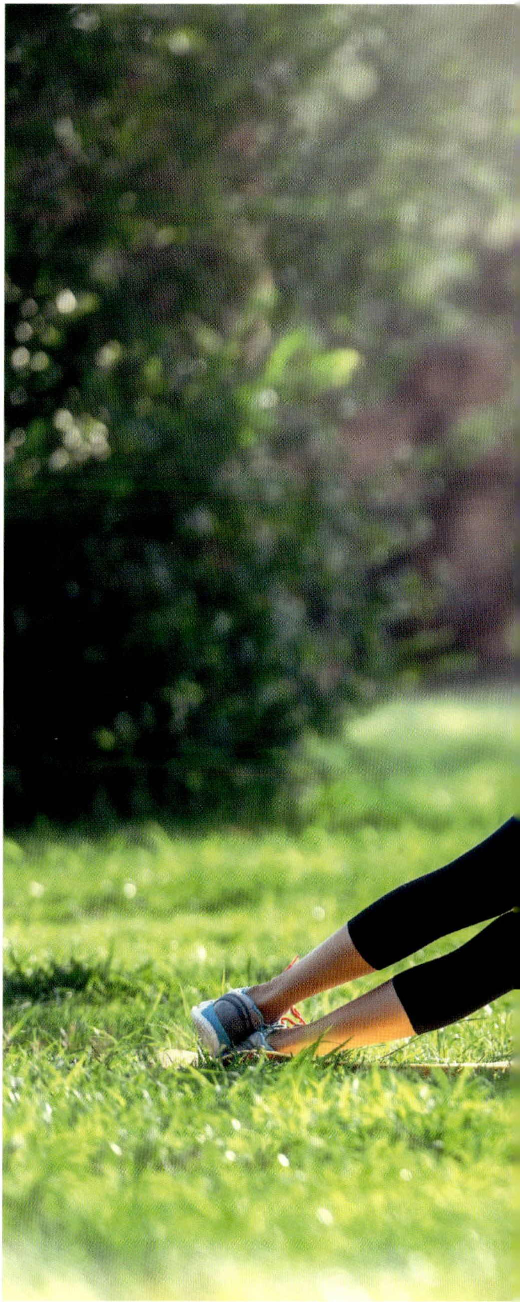

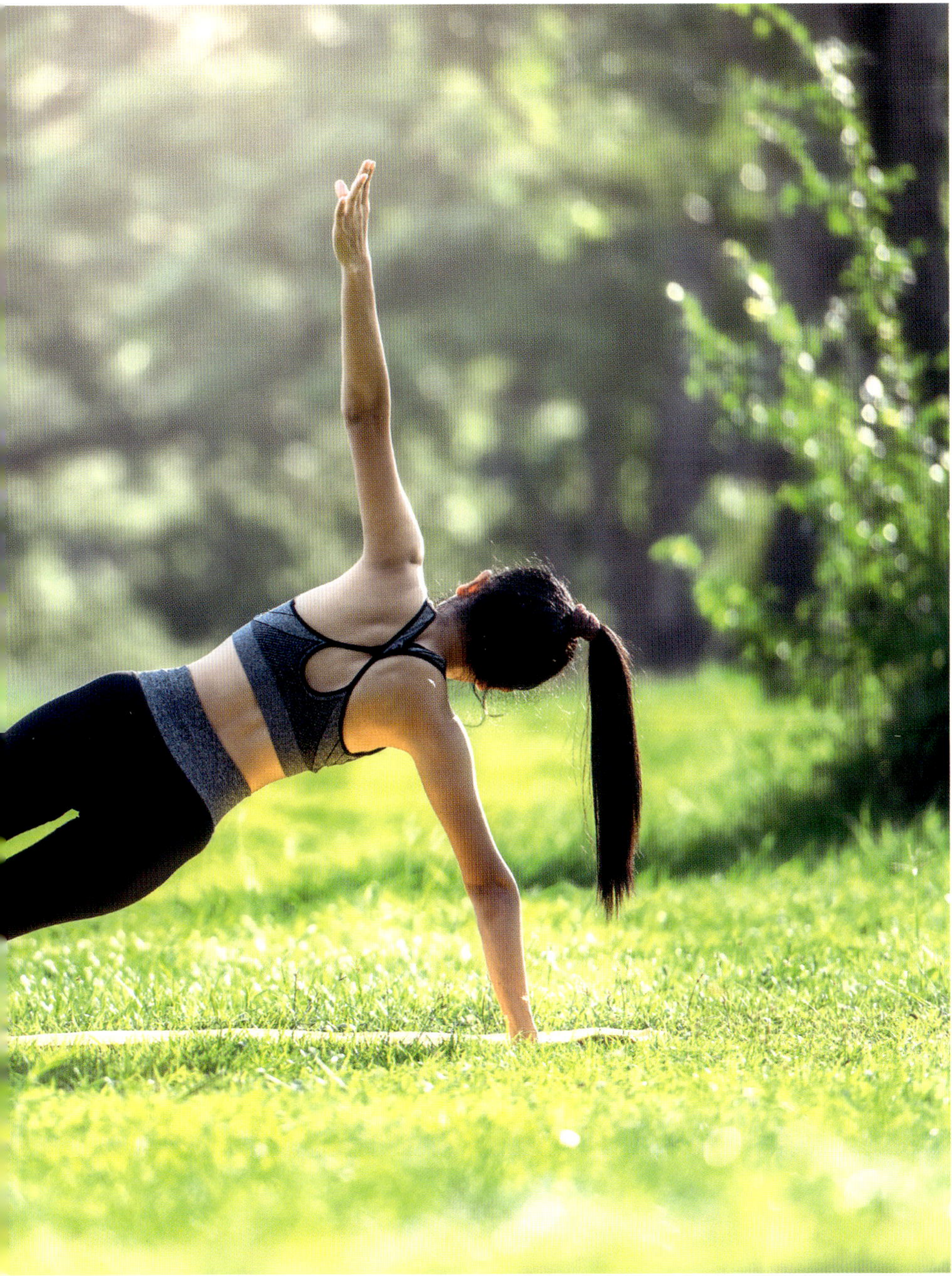

Bananenbrot mit Bergamotte

Ergibt 1 Laib

Für den Teig:

250 g Mehl

125 g hellbrauner Zucker

1 Prise Salz

1 TL Backpulver

3 mittelgroße reife Bananen, geschält

1 EL abgeriebene Bergamotte-Schale

50 g Butter, zerlassen

2 Eier, verquirlt

Zum Belegen:

5 Tropfen ätherisches Bergamotte-Öl

4 EL Lemon Curd

85 g Walnusshälften

1 Banane, in Scheiben geschnitten

Beruhigende Bergamotte und stimmungsaufhellende Banane sind die Geheimzutaten dieses süßen Brotes.

Den Backofen auf 190 °C vorheizen. Boden und Seiten einer Kastenform (450 g) mit Backpapier auslegen.

Die trockenen Zutaten in eine Schüssel sieben und gut vermischen.

Die Bananen in einer Schüssel mit einer Gabel zerdrücken. Schalenabrieb, zerlassene Butter und verquirlte Eier unterrühren.

Die nassen Zutaten zu den trockenen geben und nur kurz verrühren.

Den Teig in die vorbereitete Form füllen und 45 Minuten backen, bis an einem in der Mitte eingestochenen Stäbchen kein Teig mehr haftet.

Aus dem Ofen nehmen, mit der Form auf ein Küchengitter stellen und abkühlen lassen.

Lemon Curd mit ätherischem Öl verrühren und dünn auf der Oberfläche des Brotes verteilen. Mit Walnusshälften und Bananenscheiben garnieren.

Citrus bergamia syn. *Citrus × limon*

Bergamotte

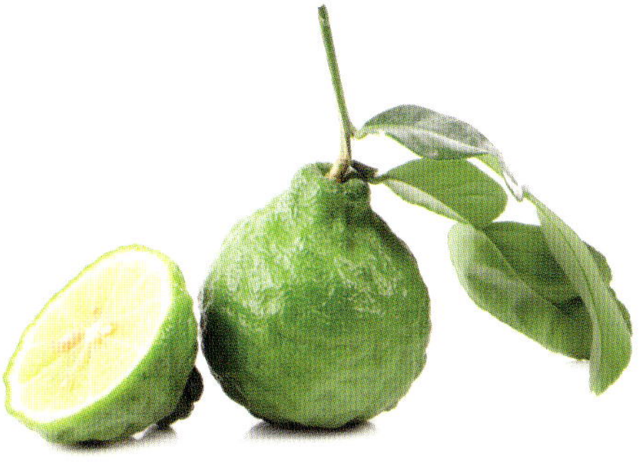

Immer mehr wissenschaftliche Studien belegen, dass die Bergamotte die Entspannung von Nerven, Geist und Körper fördert. Sie schmeckt köstlich als Saft oder Tee und stärkt auch mit dem Flavonoid Naringin das Gehirn.

Botanik Der kleine Baum ist eine Kreuzung aus Pomeranze und Zitronen, entstanden im tropischen Asien. Heute wird er in Süditalien kultiviert und wächst dort auch wild. Er trägt zugespitzte, dunkelgrüne Blätter und duftende, sternförmige Blüten. Die kleinen, birnenförmigen Früchte mit grünlich-gelber Schale werden unreif geerntet, um Saft zu gewinnen und die Schale zu verwerten. Sie haben einen frischen, süß-blumigen Duft.
Duft und Geschmack der Indianernessel *(Monarda fistulosa)*, die gelegentlich auch als Bergamotte bezeichnet wird, ähneln dem von *Citrus bergamia*. (Die ätherischen Öle beider Pflanzen enthalten Pinene und Terpinene).

Geschichte und Volkswissen Wahrscheinlich brachte Kolumbus die Pflanze von den Kanarischen Inseln in die spanische Stadt Berga. Von dort gelangte sie nach Italien, wo sie sich in der Volksheilkunde wegen ihrer stimmungsaufhellenden und entspannenden Wirkung einen festen Platz eroberte. Vom 16. Jahrhundert an taucht sie in europäischen Kräuterbüchern auf. Der Name leitet sich vom italienischen Wort *Bergamotteto* ab, das türkischen Ursprungs ist (*beg-armudi* oder *beg armut*) und Prinz der Birnen bedeutet. In der napoleonischen Ära war sie eine Zutat des Eau-de-Cologne, und noch heute wird sie in der Parfüm- und Lebensmittelindustrie eingesetzt, beispielsweise zum Aromatisieren von Earl Grey-Tee oder als Duftstoff in Sonnenöl.

Stand der Wissenschaft
Beim Menschen Einige Studien bestätigen, dass Bergamotte in Kombination mit anderen beruhigenden Pflanzen entspannend wirkt. Untersuchungen haben gezeigt, dass sie bei transdermaler Anwendung (Massage) zusammen mit Lavendel den Puls verlangsamen und den Blutdruck senken kann. Massagen mit Bergamotte, Lavendel und Weihrauch bewirkten bei Krebspatienten eine Verringerung von Depressionen und Schmerzen. Inhalationen (mit Lavendel und Ylang-Ylang) senken Blutdruck, Puls, Cortisolspiegel, nervöse Anspannung und subjektive Stresswahrnehmung bei Bluthochdruck.
Im Labor Verstärkt beruhigende Botenstoffe (GABA) und senkt die Stressreaktion (Corticosteron). Wirkt schmerzlindernd (Cannabinoide und Opioide) und verändert die Anpassungsfähigkeit der Nervenzellen bei Schmerzen. Enthält entzündungshemmende Stoffe und Antioxidantien, die ebenfalls wichtig für die Hirngesundheit sind.

Inhaltsstoffe Bergamotte-Öl unterscheidet sich von anderen Zitrusölen. Es wird aus der Fruchtschale gewonnen und enthält vor allem Limonen, beruhigendes Linalool, Linalylacetat sowie Pinen. Weitere Inhaltsstoffe sind entzündungshemmen-

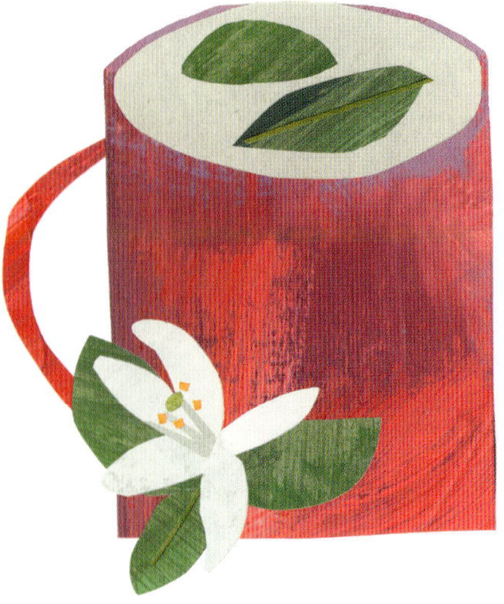

des Bergapten und schmerzlinderndes Caryophyllen. Saft und Schale enthalten Flavonoide wie Neoeriocitrin und Naringin, das für das Gehirn von besonderem Nutzen ist.

Anwendung Frischer Saft oder Extrakte mit Naringin, alternativ Tee aus frischen oder getrockneten Blüten und Blättern: 4–6 g auf 240 ml Wasser dreimal täglich. Geeignet für Aromatherapie und Massagen (Konzentration im Massageprodukt maximal 0,4 %). Die Früchte können statt Pomeranzen für Marmelade verwendet werden.

Sicherheit Das Öl der Bergamotte kann fototoxisch wirken und darf auf der Haut höchstens in 0,4 %-iger Konzentration verwendet werden. Ursache dafür sind die Furanocoumarine Bergapten und Bergamottin. Bergapten-freies Öl ist im Handel ebenfalls erhältlich.

Leonurus cardiaca

Herzgespann

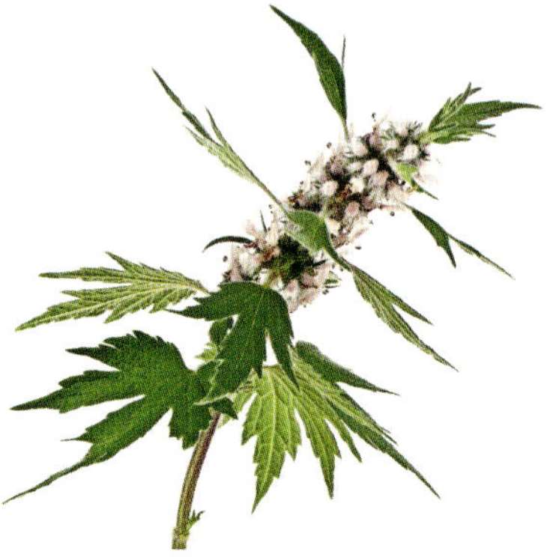

Herzgespann wird in Europa seit dem 16. Jahrhundert gegen nervöse Anspannung und nervöse Herzbeschwerden eingesetzt. Jetzt beweist die Wissenschaft seine Wirksamkeit.

Botanik Die ausdauernde, krautige Pflanze wächst wild an Wegrändern in gemäßigten Gebieten Europas, Asiens und Nordamerikas. Sie wird bis 1,5 m hoch, hat handförmige, tief gelappte Blätter und Scheinquirle mit zweilippigen Blüten in Weiß oder Rosa. Das Herzgespann ist eng mit der Art *Leonurus japonicus* verwandt, die in Asien in der Frauenheilkunde zum Einsatz kommt, sowie mit der bewusstseinsverändernden, südafrikanischen Art *Leonotis leonurus*. Der Duft ist herb, der Geschmack bitter. Die oberirdischen Teile werden während der Blütezeit geerntet.

Geschichte und Volkswissen Der Gattungsname leitet sich vom Griechischen ab (*Leon oura = Löwenschwanz*) und bezieht sich auf die zahnartigen Kelchblätter. Der englische Kräuterexperte Culpeper schrieb: «Es gibt kein besseres Kraut, um den Dunst der Melancholie aus dem Herzen zu vertreiben.» Der Artname verweist auf die traditionelle Verwendung gegen Nervosität und Herzrhythmusstörungen sowie als Tonikum zur Verbesserung von Herzfunktion und Kreislauf. Der italienische Arzt Matteoli beschrieb es als «nützlich bei Herzrhythmusstörungen und Herzklopfen, stärkt das Herz und stimmt den Geist heiter». In der chinesischen und japanischen Heilkunde wird das Kraut bei Herz-Kreislauf-Erkrankungen, gynäkologischen Problemen und Wechseljahresbeschwerden eingesetzt.

Stand der Wissenschaft

Beim Menschen Studien an Menschen bestätigen die Wirksamkeit bei nervöser Anspannung und Bluthochdruck. Ein öliger Auszug linderte bei Patienten mit Bluthochdruck nervöse Anspannung und Depressionen. Bei jungen Menschen brachte ein Extrakt der Pflanze Besserung.
Im Labor Untersuchungen belegen beruhigende, schmerzlindernde, entzündungshemmende und antioxidative Eigenschaften. Wirkt als Antikoagulans positiv auf Herz und Gefäße und hat sich in Labortests als neuroprotektiv gezeigt.

Inhaltsstoffe Enthält Alkaloide wie das leicht psychoaktive Leonurin, das beruhigende Botenstoffe (GABA) beeinflusst, sowie Stachydrine, die im Labor blutdruckregulierende und neuroprotektive Wirkung zeigen. Außerdem enthält das Herzgespann Flavonoide wie Hyperosid, Lavandulifoliosid, Phenolsäure und Tannine, die der Hirngesundheit nützen.

Anwendung Tee aus getrockneten (4–6 g) oder frischen (6–12 g) oberirdischen Teilen auf 240 ml Wasser dreimal täglich. Erhältlich sind auch Tinkturen, Kapseln und Tabletten (oft mit weiteren beruhigenden Pflanzenstoffen). Die frischen oberirdischen Teile werden in Asien für Wokgerichte und Suppen verwendet.

Sicherheit Nicht während der Schwangerschaft oder bei starker Menstruation anwenden.

HERZGESPANN

Im Sommer ist die Pflanze eine köstliche Zutat zu herzhaften asiatischen Gerichten. Frische Blüten und Triebspitzen mit Ingwer in Sesamöl kurz braten und sofort verzehren oder an Suppen mit Geflügel oder Fisch geben.

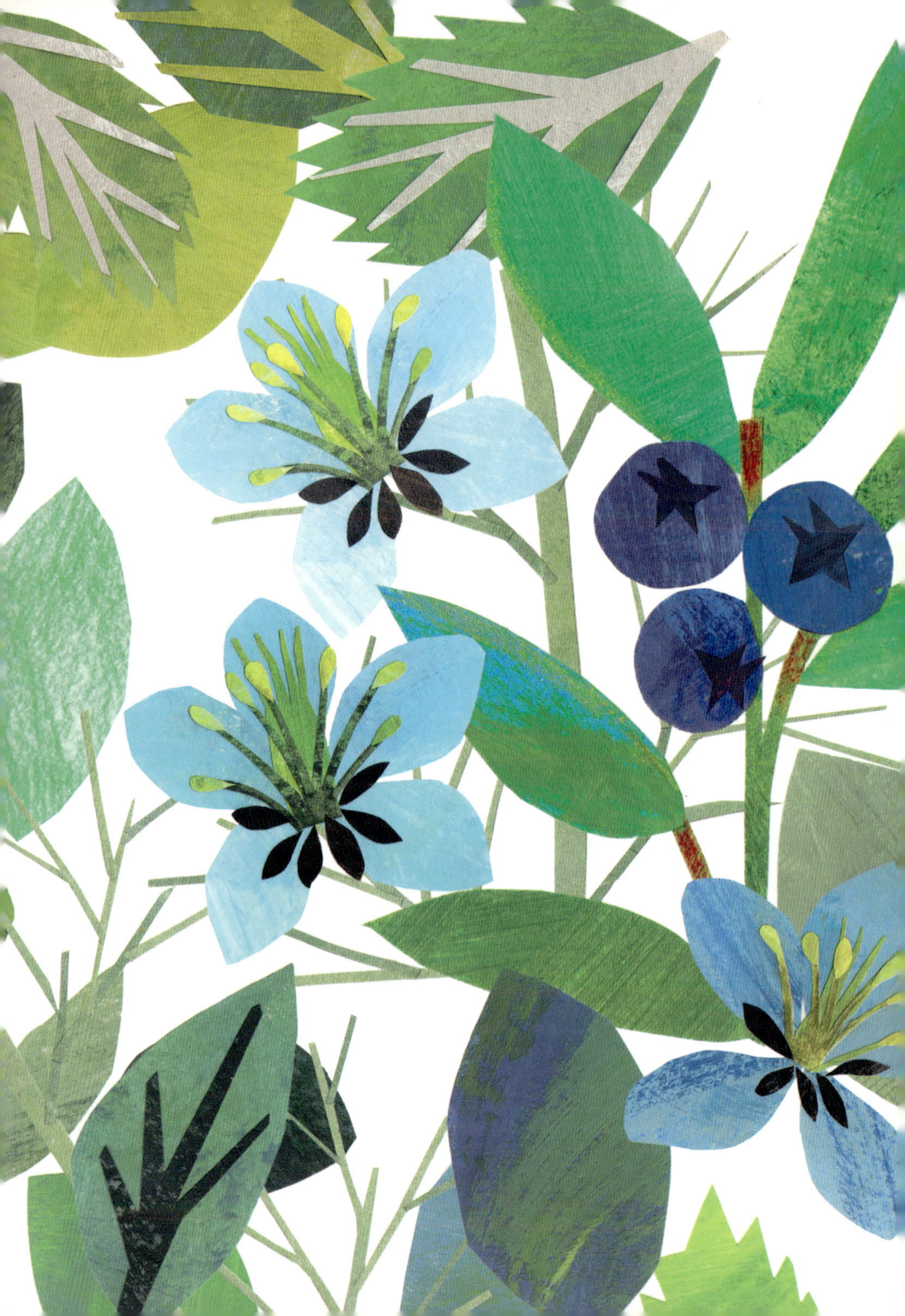

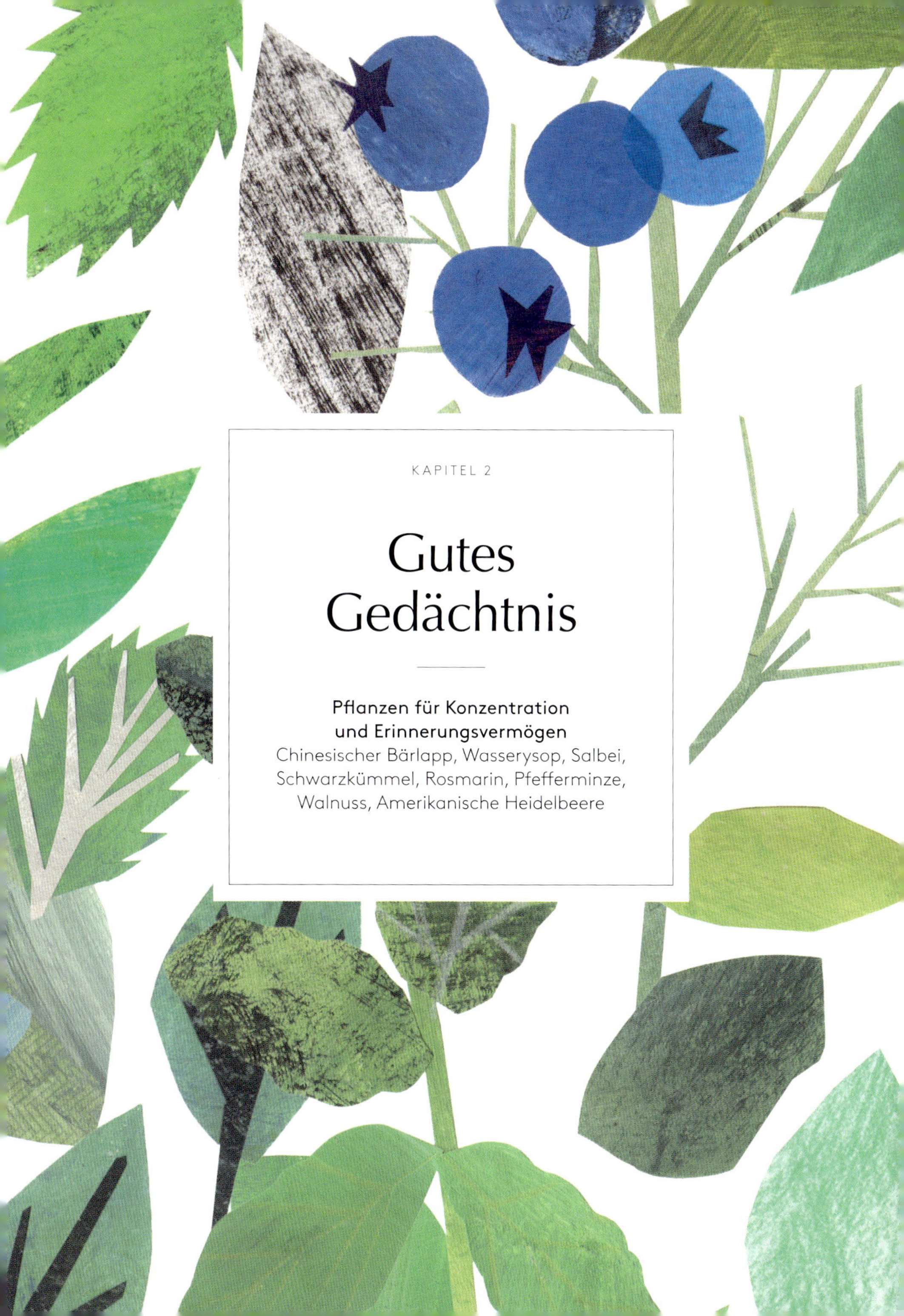

KAPITEL 2

Gutes Gedächtnis

Pflanzen für Konzentration und Erinnerungsvermögen

Chinesischer Bärlapp, Wasserysop, Salbei, Schwarzkümmel, Rosmarin, Pfefferminze, Walnuss, Amerikanische Heidelbeere

Menschen jedes Alters können Gründe haben, sich eine Verbesserung von Konzentration, Aufmerksamkeit und Gedächtnis zu wünschen. Studenten nehmen gelegentlich Medikamente wie Modafinil und Metamphetamine ein, um bis in die Nacht hinein lernen zu können. Demenzpatienten erhalten Wirkstoffe wie Galantamin aus Schneeglöckchen gegen das Vergessen. Aber auch gesunde Menschen stellen im mittleren Alter oft ein leichtes Nachlassen des Erinnerungsvermögens fest. Sie können ihr Gehirn mit pflanzlichen Wirkstoffen stärken.

Unten: Narzisse *(Narcissus pseudonarcissus)* und Schneeglöckchen (*Galanthus nivalis,* **gegenüber**) enthalten Galantamin, das in der Demenztherapie zum Einsatz kommt.

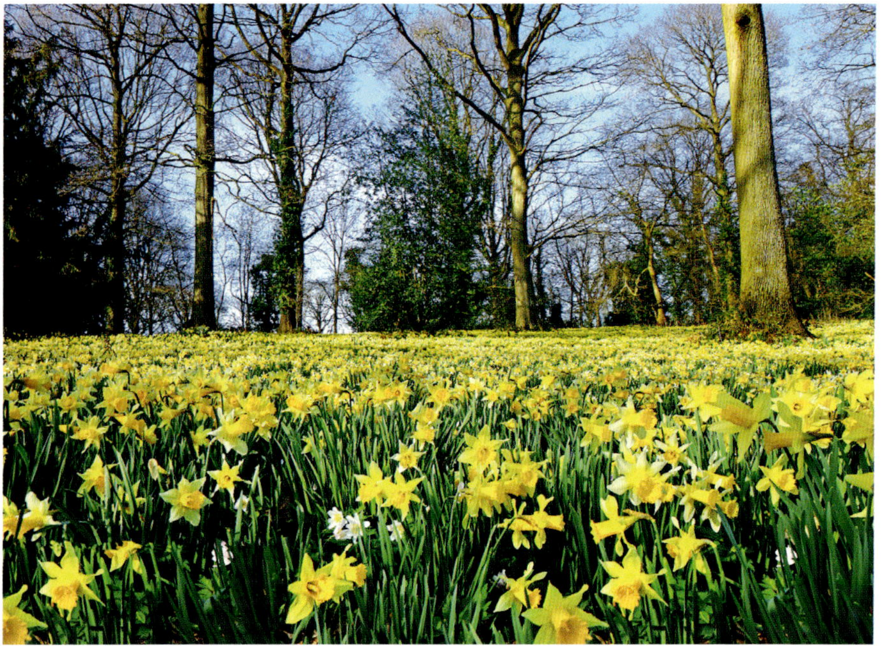

Viele Menschen über 60 bemerken ein Nachlassen von Gedächtnis und kognitiver Leistung, das mit Veränderungen im Gehirn zu tun hat. Dabei ist das Abspeichern von Informationen und Erfahrungen wichtig für Identität und bewusstes Erleben. Pflanzen können dabei helfen. Für uns war die Erforschung «kognitiver Pflanzen» ein neuer wissenschaftlicher Ansatz und letztlich der Anstoß für die Anlage des Dilston Physic Garden in Northumberland.

Ein blühendes Forschungsgebiet

Vor 20 Jahren haben wir begonnen, uns mit Pflanzen zur Behandlung von Gedächtnisverlust und Demenz zu beschäftigen. Überrascht hat uns dabei das gewöhnliche Küchenkraut Salbei. Wegen seiner langen Volkstradition als Kraut für das Gedächtnis haben wir es im Labor untersucht. Schon 1597 schrieb der englische Apotheker John Gerard in seinem *The Herball or Generall Historie of Plantes,* Salbei sei «ausgezeichnet für Kopf und Gehirn. Es schärfet die Sinne und das Gedächtnis.» Über 400 Jahre später stellte sich in Laboruntersuchungen und klinischen Studien heraus, dass Salbei (*Salvia offcinalis* und *S. lavandulaefolia*) sowie andere bekannte Küchenkräuter (z. B. Zitronenmelisse, *Melissa offcinalis*) tatsächlich im Gehirn aktiv sind und das Gedächtnis verbessern können. Gerard hatte recht.

Weltweit beschäftigen sich Forscher jetzt mit Pflanzen zur Stärkung der kognitiven Leistung. Seit unseren ersten Studien ist die Zahl der wissenschaftlichen Veröffentlichungen zu diesem Thema von 20 auf über 200 pro Jahr angewachsen. Dafür gibt es viele Gründe, von denen die Suche nach neuen Alzheimer-Therapien einer der wichtigsten ist. Tatsächlich wurden zwei Pflanzenwirkstoffe entdeckt, die heute in Medikamenten zum Einsatz kommen: Galantamin aus Schneeglöckchen oder Narzissen und Rivastigmin aus der Kalabarbohne. Da diese Pflanzen jedoch toxisch sind, treten Nebenwirkungen wie Übelkeit

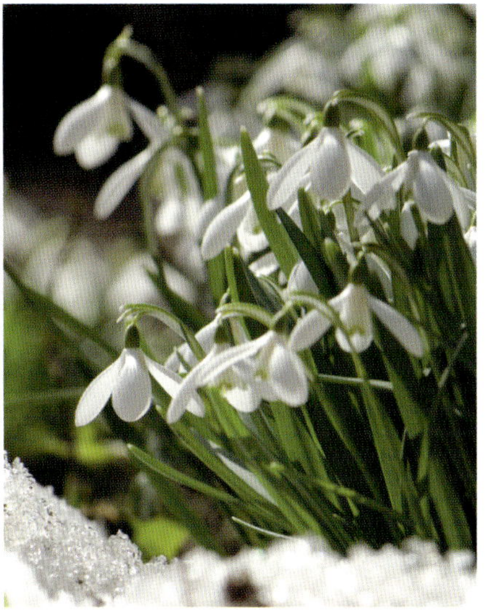

auf. Für dieses Kapitel haben wir daher acht Pflanzen ausgewählt, die zwar Konzentration und Gedächtnis stärken, jedoch nicht toxisch sind. Ihre Wirkung wird nicht nur durch jahrhundertelange Tradition bestätigt, sondern auch durch moderne Laboruntersuchungen und klinische Studien an Menschen.

SPAZIERGANG IM GRÜNEN

Für eine Studie der Universität Stanford spazierten 30 Teilnehmer 50 Minuten durch die Grünanlagen des Campus. Danach waren kognitive Leistung, Gedächtnis, Aufmerksamkeit und Stimmung besser, nervöse Anspannung und Unruhe jedoch geringer als bei den 30 Vergleichspersonen, die 50 Minuten einer stark befahrenen Straße entlanggingen.

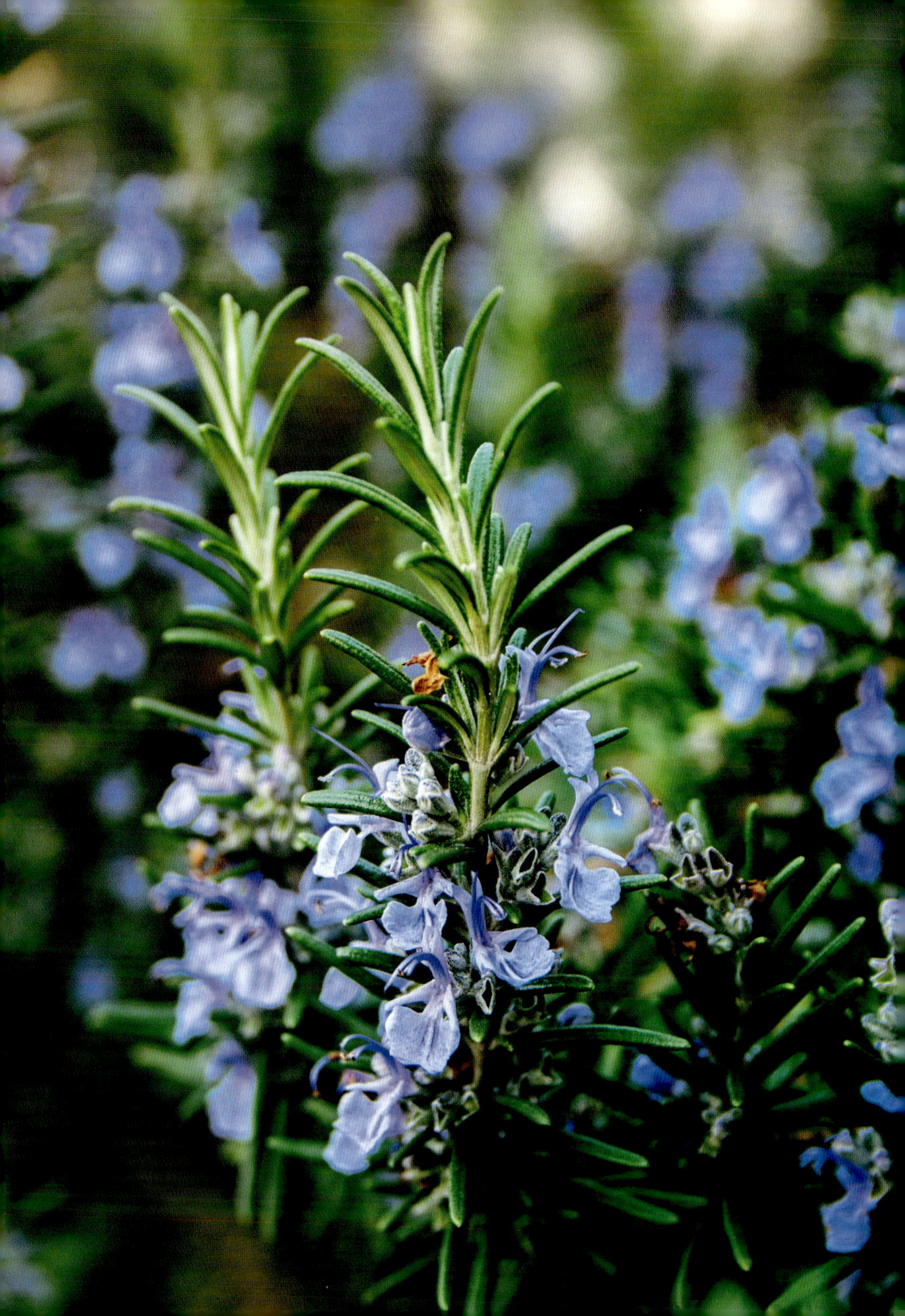

Hirnleistung und Wissenschaft

Gedächtnis und Aufmerksamkeit werden maßgeblich durch den erregenden Neurotransmitter Acetylcholin gesteuert. Es hilft uns, klar zu denken, aufmerksam zu bleiben und uns zu erinnern. Bei Alzheimer-Patienten ist die Funktion dieses Botenstoffs beeinträchtigt. Acetylcholin ist einer der besterforschten Botenstoffe. Seine Bedeutung für das Erinnerungsvermögen ist unumstritten. Pflanzen zur Stärkung der kognitiven Leistung enthalten Stoffe, die diesen Botenstoff verstärken, etwa, indem sie seine Zersetzung durch Enzyme hemmen und so seine Wirkung verlängern. Auch andere Stoffe (wie Glutamat und der zugehörige NMDA-Rezeptor) beeinflussen die Gedächtnisleistung. Wichtig für die Gehirngesundheit sind außerdem entzündungshemmende und antioxidative Stoffe, die Pflanzen produzieren, um ihr eigenes Überleben zu sichern. Salbei und Rosmarin sind besonders reich an solchen Stoffen.

Pflanzen für die Hirnleistung

Unsere Auswahl von Pflanzen für die Hirnleistung umfasst neben Salbei auch andere bekannte Küchenkräuter wie Pfefferminze und Rosmarin, außerdem den exotischen Wasserysop (ein ayurvedisches Heilmittel), Bärlapp und Schwarzkümmel sowie Walnüsse und die Amerikanische Heidelbeere. Die Reihenfolge in diesem Buch orientiert sich wieder an der Anzahl der wissenschaftlichen Belege für ihre Wirkung.

Es gibt eine Vielzahl anderer Pflanzen, deren positive Wirkung auf Gehirn und Gedächtnis in klinischen Tests untersucht und bestätigt wurde. Dazu gehören Ashwagandha (Schlafbeere), Gotu-Kola, Brustbeere, Kurkuma, Zitronenmelisse, verschiedene Zitrusfrüchte und – besonders intensiv erforscht – Ginkgo. Weitere Pflanzen mit langer Tradition in der Volksheilkunde werden weltweit in Labors analysiert, klinische Studien liegen jedoch noch nicht vor.

Gegenüber: Laboruntersuchungen zeigen, dass Rosmarin *(Rosmarinus officinalis)* die Durchblutung der Kapillaren anregt. Das hilft nicht nur der Hirnfunktion, sondern fördert auch den Haarwuchs.

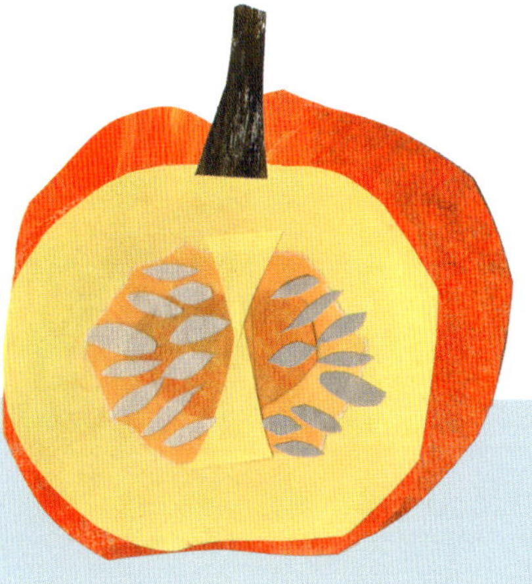

OBST UND GEMÜSE NICHT VERGESSEN

Wie viele Heilpflanzen in diesem Buch enthalten Obst und Gemüse Karotinoide (z. B. Lutein) und Polyphenole (z. B. Resveratrol). Laboruntersuchungen und Studien an Menschen belegen, dass auch diese Stoffe die Hirnleistung verbessern und die Nerven schützen.

Explorative Studien an Menschen

Explorative Studien haben gezeigt, dass der Safrankrokus *(Crocus sativus)*, der in Südeuropa und Asien heimisch ist, bei gesunden Erwachsenen und Alzheimer-Patienten das Gedächtnis verbessern kann. Laboruntersuchungen zufolge liegt das an dem gelben Inhaltsstoff Crocin, der außerdem neuroprotektiv und antioxidativ wirkt. Der Kleine Knöterich *(Persicaria minor)* wird in Malaysia als Gewürz verwendet. In einer Studie an 35 Frauen mittleren Alters wurde festgestellt, dass er auch Aufmerksamkeit, Kurzzeitgedächtnis, IQ und Stimmung verbessert. Die Rebsorte Concord (Kulturform von *Vitis labrusca*) ist besonders reich an Flavonoiden. Sie konnte bei Kindern unter 10 und älteren Erwachsenen das Gedächtnis verbessern. Mehrere Studien haben ergeben, dass Rosenwurz (*Rhodiola rosea* syn. *Sedum roseum*) Konzentration und Gedächtnis verbessert, Müdigkeit und Stress senkt und zudem neuroprotektiv und anregend wirkt. Ingwer *(Zingiber officinale)* zeigte bei 60 Frauen mittleren Alters eine Verbesserung des Gedächtnisses. In Labortests förderte er das Wachstum von Gehirnzellen und hemmte entzündliche Prozesse.

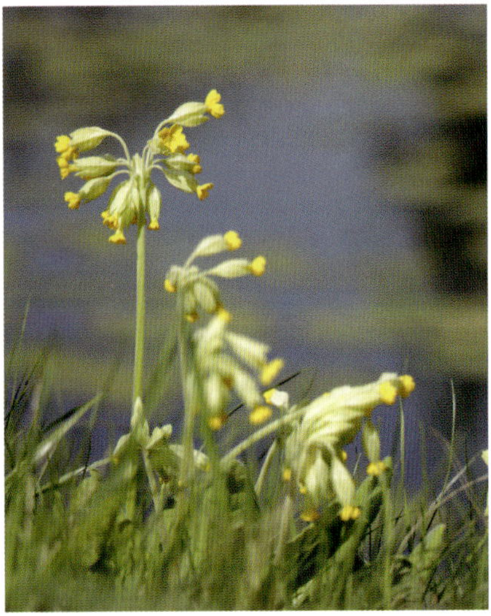

Positive Labortests

Labortests haben gezeigt, dass die folgenden Pflanzen den Botenstoff Acetylcholin verstärken und das Gedächtnis verbessern: Mucuracaá *(Petiveria alliacea)*, Granatapfel *(Punica granatum)*, asiatischer Bambus (*Phyllostachys* sp.), Brustbeere (*Ziziphus jujube* var. *spinosa*), Weiß-Birke *(Betula platyphylla)*, Indisches Basilikum (auch Tulsi genannt, *Ocimum tenuiflorum*), Spargel (*Asparagus* sp.), Koriander *(Coriandrum sativum)* und Kreuzkümmel *(Cuminum cyminum)*. Ähnliche Wirkungen konnten für die Stoffe Rhein in Rhabarber (*Rheum* sp.), Imperatorin in Engelwurz *(Angelica archangelica)* und Verbindungen in Korbfarnen (*Drynaria* sp.) festgestellt werden. Erdrauch *(Fumaria offcinalis)*, der früher gegen «Störungen des Kopfs» geraucht wurde, verstärkt den Botenstoff Acetylcholin ebenfalls und wirkt auch auf andere Neurotransmitter.

Noch ohne wissenschaftliche Bestätigung

Für die Wirkung anderer Pflanzen stehen wissenschaftliche Belege noch aus. Dazu gehören die in Europa heimische Echte Schlüsselblume (*Primula veris* syn. *P. officinalis*), aus der traditionell Schlüsselblumenwein zur Herzstärkung hergestellt wird. Alten Kräuterbüchern zufolge sollen Schlüsselblumen das Gedächtnis verbessern und «Pein im Kopf» lindern. Ziest (*Betonica officinalis* syn. *Stachys betonica*), der in den Wäldern Europas, Asiens und Nordafrikas heimisch ist, wird traditionell zur Verbesserung der Durchblutung eingesetzt, wovon auch das Gehirn profitiert.

Links: In vielen alten Kräuterbüchern wird die Echte Schlüsselblume *(Primula veris) zur Stärkung des Gedächtnisses empfohlen.*
Gegenüber: Bambusarten (*Phyllostachys* sp.) konnten ihre Wirksamkeit bereits in Labortests unter Beweis stellen.

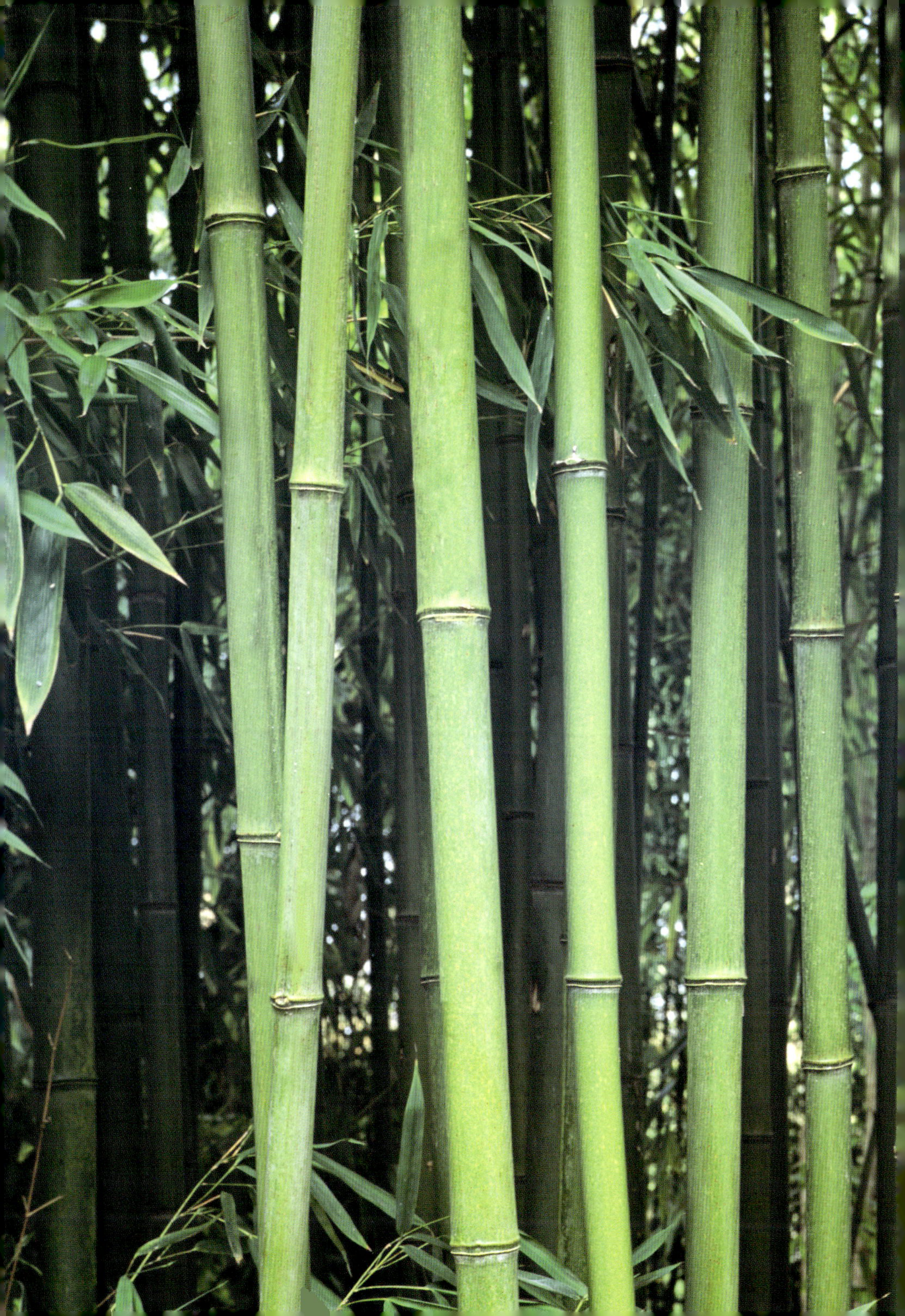

Huperzia serrata syn. *Lycopodium serratum*

Chinesischer Bärlapp

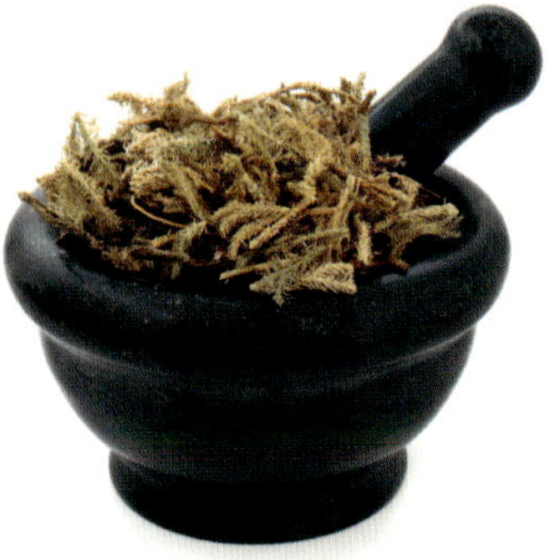

Vor etwa 50 Jahren eroberte diese traditionelle chinesische Heilpflanze die Welt im Sturm. Inzwischen belegen klinische Studien, dass ihr Inhaltsstoff Huperzin Lernfähigkeit, Gedächtnis und Stimmung bei jungen und alten Menschen und Alzheimer-Patienten verbessert.

Botanik Die Pflanze, die auch als Tannenbärlapp oder Teufelsklaue bekannt ist, zählt zu den ältesten der Welt. Vor etwa 390 Millionen Jahren erreichten Bärlappe Höhen bis 30 m, heute werden sie etwa 30 cm groß. Die langsam wachsenden, immergrünen Gewächse sehen mit ihren verzweigten, grünen Trieben und den nadelfeinen Mikrophylla (blattähnliche Strukturen) aus wie übergroße Moose. In China ist die Art bedroht, aber noch in Felsspalten und feuchten Wäldern am Fluss Changjiang sowie in subtropischen Wäldern Australiens und Indiens zu finden. Die Pflanze wächst epiphytisch, vermehrt sich hauptsächlich durch Sporen und bildet keine Blüten.

Geschichte und Volkswissen Schon um 600–900 n. Chr. wurde in China aus dieser Pflanze ein Tee (Qian Ceng Ta) zur Behandlung verschiedener Geistesstörungen, Entzündungen und Fieber zubereitet. Dabei stellten chinesische Ärzte auch eine positive Wirkung auf das Gedächtnis fest. Die Sporen des weltweit verbreiteten Keulen-Bärlapp *(Lycopodium clavatum)* sind leicht brennbar. In der Anfangszeit der Fotografie dienten sie als «Blitzlicht», heute werden sie in der Theater- und Pyrotechnik für Feuereffekte eingesetzt.

Stand der Wissenschaft

Beim Menschen Dass chinesischer Bärlapp die Gehirntätigkeit anregt, wurde in den 1970er-Jahren festgestellt, als Anwender über Übelkeit und Schwindel klagten (ein Zeichen für Überreizung des Gehirns). Mehrere klinische Studien zeigten, dass der aktive Inhaltsstoff Huperzin dafür verantwortlich ist. Kontrollierte Studien belegen seine positive Wirkung für Lernen und Gedächtnis bei Studenten, bei Alzheimer-Demenz (in einer Meta-Analyse), bei vaskulärer und Multi-Infarkt-Demenz sowie bei Störungen durch Kokainmissbrauch. Erste Untersuchungen deuten auf die Wirksamkeit bei Hirntraumata, Schizophrenie und leichter Altersvergesslichkeit hin. In den 1990er-Jahren wurde Huperzin zur Alzheimer-Therapie zugelassen. Es verbessert Gedächtnis, kognitive Leistung, Stimmung und Verhaltensfunktionen.

Im Labor Die Wirkung von Huperzin beruht auf einer Verstärkung der Botenstoffe Acetylcholin und Glutamat. Es kann Lernfähigkeit und Gedächtnis verbessern, auch bei geistigen Einschränkungen. Huperzin ist ein starkes Neuroprotektivum, wirkt entzündungshemmend, fördert das Neuronenwachstum und kann bei Hirnstörungen die Genexpression und die Dysfunktion der Mitochondrien beeinflussen.

Inhaltsstoffe Die Alkaloide Huperzin A und B (sowie Carinatumin und andere) verstärken den für das Gedächtnis zuständigen Botenstoff Acetylcholin. Pflanzen der Gattung *Phlegmariurus*, die zur gleichen Familie gehören, enthalten mehr Huperzin A als jene der Gattung *Huperzia*.

Anwendung Übliche Einnahme in Kapsel- oder Pulverform. Auch reines Huperzin A ist in Kapselform erhältlich. Die oberirdischen Teile können für Tee oder als Zutat für Smoothies verwendet werden. Nicht zu verwechseln mit *Lycopodium clavatum* (verwandte Art, enthält jedoch kein Huperzin). Nur nach Rücksprache mit dem Arzt oder Heilpraktiker anwenden, weil die Dosierung von Alter, Gewicht und Gesundheitszustand abhängt.

Sicherheit Bei empfehlungsgemäßer Dosierung unbedenklich. Bei Überdosierung können Sehstörungen, Übelkeit und Erbrechen auftreten. Über ernsthafte Nebenwirkungen ist bisher wenig bekannt, weiterführende Studien stehen aber noch aus. Nicht anwenden in der Schwangerschaft, bei Bluthochdruck, Epilepsie, Herzerkrankungen (kann den Puls beeinflussen) oder Lungenerkrankungen (verstärkt die Schleimbildung).

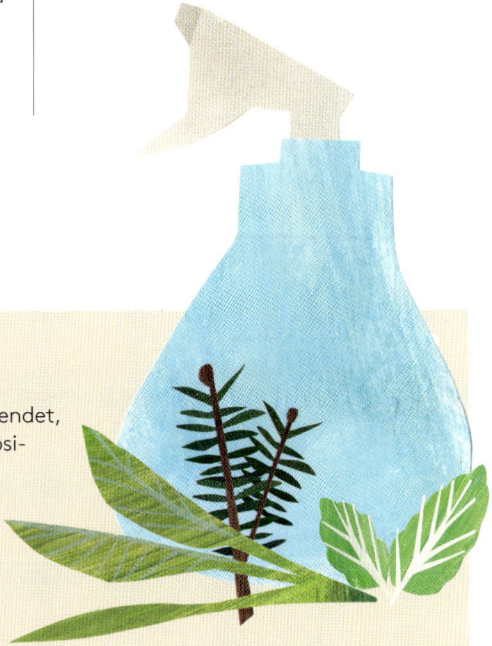

HAUSHALTSSPRAY MIT SALBEI, KIEFER UND MINZE

Für dieses Spray werden Pflanzen verwendet, die reinigend wirken und das Gehirn positiv beeinflussen. Gleiche Mengen reiner ätherischer Öle von Salbei, Kiefer und Minze mit einer alkoholischen Basis mischen: 1–2 Teile Öl auf 100 Teile Basis (oder entsprechend der eigenen Duftvorlieben). In eine dunkle Flasche mit Zerstäuber füllen. Vor Gebrauch schütteln. Auf Küchenarbeitsflächen oder Schreibtisch sprühen. Da die Öle schnell verdunsten, nehmen die Oberflächen normalerweise keinen Schaden. Sicherheitshalber an einer unauffälligen Stelle testen. Haltbarkeit: ca. 1 Jahr.

Kiefern für das Gedächtnis

Laborversuche haben ergeben, dass die Chir-Kiefer (*Pinus roxburghii,* benannt nach dem berühmten schottischen Arzt und Botaniker William Roxburgh) das Gedächtnis stärken kann. Die Rinde der Monterey-Kiefer *(P. radiata)* verbessert bei Menschen mit Hirnverletzungen die kognitive Leistung. In einer Studie in Melbourne (Australien) zeigten 42 männliche Probanden nach Anwendung von *P. radiata* einen schnelleren Gedächtniszugriff. Bei den aktiven Inhaltsstoffen der Kiefer handelt es sich um Flavonoide und Superlipide (Polyphenole). Kiefern enthalten außerdem den Stoff Alpha-Pinen, der den Botenstoff Acetylcholin verstärkt.

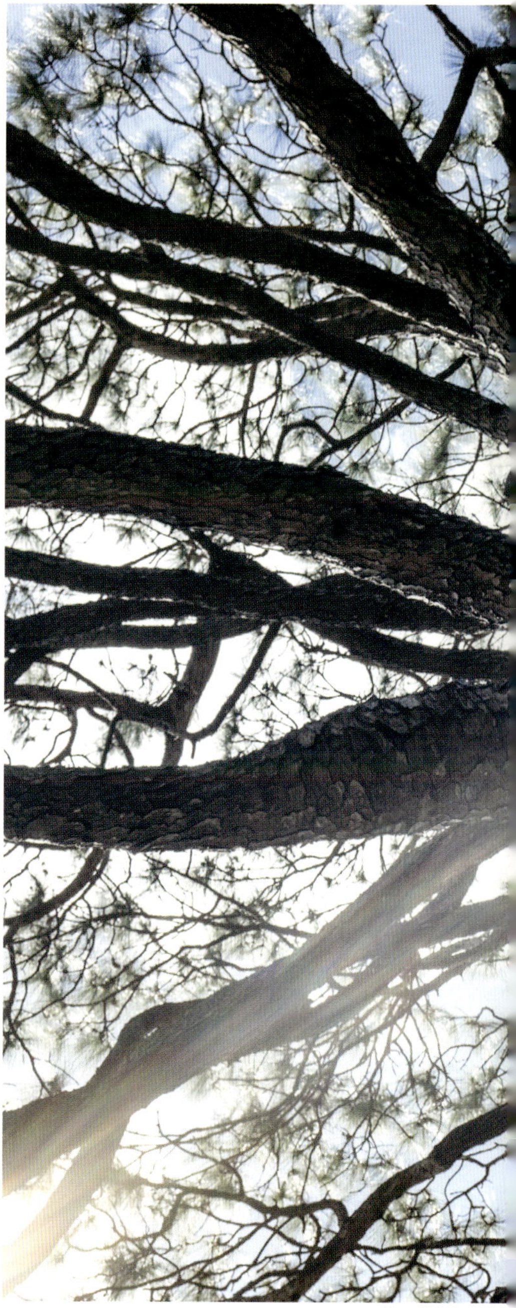

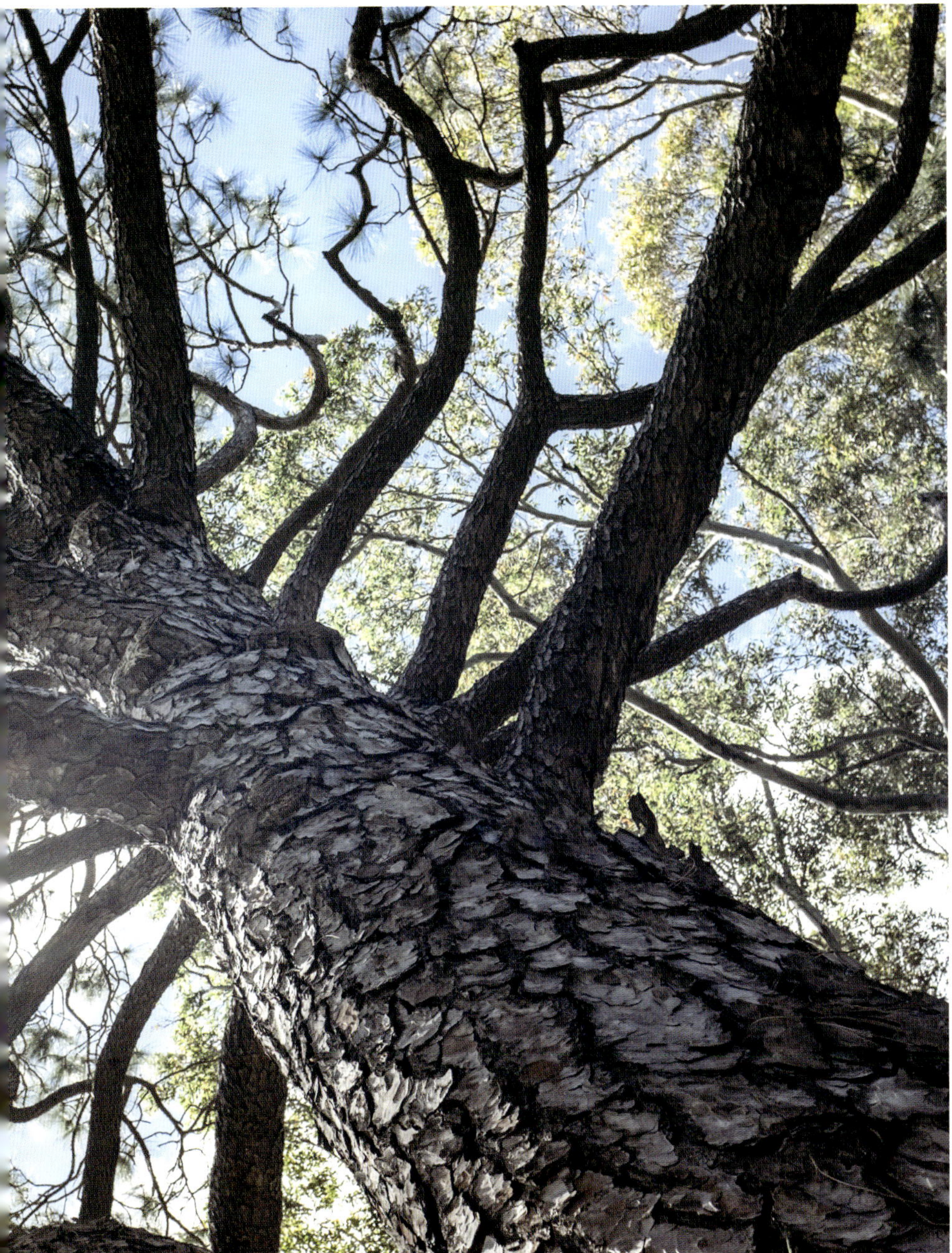

Bacopa monnieri

Wasserysop

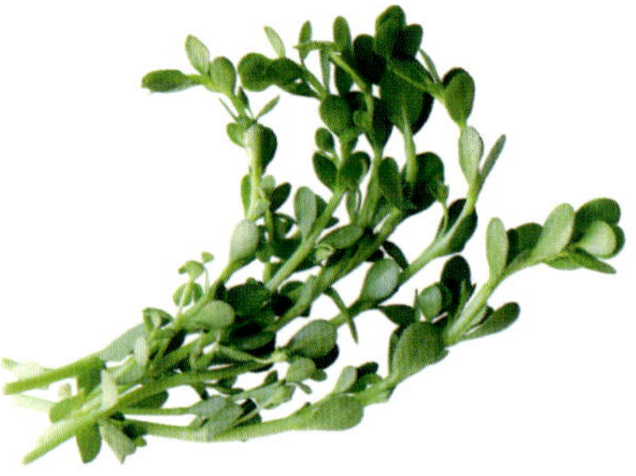

Die fleischige Sumpfpflanze wird im Ayurveda zur Gedächtnisstärkung eingesetzt. Moderne Studien belegen diese Wirkung. Sie stärkt Hirngesundheit und Gedächtnis, beugt Alterserscheinungen vor und zeigte auch in der Behandlung von Kindern mit ADHS positive Ergebnisse.

Botanik Die immergrüne, kriechende Pflanze ist in Feuchtgebieten des subtropischen Indiens und Australiens anzutreffen, wo sie an Rändern von Mangrovenwäldern dichte Matten bildet. Sie hat längliche, fleischige Blätter und kleine, weiße oder hellblaue Blüten ohne Duft. In Gartencentern werden verschiedene Arten zur Sauerstoffanreicherung des Gartenteichs angeboten.

Geschichte und Volkswissen Erste Beschreibungen der Pflanze, die auch «Kleines Fettblatt» genannt wird, gehen auf das 6. Jahrhundert zurück. In historischen Schriften der westlichen Welt ist sie nicht vertreten. Im Ayurveda wurde sie zur Beruhigung, Gedächtnisstärkung und bei Störungen des Nervensystems eingesetzt, außerdem als Tonikum bei neurologischen und anderen Beschwerden. Der Presssaft wird gelegentlich mit Öl gemischt und bei arthritischen Schmerzen aufgetragen.

Stand der Wissenschaft
In Australien und Indien wurden hunderte Studien durchgeführt.
Beim Menschen Kontrollierte Studien an gesunden Menschen und Probanden mit leichter kognitiver Einschränkung ergaben, dass Wasserysop kognitive Leistung, Aufmerksamkeit und Gedächtnis verbessert, bei Kindern ADHS-Symptome lindert, bei älteren Menschen Depressionen und nervöse Anspannung reduziert und den Puls reguliert. Außerdem wirkt es stimmungsaufhellend und kann die Leistung bei der Bewältigung schwieriger Mehrfachaufgaben steigern.
Im Labor Wasserysop verstärkt den Botenstoff Acetylcholin, beeinflusst aber auch das Erregungssignal Glutamat sowie Stimmungs- und Belohnungssignale (Serotonin und Dopamin). Er wirkt neuroprotektiv, fördert die Bildung neuer Nervenzellen und die Durchblutung des Gehirns. Außerdem hat er entzündungshemmende und antioxidative Eigenschaften.

Inhaltsstoffe Die wichtigsten neuroaktiven Stoffe sind Bacoside, die zu den Triterpensaponinen gehören. Wasserysop enthält auch Alkaloide (z. B. Brahmin).

Anwendung Die beste Wirkung besitzen die frischen oberirdischen Teile (Blätter und Stiele, bis 10 g täglich), z. B. als Pesto oder in Dal-Gerichten. Getrocknet (nicht länger als 3 Monate lagern) für Pasten, Tinkturen oder Tee. Auch Kapseln und Tabletten sind erhältlich. Kognitive Leistungssteigerung oft erst nach 12 Wochen, entspannende Wirkung tritt schneller ein.

Sicherheit Zusammen mit Nahrung einnehmen, aber nicht auf vollen Magen (kann Verdauungsbeschwerden verursachen). Vorsicht bei Einnahme von Antidepressiva, Sedativa oder Schilddrüsen-Medikamenten.

Salvia officinalis und *S. lavandulifolia*

Salbei

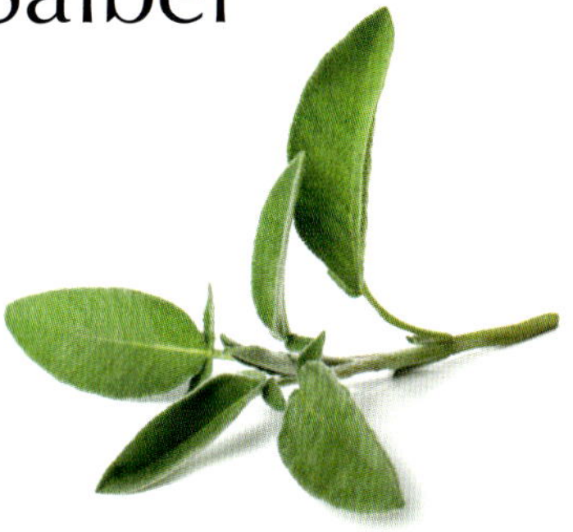

In Europa schreibt man dem Salbei seit Jahrhunderten zahlreiche positive Wirkungen auf Geist und Körper zu. Dieses Image als Allheilmittel gab den Anstoß für unsere ersten Forschungen und letztlich für die Gründung des Dilston Physic Garden.

Botanik Beide hier genannten Salbeiarten sind kleine Sträucher mit bläulich-violetten Blüten und silbrig-grünen Blättern. Der botanische Name des Spanischen Salbei (*S. lavandulifolia*) verweist auf die Blätter, die schmaler und silbriger sind als jene des Echten Salbei *(Salivia officinalis)*. Salbei gedeiht bei guter Dränage im Boden und in Kübeln, verträgt Trockenheit und einige Minusgrade. Nicht zu verwechseln sind die beiden hier beschriebenen Arten mit Zierformen («Salvien»), dem halluzinogenen Azteken-Salbei *(Salvia divinorum)*, dem in der Aromatherapie verwendeten Muskateller-Salbei *(S. sclarea)* sowie dem Rotwurzel-Salbei *(S. miltiorrhiza)*, der ebenfalls die Hirntätigkeit beeinflusst.

Geschichte und Volkswissen Dass Salbei weltweit als Pflanze der Langlebigkeit gilt, verraten alte Sprichwörter wie «Salbei im Garten, der Tod kann warten». Der Name *Salvia* leitet sich von dem lateinischen Wort *salvare* (heilen, retten) ab. Auch die positive Wirkung auf das Gehirn ist seit Langem bekannt. Im 16. Jahrhundert schrieb der englische Arzt Culpeper, Salbei sei «exzellent geeignet, das Gedächtnis zu stärken, zu erwärmen und die Sinne zu schärfen.» Bis heute wird Salbei als Stimulans und Nerventonikum verwendet.

Stand der Wissenschaft
Die hier genannten Studien beziehen sich auf *S. officinalis* oder *S. lavandulifolia* einschließlich ätherischer Öle, wässriger und alkoholischer Auszüge.

Beim Menschen Kontrollierte Studien belegen, dass Salbei bei jungen und älteren Menschen Gedächtnis und Aufmerksamkeit stärkt. Bei älteren Personen beugt er dem kognitiven Verfall sowie Verhaltensauffälligkeiten bei Alzheimer vor. Bei freiwilligen Probanden zeigte sich eine beruhigende, stimmungsaufhellende Wirkung. Salbei lindert Halsschmerzen, wirkt antioxidativ und regulierend auf Blutfette. In einer Pilotstudie, durchgeführt im Dilston Physic Garden in Zusammenarbeit mit einem Gesundheitszentrum und einem Heilpraktiker, wurde Probanden unter 63 Jahren Salbei zusammen mit Zitronenmelisse und Rosmarin verabreicht. Die Merkfähigkeit für eine Wortliste stieg um über 50 Prozent.

Im Labor Laborversuche bestätigen Gedächtnisstärkung und Schutz vor Nervenschäden. Verstärkt den für Erinnerung und Aufmerksamkeit zuständigen Stoff (Acetylcholin) durch Hemmung von Enzymen, die ihn abbauen. Diese Wirkung besitzen Monoterpene, Diterpene und Polyphenole wie Rosmarinsäure. Thujon hemmt im Laborversuch Gedächtnissignale (durch einen nikotinischen Rezeptor), Kampfer und Borneol hingegen verstärken sie. Verschiedene Monoterpene, Diterpene und Flavone wirken auf zwei verschiedene Teile der beruhigenden GABA-Moleküle ein.

GRÜNE PAUSE IM JOB

Regelmäßige Bewegung hilft, dem kognitiven Abbau vorzubeugen. Bewegung steigert die Durchblutung bestimmter Hirnbereiche (die auch für das Gedächtnis zuständig sind) um bis zu 200 Prozent. Gehen Sie ins Grüne, denn auch das fördert das Gedächtnis und senkt den Cortisolspiegel. Wer nicht an die frische Luft gehen kann, träufelt etwas ätherisches Öl (Salbei, Rosmarin oder Pfefferminze) auf die Yogamatte oder das T-Shirt, um in den Genuss der Wirkung zu kommen.

Regelmäßig wiederholte Bewegungen lösen Veränderungen im Hirngewebe aus, darunter die Bildung neuer Zellen und Synapsen. Hinzu kommt, dass auch die für bestimmte Bewegungsabläufe nötige Koordination bei regelmäßigem Training die kognitive Leistung steigert. Das gilt auch für sanfte Dehnungs- und Kräftigungsübungen. Ob Tai Chi, Yoga, Karate, Ballett oder Zumba – entscheiden Sie nach eigenen Vorlieben.

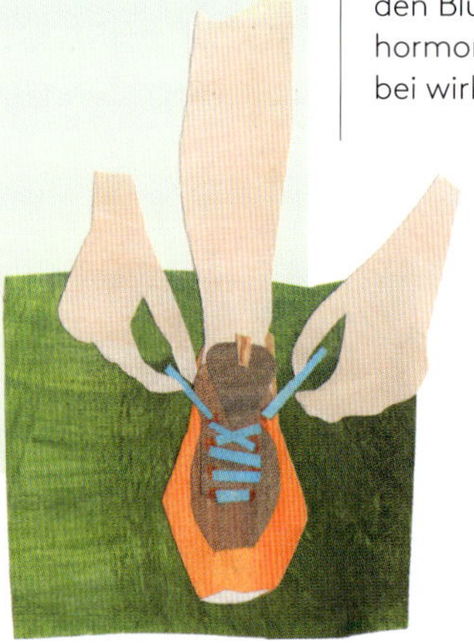

Inhaltsstoffe Das ätherische Öl von *Salvia officinalis* enthält Cineol, Kampfer, Thujon, Borneol und Caryophyllenoxid. Das Öl von *S. lavandulifolia* enthält nur Spuren von Thujon, jedoch höhere Anteile von Cineol, Pinenen und Kampfer. Beide Arten wirken neuroprotektiv, entzündungshemmend und antioxidativ, da sie Polyphenol-Verbindungen wie Salvigenin und Rosmarinsäure, Flavonoide wie Hispidulin, Apigenin und Luteolin sowie verschiedene Monoterpene enthalten.

Anwendung und Dosierung Tee aus frischen (20 g) oder getrockneten Blättern (4–6 g) auf 240 ml Wasser dreimal täglich, schmeckt gut mit Honig. Kapseln, Tabletten, Tinkturen, Sprays (wässrige Auszüge gegen Racheninfektionen) sind erhältlich. Salbei kommt als Küchenkraut zum Einsatz, für eine medizinische Wirkung ist jedoch die regelmäßige Anwendung notwendig.

Sicherheit Bei empfehlungsgemäßer Dosierung treten normalerweise keine Nebenwirkungen auf. *Salvia officinalis* ist wegen des Thujon-Gehalts für Kinder, Schwangere und Epileptiker nicht geeignet. Beide Arten enthalten Kampfer. Vorsicht bei Bluthochdruck und Einnahme von Diabetes-Medikamenten (Salbei kann den Blutzuckerspiegel senken) sowie bei hormonell bedingten Beschwerden (Salbei wirkt ähnlich wie Östrogen).

Nigella sativa

Schwarzkümmel

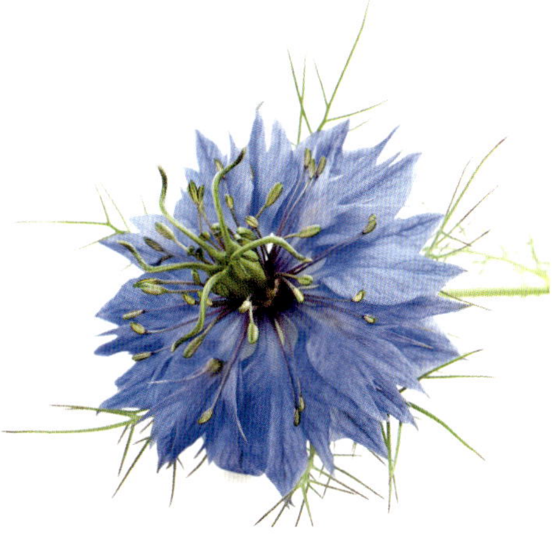

In der arabischen Welt wird Schwarzkümmel seit Jahrhunderten zur Gedächtnisstärkung geschätzt. Anders als Safran (der eine ähnliche Wirkung auf Geist und Körper besitzt), gedeiht und blüht Schwarzkümmel auch in kühleren Regionen. Im Ayurveda wird er als «Wunderkraut» beschrieben. Viele seiner Wirkweisen sind inzwischen wissenschaftlich bestätigt.

Botanik Die einjährige Pflanze gehört zu den Hahnenfußgewächsen. Sie ist in Südeuropa, Nordafrika und Asien heimisch und bevorzugt einen sonnigen Standort. Die Pflanze wird über 30 cm hoch und hat aufrechte, verzweigte Stiele mit fein gefiederten Blättern und zierlichen weißen oder hellblauen Blüten, aus denen sich später Kapseln mit schwarzen Samen bilden. Diese werden geerntet, wenn sie reif sind. Sie haben einen pfeffrigen Geruch und schmecken ähnlich wie Oregano.

Geschichte und Volkswissen Im Volksmund wird die Pflanze auch Jungfer-im-Grünen genannt. Ihre Samen wurden in altägyptischen Gräbern gefunden. Der Prophet Mohammed bescheinigte dem Schwarzkümmel vielfältige Heilwirkungen und meinte, er könne nur eine Krankheit nicht heilen – den Tod. Die Pflanze wird in der Bibel erwähnt (Jesaja) und wurde im 1. Jahrhundert von dem griechischen Arzt Dioskurides verordnet. 1721 wurde sie in die *London Pharmacopaeia* aufgenommen. Weltweit wird sie gegen verschiedene Beschwerden verwendet, von Bluthochdruck bis hin zu Kopfschmerzen.

Stand der Wissenschaft

Beim Menschen Kontrollierte klinische Studien an gesunden Männern haben ergeben, dass Schwarzkümmel kognitive Leistung und verbales Lernen verbesserte, die Stimmung aufhellte und nervöse Anspannung linderte. Bei älteren Menschen waren neben der Verbesserung von Gedächtnis und Aufmerksamkeit auch die Senkung des Blutdrucks und die Verbesserung des glykämischen Index' (in kontrollierten Versuchen), Blutfettwerten und Immunfunktion (in ersten Studien) zu beobachten. All das nützt der kognitiven Leistung. Zudem eignet sich Schwarzkümmel zur Behandlung von Asthma, Ohrinfektionen, Dyspepsie, Arthritis und anderen Beschwerden.

Im Labor Die Wirkung von Schwarzkümmel beruht auf einer Verstärkung der Botenstoffe Acetylcholin und Glutamat. Er besitzt antidepressive, antiepileptische, antipsychotische und antioxidative Inhaltsstoffe und schützt die Nerven vor entzündlichen Prozessen.

Inhaltsstoffe Bioaktives Thymochinon aus den Samen sowie Alkaloide wie Nigellicin und Saponine. Das ätherische Öl enthält Carvacrol, Thymol sowie gedächtnisstärkendes (und stimmungsaufhellendes) Alpha- und Betapinen.

Anwendung Getrocknete Samen: 2–3 g täglich (oder mehr). Rösten, um den Geschmack zu verbessern, und für Currys, Salate und Brot (evtl. mit Honig) verwenden. Kapseln, Pulver oder Öl sind ebenfalls erhältlich.

Sicherheit Eventuelle Nebenwirkungen sind noch nicht eingehend untersucht. Kontaktdermatitis und Senkung des Blutdrucks können auftreten.

Rosmarinus officinalis

Rosmarin

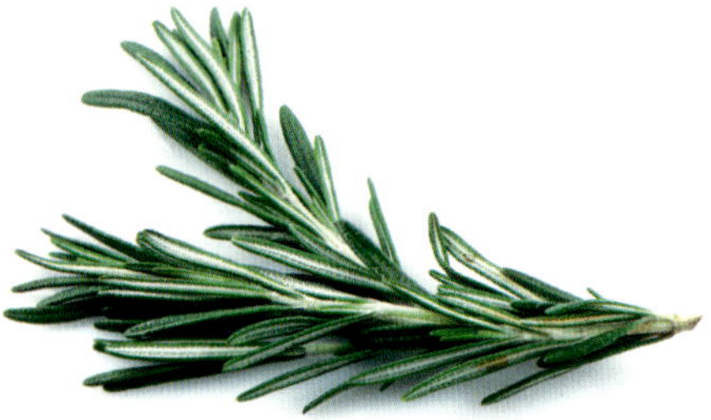

Rosmarin ist dafür bekannt, dass es die Gedächtnisleistung verbessert, und er steht auch symbolisch für die Erinnerung.

Botanik Der immergrüne Strauch aus dem Mittelmeerraum trägt intensiv duftende, nadelfeine Blätter und hellrosa oder blaue Blüten. Er bevorzugt Sonne und durchlässigen Boden, gedeiht auch in Kübeln und kann bis 1,5 m hoch werden. Er ist relativ frosttolerant und sollte regelmäßig beschnitten werden. Kaum anfällig für Insektenschäden, kann auch Nachbarpflanzen schützen.

Geschichte und Volkswissen Einer Legende zufolge soll die Jungfrau Maria ihren blauen Umhang über einen weiß blühenden Rosmarin gelegt haben, der daraufhin blaue Blüten bekam. So kam der Strauch zu dem Namen «Rose der Maria». In der griechischen Antike trugen Studenten Rosmarinkränze, um das Gehirn zu stärken. Shakespeares Ophelia überreicht Hamlet das Kraut mit den Worten «There's rosemary, that's for remembrance» – vielleicht in Anspielung auf den Arzt und Apotheker John Gerard, einen Zeitgenossen Shakespeares. In der Kräuterheilkunde wird Rosmarin zur Stimmungsaufhellung, gegen Kopfschmerzen und Neuralgien sowie bei Herzrhythmusstörungen angewendet. Das ätherische Öl wirkt anregend.

Stand der Wissenschaft
Beim Menschen Klinischen Studien zufolge stärkt Rosmarinextrakt Gedächtnis und Aufmerksamkeit bei gesunden Schülern, Erwachsenen und älteren Menschen. In Kombination mit Zitrone, Orange und Lavendel verbessert er die kognitive Leistung von Alzheimer-Patienten. Englische Studien haben ergeben, dass das ätherische Öl die Gedächtnisleistung von Probanden über 65 um 15 % steigert. Andere Studien belegen die Wirksamkeit bei Bluthochdruck, nervöser Anspannung, Müdigkeit und Depressionen sowie zur Unterstützung im Drogenentzug. Sogar die traditionelle Verwendung als Haarwuchsmittel ist nun bestätigt.
Im Labor Studien zeigen, dass Rosmarin die Durchblutung der Kapillargefäße verbessert, was den Hirnfunktionen zugutekommt. Er verstärkt den Botenstoff Acetylcholin und beeinflusst Stoffe, die für die Aufmerksamkeit zuständig sind. Er beugt Proteinablagerungen im Gehirn vor (Ur-

sache für Alzheimer), wirkt neuroprotektiv und schmerzlindernd (Serotonin und Opioidrezeptoren), fördert das Wohlbefinden (Dopamin und Serotonin), wirkt antioxidativ und antidepressiv. Bei Fruchtfliegen kann er die Lebenserwartung erhöhen.

Inhaltsstoffe Carnolsäure und Rosmarinsäure sind bedeutende Antioxidantien und Neuroprotektiva. Das ätherische Öl enthält Kampfer, Cineole und Borneol, die im Labor den Botenstoff Acetylcholin verstärken. Erreicht das Gehirn leicht durch Inhalation.

Anwendung Tee aus Blüten und Blättern: frisch (4–6 g) oder getrocknet (2–3 g) auf 240 ml Wasser dreimal täglich einnehmen. Tinkturen und Kapseln sowie ätherisches Öl für die Aromatherapie. Rosmarin ist ein beliebtes Würzkraut und eignet sich zum Aromatisieren von Speiseöl.

Sicherheit Gilt bei empfehlungsgemäßer Dosierung als sicher, auch in der Schwangerschaft. Bei Epilepsie nicht anwenden.

GEDÄCHTNIS-ÜBUNG

Finden Sie im Garten, im Park oder Gartencenter eine Pflanze, die Ihnen gefällt. Studieren Sie alle Einzelheiten: Form und Anordnung von Blättern und Kronblättern, Anzahl der Kelchblätter, Aussehen der Staubblätter, Form und Muster aller Teile. Vielleicht können Sie ein Foto mit einem Makro-Objektiv machen. Versuchen Sie dann, die Pflanze aus dem Gedächtnis zu zeichnen. Bei jedem Versuch werden Sie sich an mehr Details erinnern. Nicht nur Muskeln profitieren von regelmäßigem Training – auch das Gehirn lässt sich trainieren.

Der Duft von Salbei und Rosmarin

Einatmen – und zwar durch die Nase – verbessert das Gedächtnis. Eine Studie aus Chicago hat gezeigt, dass Menschen, die eine Reihe von Gesichtern betrachten, sich besser und zwei Sekunden schneller erinnern, wenn sie durch die Nase statt durch den Mund einatmen. Die Atmung regt elektrische Signale im Gehirn an, die mit dem Erinnerungsvermögen in Zusammenhang stehen, allerdings ist diese Wirkung beim Atmen durch den Mund deutlich geringer. Andere Studien belegen, dass die Aromen von Salbei, Rosmarin und Pfefferminze die Hirntätigkeit positiv beeinflussen. Diese Wirkung erhöht sich, wenn die Aromen durch die Nase eingeatmet werden.

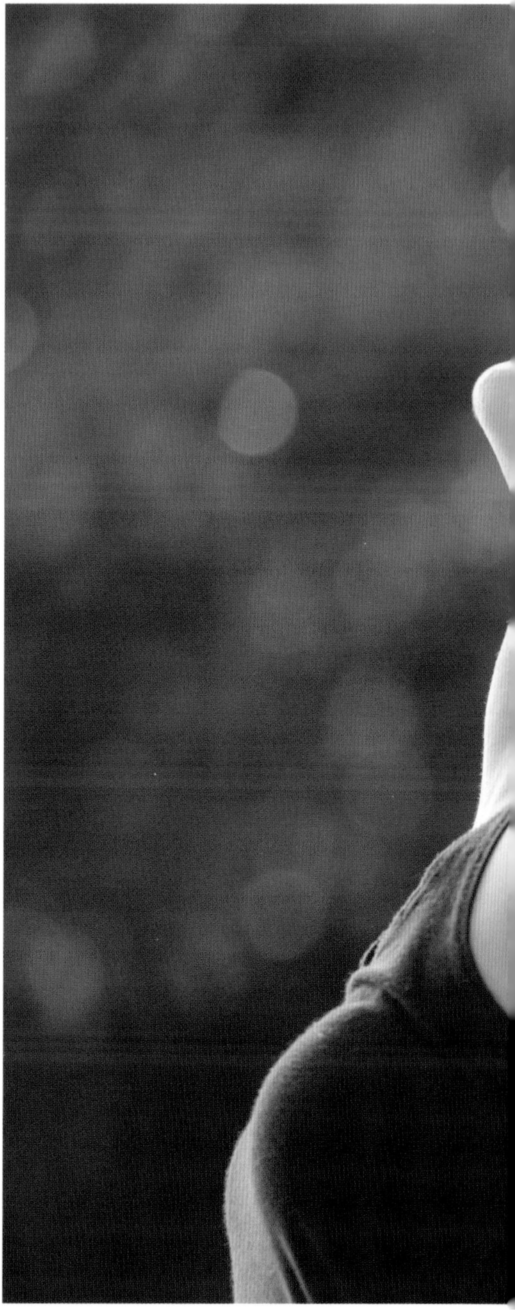

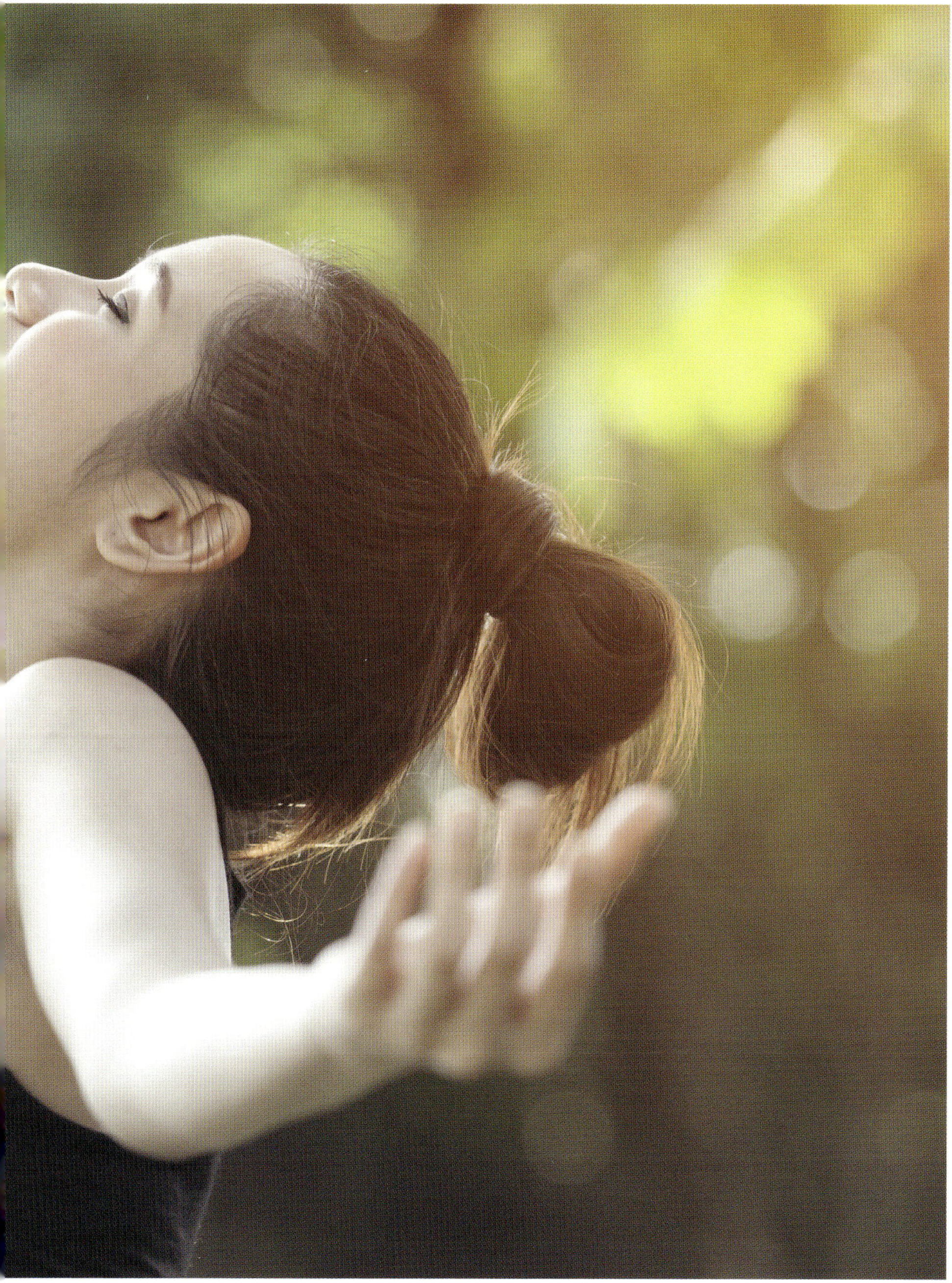

Mentha × piperita

Pfefferminze

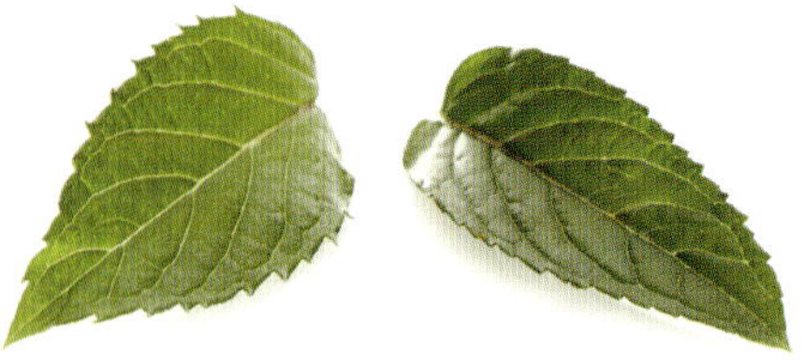

Für kein anderes Kraut liegen zurzeit so überzeugende Nachweise seiner Wirksamkeit auf Körper und Geist vor. Als Antispasmodikum hat sich Pfefferminze in der modernen Medizin bewährt. Seine traditionelle Verwendung zur Stärkung von Gedächtnis und Aufmerksamkeit wird gerade wissenschaftlich untersucht.

Botanik Das ausdauernde Kraut ist eine Kreuzung aus Wasserminze und Grüner Minze. Es bevorzugt feuchte Böden und breitet sich durch Rhizome schnell aus. Im Garten wird darum die Pflanzung im Kübel empfohlen. Die Pfefferminze hat dunkelgrüne, duftende Blätter mit violetter Äderung und hellrosa Blüten. Über die medizinischen Eigenschaften von Zuchtformen wie Zitronen-, Ananas- oder Schokoladenminze ist nichts bekannt.

Geschichte und Volkswissen Die Pflanze wurde erstmals im 18. Jahrhundert von Linné beschrieben. Einträge in alten Kräuterbüchern beziehen sich nicht auf diese Art. In der römischen Antike wurde Minze bei Gelagen gereicht, vermutlich zur Verdauungsförderung. Pfefferminze ist als Zutat zu Schokoladentäfelchen, Bonbons und Kaugummi bekannt, aber auch als Kräutertee gegen nervöse Beschwerden und für einen klaren Kopf. Das ätherische Öl lindert geistige Erschöpfung und Depressionen, verbessert die Konzentration und wirkt belebend. Auch zur Linderung von Schmerzen (z. B. Koliken), Übelkeit und Erbrechen sowie bei Colitis ulcerosa und Morbus Crohn.

Stand der Wissenschaft

Beim Menschen Studien an 180 Freiwilligen zeigen, dass Pfefferminztee (im Vergleich zu Kamillentee und heißem Wasser) Kurz- und Langzeitgedächtnis verbessert. Das ätherische Öl verbesserte bei 144 Probanden Gedächtnis und Aufmerksamkeit (im Vergleich zu Ylang-Ylang, das die gegenteilige Wirkung zeigte). Es lindert geistige Erschöpfung und Migräne. Im Gegensatz zu verschreibungspflichtigen Medikamenten für die kognitive Leistung verursacht Pfefferminze keine Übelkeit. Sie wird als Anti-Emetikum eingesetzt (postoperativ und in der Chemotherapie). Menthol aus ihrem Öl wird in der konventionellen Medizin zur Kurzzeitbehandlung des Reizdarmsyndroms eingesetzt.

Im Labor Minzearten (wie *Menta × piperata*, *M. aquatica* und *M. spicata*) und das Flavonoid Linarin aus der Acker-Minze *(M. arvensis)* sowie anderen Arten verstärken die Signale von Acetylcholin. Zudem wirken sie anregend, antioxidativ und neuroprotektiv. Menthol (je nach Minzeart unterschiedlicher Gehalt) beeinflusst Gedächtnis und Aufmerksamkeit (durch stimulatorische Rezeptoren, auf die Acetylcholin wirkt, sowie durch Glutamat), verstärkt aber auch beruhigende Gehirnsignale (GABA). Menthol und andere Stoffe aus Pfefferminze und anderen Arten (wie *M. spicata*) wirken analgetisch, antimikrobiell und antiviral, lindern Magen-Darm-Krämpfe und stärken das Immunsystem. Die kühlende Wirkung der Pfefferminze beruht darauf, dass sie Rezeptoren in der Haut aktiviert.

Inhaltsstoffe Menthol, Menthon und Linarin. Die Phenole der Blätter enthalten Rosmarinsäure und verschiedene antioxidative Flavonoide wie Luteolin. Enthält außerdem kleine Mengen Carvon, das das anregende Glutamat verstärkt und beruhigende GABA-Signale hemmt.

Anwendung Tee aus Blättern und blühenden Triebspitzen, frisch (4–6 g) oder getrocknet (2–3 g) auf 240 ml Wasser dreimal täglich. Tinkturen, Verdauungsschnäpse, Kapseln und ätherisches Öl (Aromatherapie) werden ebenfalls verwendet. Das ätherische Öl kann oral eingenommen werden, bei Reizdarmsyndrom in Kapselform. Auch in Getränken, Speisen und Süßwaren.

Sicherheit Vorsicht bei Magengeschwüren, Reflux, Gallenverschluss, Hiatushernie oder Nierensteinen. Kinder dürfen nicht mit dem unverdünnten Öl in Berührung kommen.

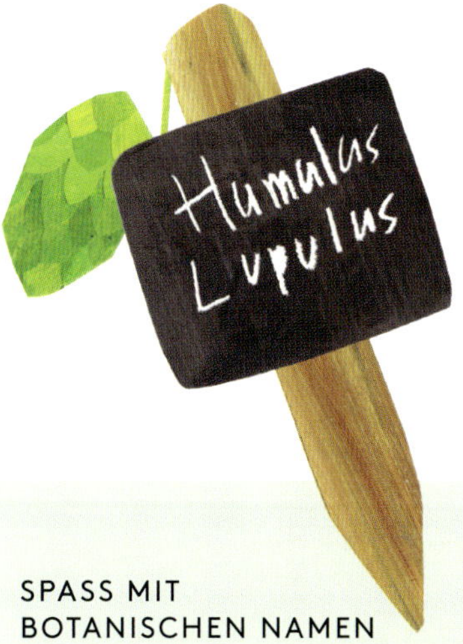

SPASS MIT BOTANISCHEN NAMEN

Viele Menschen haben Schwierigkeiten, sich botanische Namen zu merken. Sie sind aber zur eindeutigen Bestimmung einer Pflanze wichtig. Versuchen Sie doch einfach, sich Eselsbrücken zu bauen. Das macht Spaß und hilft dem Gedächtnis auf die Sprünge. Notieren Sie Eselsbrücken, die Ihnen zu diesen Pflanzen einfallen: *Atropa belladonna* (Schwarze Tollkirsche), *Angelica archangelica* (Engelwurz), *Humulus lupulus* (Hopfen), *Hedera helix* (Efeu), *Urtica urens* (Brennnessel), *Salvia divinorum* (Azteken-Salbei).

Juglans nigra, Juglans regia

Walnuss

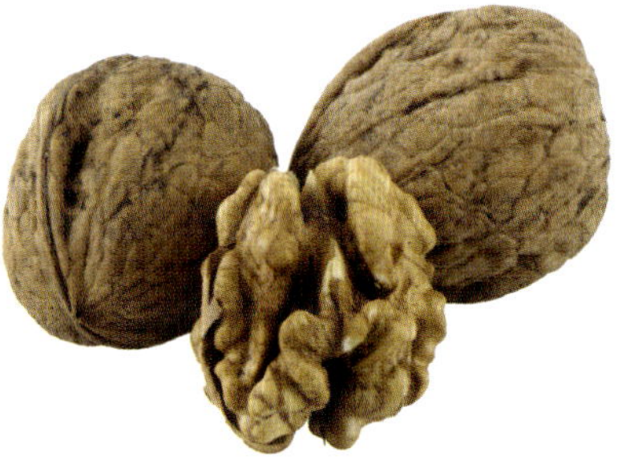

Der Signaturenlehre zufolge sehen essbare Pflanzenteile ähnlich aus wie Körperteile, denen sie nützen. Walnusskerne ähneln dem Gehirn.

Botanik *Juglans nigra* (Schwarznuss) und *J. regia* (Echte Walnuss) sind Laubbäume, die über 200 Jahre alt werden können. Sie tragen fiederförmige Blätter und hartschalige Nüsse (runder bei der Echten Walnuss) mit zweigeteiltem Kern und fleischiger Umhüllung.

Geschichte und Volkswissen Die Signaturenlehre des späten 16. Jahrhunderts besagt, dass sich aus dem Aussehen von Pflanzenteilen auf ihre Heilwirkung schließen lässt. Darum meinte man, Walnüsse hielten das Gehirn gesund. Im 17. Jahrhundert schrieb der englische Botaniker William Cole: «Legt man sie auf den Kopf, tun sie Gehirn und Kopf überaus wohl.» Es gibt bereits klinische Belege dafür, dass Walnüsse die Gehirnleistung steigern. Zudem bewirken sie Besserung von Hyperlipoproteinämie, oxidativem Stress und entzündlichen Prozessen und tragen auch dadurch zu einer gesunden Hirnfunktion bei.

Stand der Wissenschaft

Beim Menschen Erste Studien an Menschen (20–90 Jahre) zeigen, dass der Verzehr von Walnusskernen alle getesteten Aspekte der kognitiven Leistung (z. B. Reaktionszeit, Zahlenlernen) verbesserte, bei Studenten auch das logische Denken, jedoch nicht das Gedächtnis. Nüsse und Blätter regulieren den Triglyceridspiegel (mehr «gutes» und weniger «schlechtes» Cholesterin), reduzieren oxidativen und entzündungsbedingten Stress (Marker für Herzstörungen) und wirken gerinnungshemmend. All das fördert die gesunde Hirnfunktion.

Im Labor Walnüsse verbessern Gedächtnis, Lernen und motorische Fähigkeiten, verstärken stimmungsaufhellende Signale (Serotonin), regulieren Bluthochdruck und schützen die Nerven vor Entzündungen. Echte Walnüsse enthalten mehr Antioxidantien als Schwarznüsse. Laborstudien zufolge schützen Sie vor Krebs.

Inhaltsstoffe Omega-3-Fettsäuren (Gehirn- und Herzgesundheit), Phenole (z. B. Ferulasäure und Vanillinsäure), Flavonoide, Tannine und Chinone, vor allem das dunkel färbende Juglon.

Nüsse für die Hirnleistung. Am Fachbereich Medizin des UCLA in Kalifornien wurde zwischen 1988 und 2002 die Wirkung des Verzehrs von Walnüssen auf die kognitive Leistung erforscht. Obwohl die 20–59-jährigen Probanden subjektive Angaben über ihre durchschnittlich konsumierten Mengen machten, belegt die Studie, dass der Verzehr zu besseren Ergebnissen bei kognitiven Tests führte. Die epidemiologische Studie zeigt lediglich Trends auf (nicht Ursache und Wirkung). Dennoch spricht sie für die vorbeugende Wirkung pflanzlicher Inhaltsstoffe.

Anwendung Frische, getrocknete oder eingelegte Kerne (bis zu 10 g täglich – «eine Handvoll»). Frische oder getrocknete Blätter als Tee oder Tinktur. Kapseln sollten aus Nusskernen hergestellt sein (Produkte aus Schale oder Umhüllung meiden).

Sicherheit Die äußere Hülle enthält Juglon, darum färbt sie und kann Hautreizungen verursachen. Nüsse nicht essen, wenn die Schale schwarz wird. Übermäßiger Genuss soll Risiken bergen (Nieren und Leber), was jedoch nicht wissenschaftlich untermauert ist.

Vaccinium corymbosum

Heidelbeere

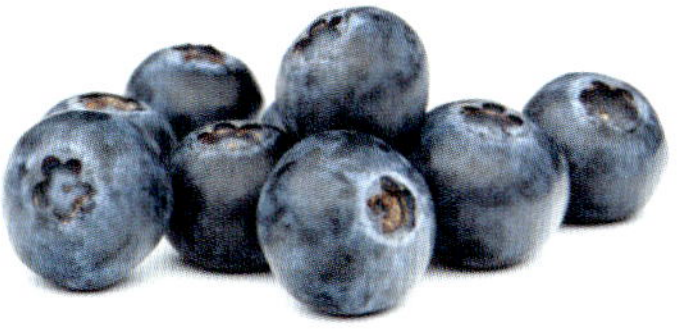

Die amerikanischen Ureinwohner verwenden Heidelbeeren seit Jahrhunderten als Heilmittel. Heute gelten die Früchte in vielen Ländern als «Superfood». Sie können bei Kindern und Erwachsenen das Gedächtnis verbessern.

Botanik Der zierliche Strauch stammt aus Nordamerika. Er trägt weiße oder hellrosa Blüten in Glockenform und später blauviolette, bereifte Beeren. Heidelbeersträucher bevorzugen sauren Boden und einen sonnigen oder halbschattigen Standort. In Kübeln fällt der Fruchtansatz oft spärlich aus. Zu den engen Verwandten gehören die amerikanische Art *Vaccinium angustifolium* sowie die europäische Heidelbeere (*V. myrtillus*).

Geschichte und Volkswissen Die Früchte sind ein traditionelles Nahrungs- und Heilmittel der amerikanischen Ureinwohner. In alten europäischen Kräuterbüchern taucht nur die hiesige Art *(Vaccinium myrtillus)* auf. Seit einigen Jahrzehnten gelten Heidelbeeren als «Superfood», neuerdings werden sie auch wegen ihrer positiven Wirkung für das Gehirn geschätzt.

Stand der Wissenschaft

Beim Menschen Eine Studie an 8–10-jährigen Kindern ergab, dass flavonoidreicher Extrakt aus amerikanischen Heidelbeeren (gefriergetrocknet) das Gedächtnis verbesserte. Ähnliches konnte für den Saft nachgewiesen werden. Bei älteren Erwachsenen regen Heidelbeeren die Venenfunktion an (Blut-Rückfluss zum Herzen), verbessern die Gefäßfunktion bei Männern und regulieren den Blutdruck (wird nicht von allen Studien bestätigt). Sie wirken antioxidativ, entzündungshemmend und regulierend bei endothelialer Dysfunktion. Oxidativer Stress wird nur durch regelmäßigen Verzehr reduziert. Sie verringern bei Übergewichtigen die Insulinresistenz und verbessern das Nachtsehvermögen.

Im Labor Amerikanische Heidelbeeren fördern Lernen und kognitive Leistung, regen das Wachstum von Hirnzellen an, beugen kognitivem Abbau vor, schützen Neuronen vor Stress und Zellmembranen vor Entzündungen. Zudem enthalten sie wertvolle Antioxidantien.

Inhaltsstoffe Reich an Antioxidantien (Phenolen). Anthocyanine und Flavonoide wie Quercetin und Malvidin (auch in Rotkohl und Roten Beten) sind wahrscheinlich Hauptursache des Gesundheitswerts und der blauvioletten Farbe. Einige Studien stellen die Bioverfügbarkeit der Anthocyanine in Zweifel.

Anwendung Am besten frische Beeren (60–100 g täglich). Sie können entsaftet, tiefgefroren, getrocknet oder zu Gelee, Wein oder Schnaps verarbeitet werden. Blätter (reich an Phenolen) frisch als Tee oder in Kapseln. Sie enthalten aber weniger hirnaktive Inhaltsstoffe als die Früchte.

Sicherheit Wechselwirkungen mit Medikamenten sind nicht bekannt. Auch geeignet für Kinder und Schwangere. Kommerzielle Ware kann pestizidbelastet sein.

Duftende Heidelbeer-Walnuss-Muffins

Ergibt 12 Stück

100 g Butter, zimmerwarm

200 g Zucker

1 TL Vanillearoma

2 große Eier

2 TL Backpulver

1 Prise Salz

240 g Mehl

240 ml Milch

200 g Heidelbeeren

100 g Walnusskerne, gehackt

2 EL Wasserysop, gehackt

1 EL Rosmarin, gehackt

Früchte und Nüsse spenden Energie, Rosmarin und Wasserysop wirken anregend: Perfekt als Zwischenmahlzeit, die nicht müde oder träge macht.

Den Backofen auf 190 °C vorheizen. 12 Papierförmchen in ein Muffinblech setzen.

Butter und Zucker schaumig rühren.

Die Eier mit dem Vanillearoma verquirlen, dann portionsweise zur Buttermischung geben und kräftig unterschlagen.

Mehl, Backpulver und Salz mischen, dann abwechselnd mit der Milch mit einem Löffel unter die Buttermischung heben.

Heidelbeeren, Walnüsse, Wasserysop und Rosmarin unterheben. Den Teig in die Papierförmchen füllen.

15–20 Minuten goldbraun backen. Die Muffins sollen in der Mitte auf leichten Fingerdruck noch nachgeben.

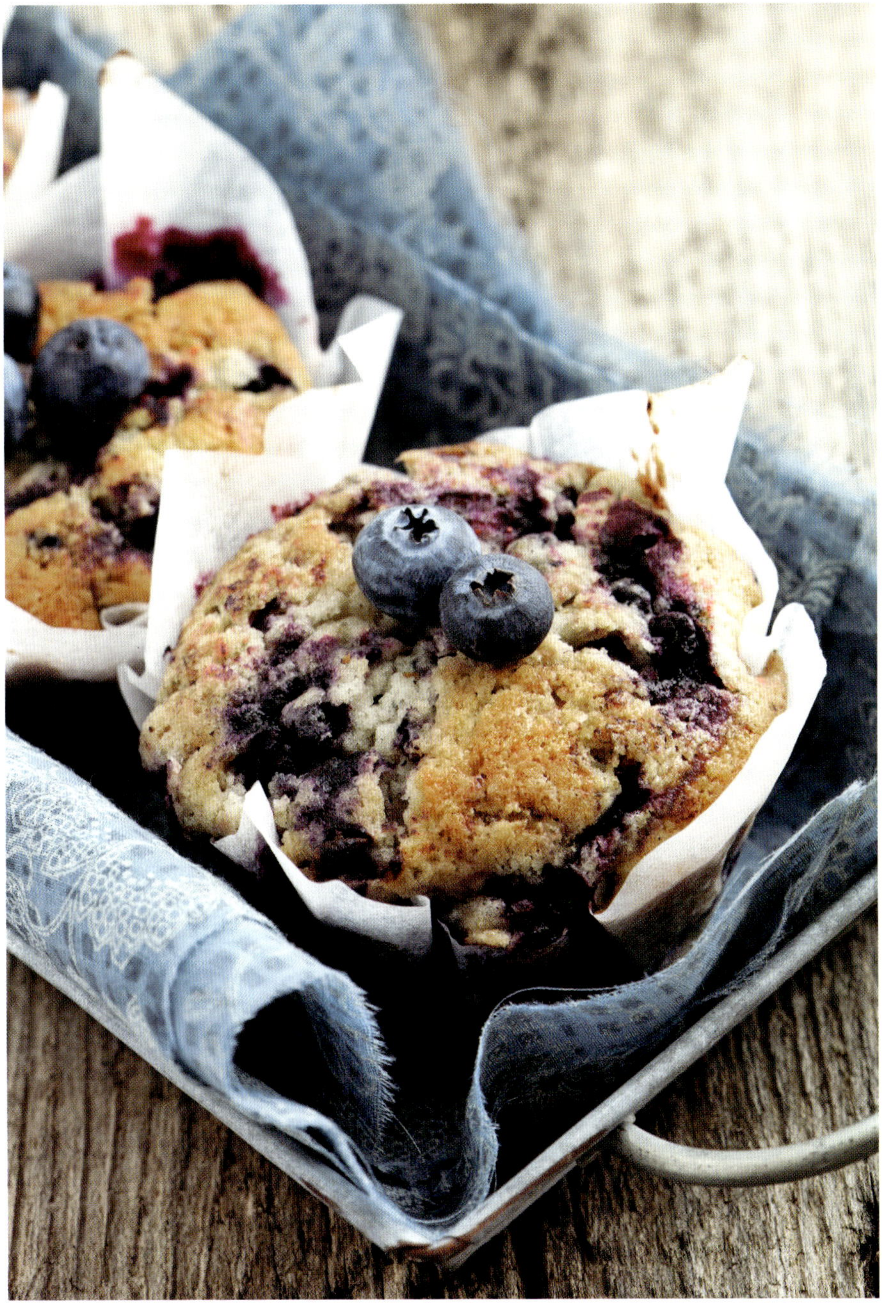

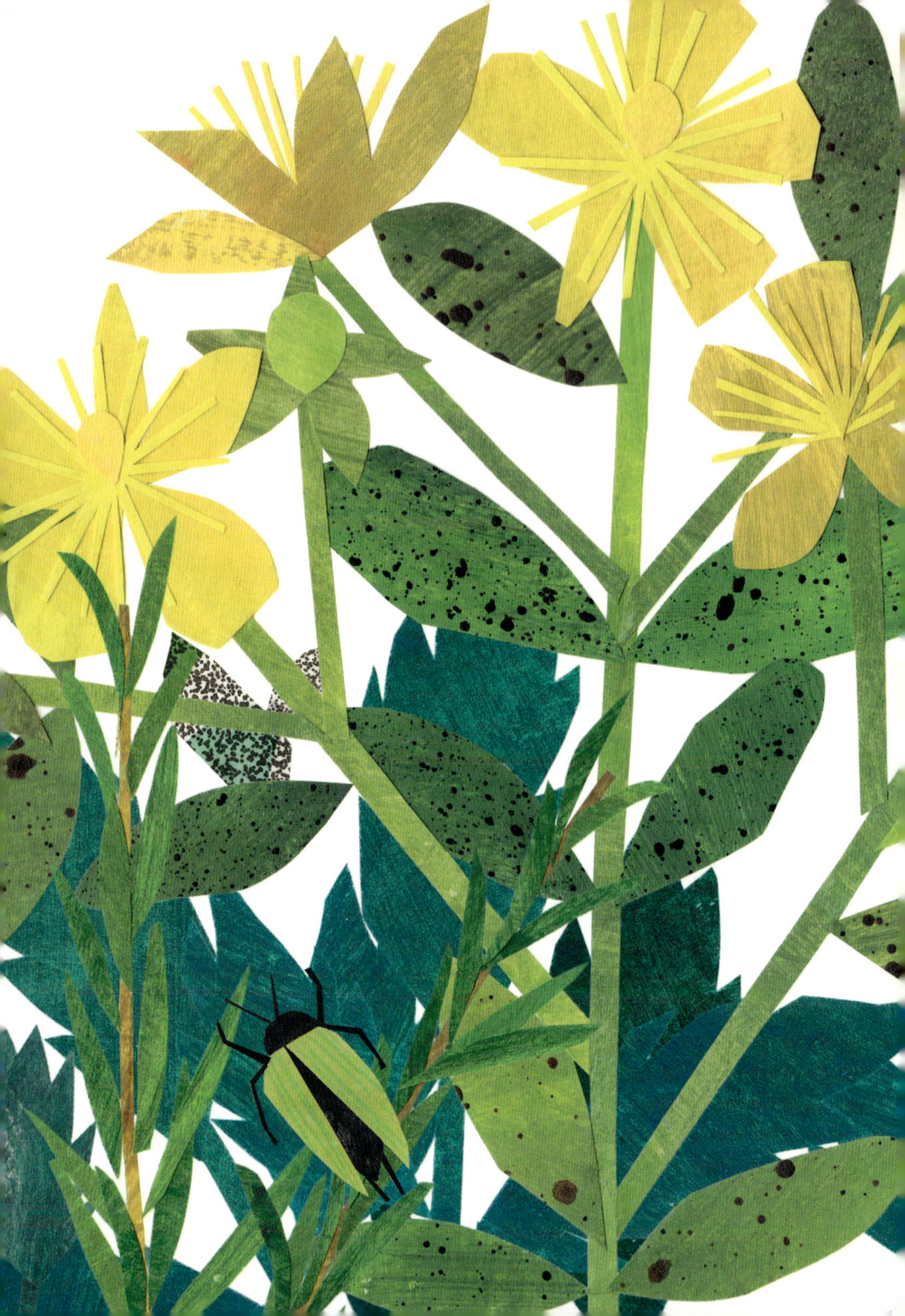

KAPITEL 3

Gegen den Blues

Hilfe bei Stimmungsschwankungen und leichten Depressionen

Johanniskraut, Kurkuma, Safran, Traubensilberkerze, Helmkraut, Muskateller-Salbei, Chai Hu, Rose

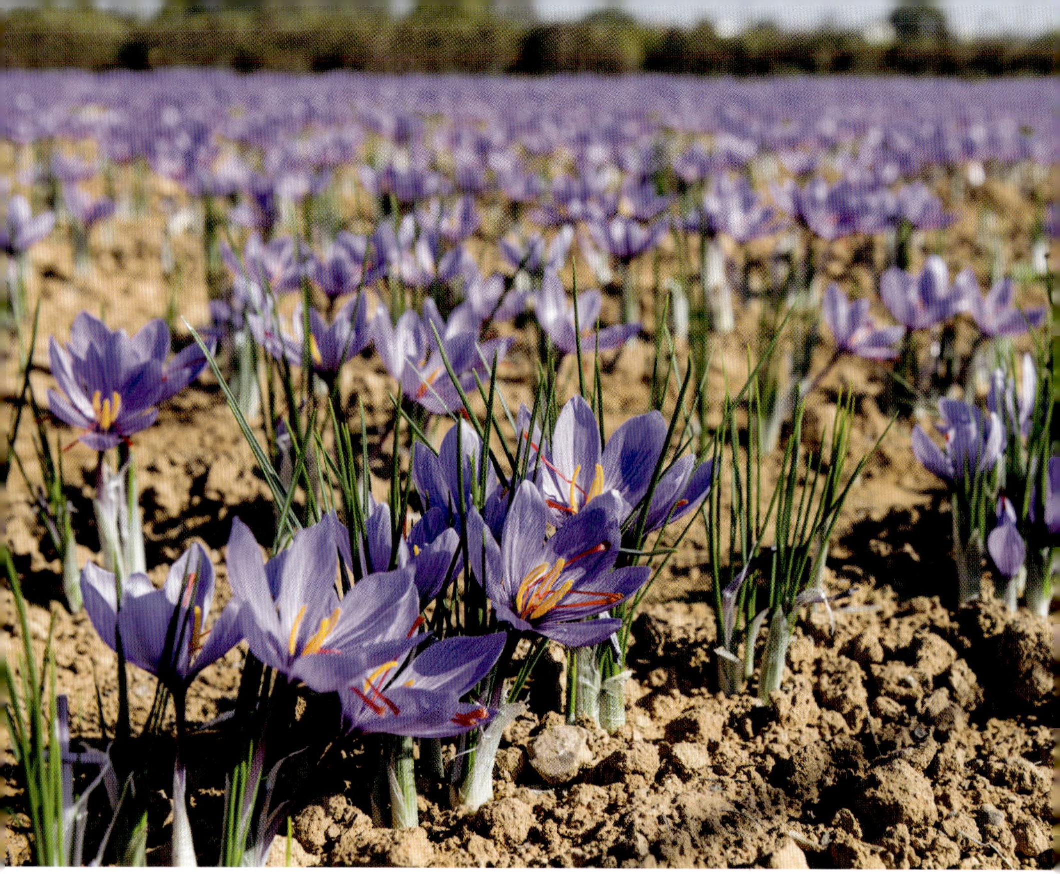

Im folgenden Kapitel geht es um Pflanzen, die stimmungsaufhellend wirken, leichte Depressionen lindern (schwere Depressionen erfordern ärztliche Behandlung) und Stimmungsschwankungen ausgleichen. An erster Stelle steht Johanniskraut, dann folgen andere traditionelle Heilpflanzen, wie Kurkuma und Safran aus dem Nahen Osten oder Helmkraut aus Kanada und den USA. Ihre Wirkung ist wissenschaftlich bestätigt. Geringer ist die Zahl wissenschaftlicher Belege für Rosen aus dem Nahen Osten und Chai Hu aus China. Traubensilberkerze aus Nordamerika und Muskateller-Salbei aus Europa werden traditionell zum Ausgleich von Hormonschwankungen bei Frauen verwendet.

Was sollen die Pflanzen leisten?

Es ist seit einiger Zeit bekannt, dass Depressionen mit einem niedrigen Serotoninspiegel im Gehirn zusammenhängen, und dass Wirkstoffe, die diesen Spiegel anheben, die Stimmung aufhellen. Übliche Antidepressiva sorgen für einen höheren Serotoninspiegel im Synapsenspalt – also dort, wo Nervenzellen miteinander kommunizieren. Selektive Serotonin-Wiederaufnahmehemmer (SSRI) wie Fluoxetin (Prozac), Sertralin und Paroxetin gehören zu den meistverschriebenen Medikamenten und liegen noch vor Präparaten gegen Bluthochdruck. Andere Antidepressiva wirken auf Noradrenalin und Dopamin (z. B. selektive Noradrenalin-Wiederaufnahmehemmer). Monoaminooxidase-Hemmer und trizyklische Antidepressiva kommen bei schweren Depressionen zum Einsatz.

Nervöse Anspannung und leichtere Depressionen zählen zu den häufigsten Erkrankungen unserer Zeit. Jeder Fünfte erlebt im Laufe seines Lebens mindestens eine depressive Episode. Darum ist es wichtig, verschiedene Behandlungsweisen zu kennen und die richtigen Fragen zu stellen. Wissen wir genau, wie und wodurch Körper, Geist und Emotionen bei Depression gestört sind? Wirken SSRI wirklich besser als ein Placebo? Sind die Nebenwirkungen von SSRI, z. B. Übelkeit, Schwindel und sexuelle Probleme, akzeptabel?

Was unser Interesse weckte

An der Universität Newcastle erforschen wir die Vorgänge im Gehirn bei Depressionen, aber das große Aha-Erlebnis steht noch aus. Eine frühe Studie zeigte eine Reduktion des Proteins, das Serotonin in die Synapsen befördert. Dem widersprach aber eine spätere Studie. Wir stellten eine Erhöhung von Serotoninrezeptoren wie 5HT1A und 5HT2 fest. Dann erforschten wir andere Botenstoffe (Neuropeptide wie CRH, TRH, VIP, CCK), was aber auch keinen Durchbruch brachte.

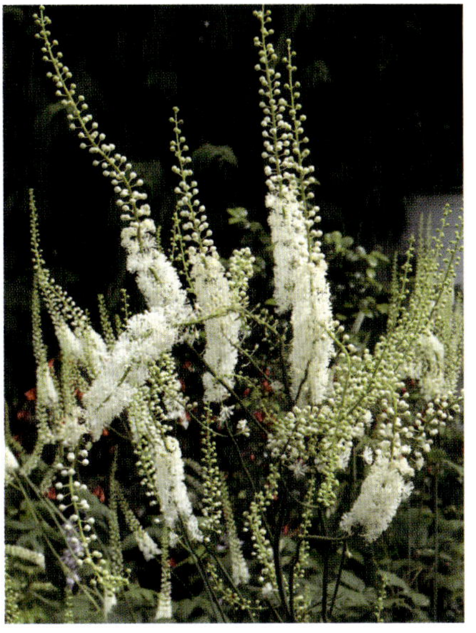

Traditionelle Pflanzen mit stimmungsaufhellender Wirkung sind Safran (*Crocus sativus*, **gegenüber**) und Traubensilberkerze (**oben**, *Actaea cimicifuga*).

Heute befasst sich die Erforschung von Depressionen und bipolaren Störungen auch mit dem anregenden Stoff Glutamat. Besonderes Interesse gilt aber entzündlichen Prozessen. Eventuell könnten entzündungshemmende Wirkstoffe die Antidepressiva der Zukunft sein. Solche Stoffe enthält beispielsweise Johanniskraut *(Hypericum perforatum)*, dessen wundheilende, entzündungshemmende und stimmungsaufhellende Wirkung gut bekannt ist. Viele Pflanzen enthalten entzündungshemmende Stoffe, aber Johanniskraut war eine der ersten, für die Forschungsergebnisse in einer Meta-Analyse unter Einbeziehung aller klinischen Studien bewertet wurden. Die Ergebnisse wurden im *British Medical Journal* (Linde et al. 1996) veröffentlicht. Die renommierte Fachzeitschrift hat viel dazu beigetragen, dass die Schulmedizin die Pflanzenheilkunde ernst nimmt.

Es gibt Hinweise darauf, dass eine Ernährung mit viel Obst und Gemüse, die beispielsweise entzündungshemmende Flavonoide enthalten, Depressionen lindern kann. Ein Grund mehr, die empfohlenen fünf Portionen (oder mehr) zu sich zu nehmen. Offenbar bietet das Pflanzenreich Möglichkeiten der Vorbeugung und Behandlung der meistverbreiteten Krankheiten unserer Zeit. *The American Journal of Clinical Nutrition* (2016) veröffentlichte Ergebnisse einer zehnjährigen Studie an 82 643 Frauen zwischen 53 und 80 Jahren, welche ergab, dass durch Flavonoide aus der Nahrung das Risiko für Depressionen deutlich gesenkt werden konnte. Allerdings geben Studien, die Trends aufzeigen, nicht unbedingt Auskunft über Ursache und Wirkung.

Unten: Gemeines Johanniskraut *(Hypericum perforatum)* wirkt antidepressiv und entzündungshemmend. **Gegenüber:** Es gibt zunehmend mehr Belege dafür, dass der Kaukasische Natternkopf *(Echium amoenum)* depressive Beschwerden lindern kann.

Bananen und dunkle Schokolade

Thesen zufolge soll der Verzehr von 100 g dunkler Schokolade oder einer Banane eine ähnliche Wirkung besitzen wie eine Paroxetin-Tablette (SSRI). Dunkle Schokolade ist reich an Flavonoiden (z. B. Procyanidinen und Epicatechinen). Laborstudien zeigen, dass diese Depressionssymptome lindern können. Dasselbe wies eine klinische Studie für einen Extrakt aus Kakao nach. Auch Bananen sind reich an Polyphenolen und enthalten außerdem Tryptophan, das in Serotonin umgewandelt wird. Laborstudien stützen die antidepressive Wirkung der Frucht.

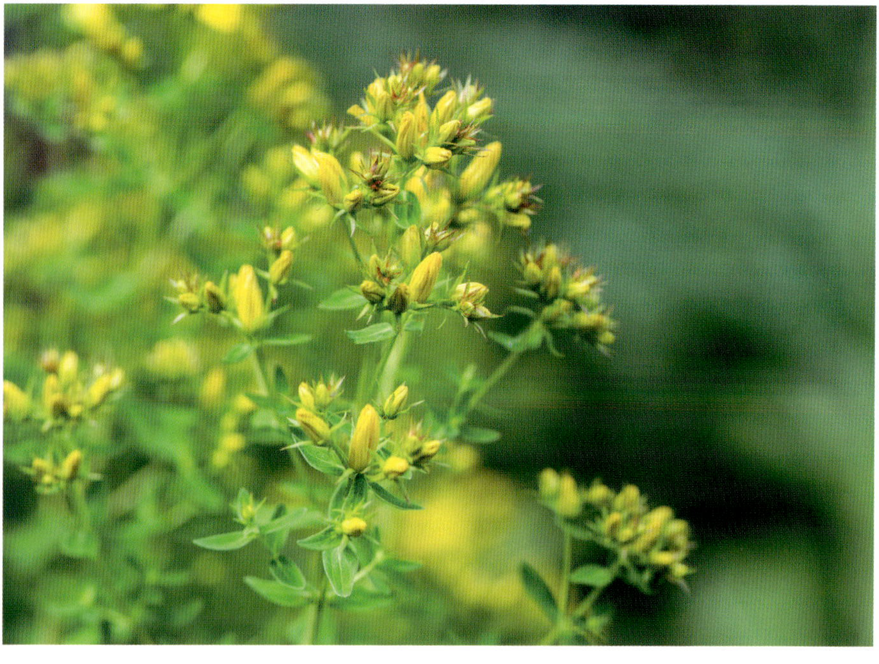

Pflanzliche Hilfe

Wir stellen in diesem Kapitel acht Heilpflanzen vor, die wissenschaftlich untersucht wurden. Die Reihenfolge entspricht dem Gewicht der vorliegenden wissenschaftlichen Belege. Für eine Vielzahl anderer Pflanzen, darunter Lavendel, Katzenminze, Teufelszwirn, Rosenwurz, Kaukasischer Natternkopf und Rosmarin, gibt es bislang nicht viele Forschungsergebnisse. Andere wie *Camellia sinensis* (und die darin enthaltenen Catechine) oder Yueju, eine chinesische Mischung aus fünf Heilpflanzen, haben in einzelnen klinischen Studien schnelle Wirksamkeit gezeigt.

Konventionelle Medikamente zeigten sich in Kombination mit Lavendeltinktur wirksamer als für sich allein. Einer Studie zufolge konnten Inhalationen und Massagen mit ätherischen Ölen von Rose und Lavendel Wochenbettdepressionen und prämenstruelle Stimmungsschwankungen lindern. Lavendeltee ist hilfreich bei Erschöpfung und Depressionen, die bei jungen Müttern durch Störungen der Nachtruhe entstehen können, und lindert auch Depressionen bei Patienten, die SSRI einnehmen.

Andere Studien haben ergeben, dass Katzenminze *(Nepeta menthoides)* und Teufelszwirn *(Cuscuta planiflora)* bei Patienten mit stärkeren Depressionen ähnlich stimmungsausgleichend wie konventionelle Medikamente wirken und dass Katzenminze auch das Wiederauftreten von Depressionen verzögern kann.

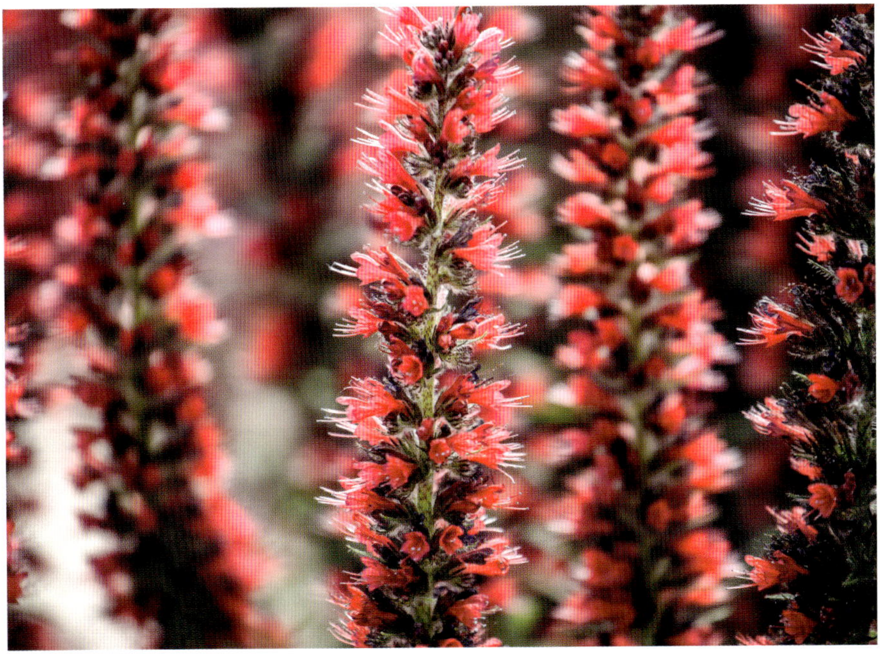

Rosenwurz *(Rhodiola rosea)* lindert leichte bis mittlere Depressionen nicht so wirkungsvoll wie Medikamente, hat aber weniger Nebenwirkungen.

Der Kaukasische Natternkopf *(Echium amoenum)* konnte bei leichten bis mittleren Depressionen die Beschwerden deutlich lindern. In einer zweiten Studie reduzierte er außerdem Symptome von Zwangsstörungen und nervöser Anspannung.

Labortests bescheinigen Rosmarin *(Rosmarinus offcinalis)* und Zitronenmelisse *(Melissa offcinalis)* stimmungsaufhellende Wirkung. Sie beeinflussen beruhigende Signale (GABA), aber auch «Glücksstoffe» wie Dopamin und Serotonin.

Ayahuasca *(Banisteriopsis caapi)* ist eine Pflanze aus dem Amazonasgebiet. Dort dient sie als Hauptbestandteil eines Tees, der in traditionellen Ritualen zum Einsatz kommt und andere Pflanzen wie Chacruna *(Psychotria viridis)* enthält. Die Teemischung wird ebenfalls Ayahuasca genannt. Sie wirkt stimmungsaufhellend. Chacruna enthält halluzinogenes DMT (Dimethyltryptamin), das Serotonin aktiviert. Alkaloide im Ayahuasca schützen das DMT (indem sie das Enzym Monoaminooxidase blockieren) und bewirken so einen Anstieg von Serotonin, Dopamin und Norepinephrin. Laborversuche und klinische Tests bestätigen die schnelle antidepressive Wirkung des Tees, der auch nervöse Anspannung lindert und gut verträglich ist.

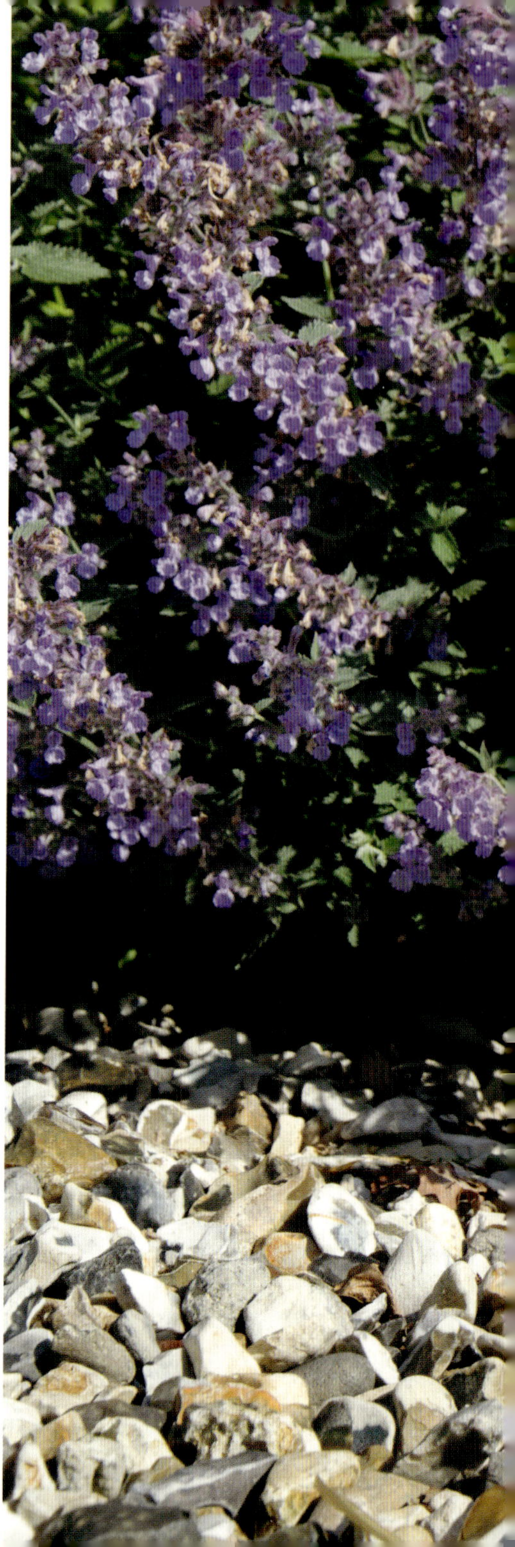

Studien legen nahe, dass Katzenminze *(Nepeta faassenii)* nicht nur Katzen begeistert, sondern auch beim Menschen stimmungsaufhellend wirken kann.

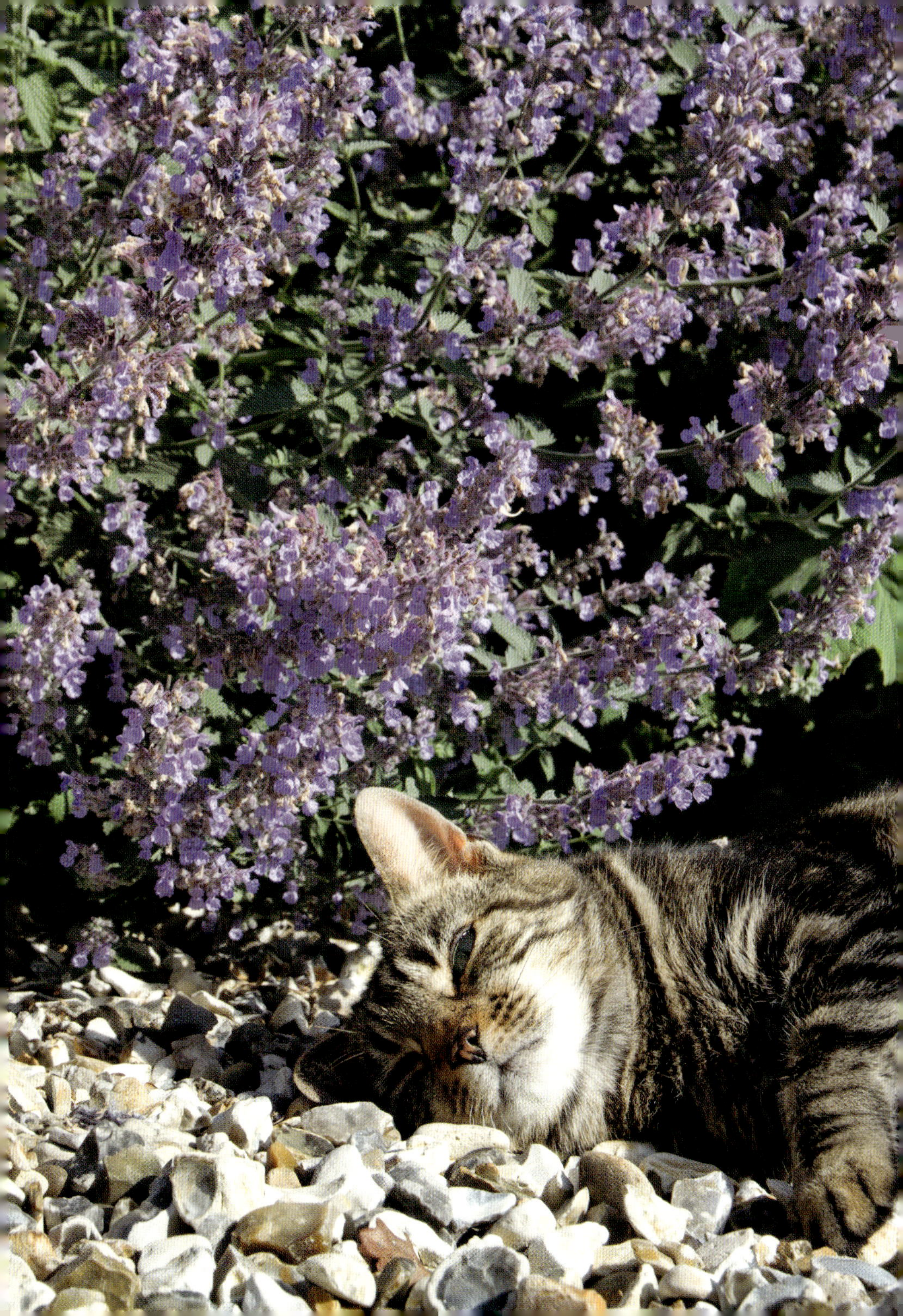

Hypericum perforatum

Johanniskraut

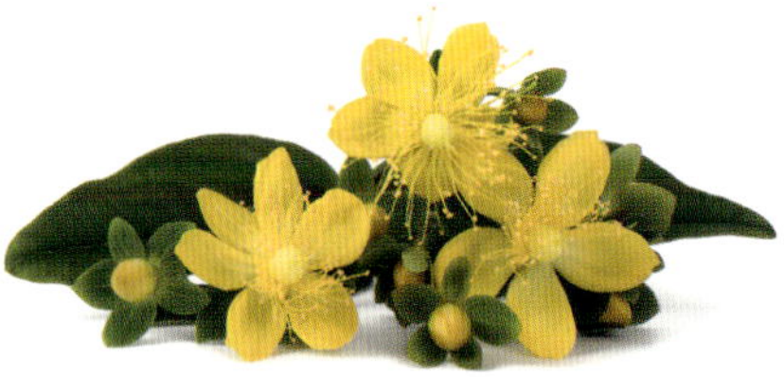

Johanniskraut ist die berühmteste und in Europa meistverwendete Heilpflanze gegen leichtere Depressionen. Sie beeinflusst verschiedene Hirnsignale, die mit Depressionen in Zusammenhang stehen, und wirkt zudem stark entzündungshemmend.

Botanik Johanniskraut ist in seiner Heimat Europa verbreitet und wird zuweilen als Unkraut betrachtet. Die bis 80 cm hohe, ausdauernde Pflanze bevorzugt nährstoffarmen, kalkhaltigen Boden. Die kleinen, ovalen, dunkelgrünen Blätter sehen aus wie perforiert, haben aber keine Löcher, sondern durchscheinende Öldrüsen. Die leuchtend gelben Blütenblätter mit rötlicher Unterseite tragen schwarze Punkte, die den Hauptwirkstoff Hypericin enthalten. Verwechslungsgefahr besteht mit einigen eng verwandten *Hypericum*-Arten und Hybriden. Die brasilianische Art *H. caprifoliatum* wurde ebenfalls auf antidepressive Wirkung untersucht.

Geschichte und Volkswissen Johanniskraut wird in Europa seit Jahrtausenden bei nervlichen Beschwerden und zur Wundheilung eingesetzt. Der volkstümliche Name bezieht sich auf die Blütezeit, die um den Johannistag (24. Juni) liegt. *Hypericum* setzt sich zusammen aus «hyper» (über) und «eikon» (Bild, auch Trugbild). Im Mittelalter meinte man, ein depressiver Mensch sei von bösen Geistern besessen, und verwendete Johanniskraut, um diese Dämonen auszutreiben. Der alte Name «Tüpfel-Hartheu» bezieht sich auf die Öldrüsen der Blätter. Der englische Arzt und Apotheker John Gerard schrieb: «Es gibt auf der Welt keine bessere Behandlung für tiefe Wunden.» Johanniskraut wirkt antiviral. Traditionell wird es bei nervöser Erschöpfung, Neuralgien und Wechseljahresbeschwerden verwendet.

Stand der Wissenschaft
Seit den 1980er-Jahren wurden mehr als 700 Studien durchgeführt.
Beim Menschen 30 klinische Studien (viele in Deutschland und Österreich) bestätigen eine ähnlich gute Wirksamkeit wie SSRI (z. B. Prozac), aber mit geringeren Nebenwirkungen. In einer österreichischen Studie war bei zwei Dritteln der Probanden, die mit Johanniskraut behandelt wurden, eine Besserung festzustellen. In anderen Studien wurde es bei Wechseljahresbeschwerden und nervöser Anspannung eingesetzt. Pilotstudien legen nahe, dass Johanniskraut psychische Störungen durch Stress lindern kann, in Kombination mit Lichttherapie bei SAD («Winterdepression») wirksam ist und bei ADHS und Schlafstörungen zum Einsatz kommen kann. Ob eine Wirksamkeit bei schweren Depressionen besteht, bedarf noch weiterer Forschung.
Im Labor Johanniskraut beeinflusst mehr stimmungsrelevante Neurotransmitter und Hormone (u. a. Serotonin, Dopamin, Monoaminooxidase, GABA, Glutamat, Acetylcholin, Opioide, Noradrenalin und Melatonin) als SSRI. Es wirkt zudem entzündungshemmend, schmerzlindernd und neuroprotektiv (wie ein Anti-Amyloid).

In einer Schweizer Studie wurden 440 Personen mit leichten bis mittleren Depressionen ein Jahr lang mit Johanniskrautextrakt behandelt. Die Beschwerden reduzierten sich um bis zu 50 %.

Inhaltsstoffe Hypericin, Hyperforin und Adhyperforin (Naphthodianthrone) könnten für die antidepressive Wirkung verantwortlich sein. Verwendet wird aber der Extrakt der ganzen Pflanze. Hypericin allein wirkt stimmungsaufhellend. Es enthält Flavonoide (wie Quercetin) und auch Nikotin. Das ätherische Öl enthält Pinene (wie Lavendel und Kiefer), die beruhigen und die Hirntätigkeit anregen.

Anwendung Tinktur aus 150 g frischen Pflanzenteilen auf 500 ml Alkohol (40 %), dreimal täglich 2,5 ml. Kapseln oder Tabletten. Tee aus Blüten und Blättern schmeckt leicht bitter, aber nicht unangenehm. Öliger Auszug der Blüten (mit Olivenöl) für die Aromatherapie.

Sicherheit Nebenwirkungen treten bei normaler Dosierung kaum auf, allenfalls Übelkeit und Fototoxizität kommen gelegentlich vor. Vorsicht bei Einnahme konventioneller Medikamente! Johanniskraut beeinflusst die Verstoffwechselung von Arzneimitteln und kann die Wirksamkeit von Immunsuppressiva, Gerinnungshemmern, Herz-Präparaten, Chemotherapeutika und Verhütungsmitteln herabsetzen. Vorsicht auch bei der Einnahme von Antidepressiva (vor allem SSRI) und Antipsychotika sowie bei hoher Dosierung mit Baldrian. Zu Risiken in der Schwangerschaft liegen noch nicht genügend Ergebnisse vor.

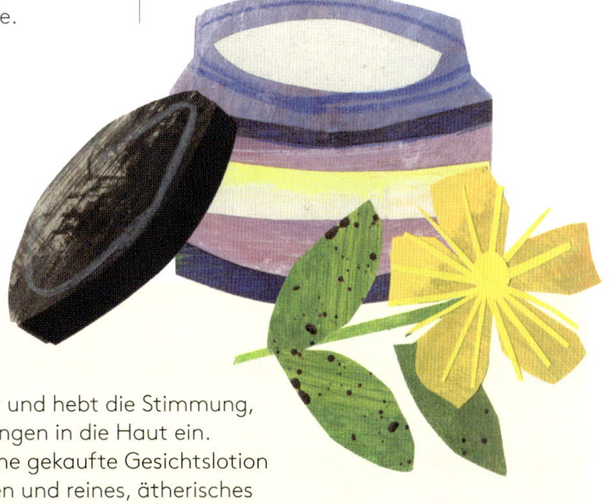

GUTE-LAUNE-CREME

Diese Creme pflegt die Haut und hebt die Stimmung, denn die ätherischen Öle dringen in die Haut ein. Als Zutaten benötigen Sie eine gekaufte Gesichtslotion mit natürlichen Inhaltsstoffen und reines, ätherisches Johanniskrautöl. Das Öl – maximal 1 % der Gesamtmenge – zur Creme geben und gut verrühren.

Die Creme in ein lichtundurchlässiges Gefäß füllen und beschriften. Sie könnten auch ein Bild der gelben Blüte auf das Gefäß kleben. Beim Einmassieren der Creme tief durchatmen!

Fisch-Curry mit Kurkuma

Für 6 Personen

1 EL Fenchelsamen, geröstet

1 EL gelbe Senfkörner, geröstet

1 TL gemahlener Koriander

1 TL gemahlener Kreuzkümmel

1 lange rote Chili, in Ringe geschnitten

1 EL grob gehackter frischer Ingwer

2 EL grob gehackte frische Kurkuma

2 EL Pflanzenöl

400 ml Kokosmilch

1 kg festes, weißes Fischfilet, in mundgerechte Stücke geschnitten

1 EL Limettensaft

1 Handvoll Korianderblätter, gehackt

Lassen Sie sich nicht von der langen Zutatenliste täuschen: Dieses Curry ist schnell und einfach zuzubereiten.

Fenchelsamen und Senfkörner in einem Mörser zerstoßen. Koriander und Kreuzkümmel untermischen.

Chili, Ingwer und Kurkuma in einem kleinen Mixer zu einer glatten Paste verarbeiten. Die trockenen Gewürze unterrühren.

Das Öl in einem großen, flachen Topf erhitzen. Die Gewürzpaste darin bei starker Hitze 2–3 Minuten rühren, bis sie zu duften beginnt.

Die Kokosmilch zufügen und zum Kochen bringen. 8–10 Minuten köcheln lassen, bis sie zu einer cremigen Sauce reduziert ist.

Den Fisch in den Topf geben und 7 Minuten in der Sauce gar ziehen lassen. Mit Limettensaft und schwarzem Pfeffer aus der Mühle abschmecken.

Mit Korianderblättern und geriebener Kurkuma garnieren und zu gedämpftem Reis servieren.

Curcuma longa syn. *C. domestica*

Kurkuma

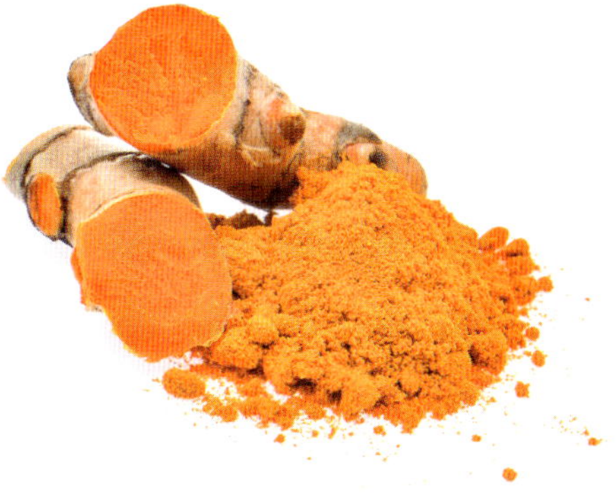

Die attraktive tropische Pflanze wird in Indien seit Jahrtausenden als Gewürz und Heilpflanze geschätzt. Als Zutat zu Currymischungen ist sie gut bekannt. Sie wirkt stimmungsaufhellend und hat nachweislich viele andere positive Effekte auf die Gesundheit.

Botanik Die ausdauernde Pflanze aus dem südlichen Asien gedeiht in feuchtem, durchlässigem Boden. Sie trägt längliche, wechselständige Blätter mit süßem Duft und sternförmige Blüten in Gelb und Rosa. Kurkuma gehört zu den Ingwergewächsen. Sie bildet bis 1 m lange Rhizome (Ernte im Winter), die ein orange-gelbes Fleisch besitzen, pfeffrig duften und einen mild-süßlichen Geschmack haben. In gemäßigtem Klima kann sie in Töpfen im Haus kultiviert werden.

Geschichte und Volkswissen Kurkuma wird in assyrischen Schriften aus der Zeit um 600 v. Chr. erwähnt und wurde im 1. Jahrhundert n. Chr. von dem griechischen Arzt Dioskurides verwendet. Sie dient zum Färben der Gewänder hinduistischer Mönche. In der asiatischen Heilkunde hat Kurkuma eine lange Tradition (u. a. als Zutat der Mischung Xioyao-san). In Europa wird sie bei Stress und Depressionen sowie wegen ihrer entzündungs- und gerinnungshemmenden Wirkung verwendet. Wegen des aktuellen Interesses am Gesundheitswert von Lebensmitteln wird sie zurzeit intensiver erforscht.

Stand der Wissenschaft

Beim Menschen Mehrere kontrollierte Studien belegen die antidepressive Wirkung des Pflanzenextrakts oder des Wirkstoffs Curcumin. Kurkuma hemmt Entzündungen (in Tests stärker als Hydrocortison), förderte in einigen Studien das Abklingen von Schmerzen (C-reaktives Protein) und lindert Schmerzen. Weitere kontrollierte Studien zeigen eine Verbesserung des Gedächtnisses, bei Krebspatienten eine Erhöhung der Lebensqualität durch Unterdrückung tumor-bedingter Entzündungen sowie eine antioxidative Wirkung. Über 100 klinische Untersuchungen bestätigen die Wirksamkeit bei chronischen Erkrankungen wie Krebs, Diabetes und Übergewicht sowie Herz-Kreislauf-, Lungen-, Autoimmun- und Nervenkrankheiten.

Die Wirksamkeit bei Depressionen wurde erstmals in einer klinischen Studie in Gujarat (Indien) nachgewiesen. 60 Personen mit schweren Depressionen wurden 6 Wochen lang mit Curcumin behandelt. Die Wirkung war vergleichbar mit der des konventionellen Wirkstoffs Fluoxetin (SSRI).

Im Labor Zahlreiche vorklinische Studien deuten auf die Wirksamkeit von Curcumin bei bipolaren Störungen und posttraumatischer Belastungsstörung hin. Es kann das Neuronenwachstum bei Stress verändern, antidepressiv und neuroprotektiv wirken. Wie Rosmarin verstärkt Curcumin den Gedächtnis-Botenstoff (Acetylcholin) sowie Dopamin und interagiert mit dem anregenden Glutamat und dem stimmungsaufhellenden Serotonin. Das ätherische Öl enthält den krampflösenden Stoff Bisabolen.

Inhaltsstoffe Das bioaktive gelbe Curcumin (60 % des Polyphenol-Gehalts) beeinflusst verschiedene Moleküle und Systeme. Das ätherische Öl enthält Bisabolen, Limonen und Curcumen (auch in Zitronenverbene). Für das ungewöhnliche Aroma sind Turmeron, ar-Turmeron und Zingiberen verantwortlich.

Anwendung Rhizom, frisch gerieben oder getrocknet, als Tee oder bis zu 1 g als Tinktur, 150 g frisch auf 500 ml), dreimal täglich 1 Teelöffel. Frisch gerieben als Gewürz für Salate und gekochte Speisen aller Art. Fett erleichtert die Absorption. Getrocknet als Pulver (4 g) in Speisen oder verrührt mit Wasser oder Milch (zweimal täglich, Zugabe von 1 TL Lecithin kann die Absorption verbessern). Tabletten, Kapseln oder ätherisches Öl.

Sicherheit Keine Nebenwirkungen bei empfehlungsgemäßer Dosierung. Höhere Dosen können Verdauungsbeschwerden verursachen. Nicht bei Gallenobstruktion anwenden. Wechselwirkungen mit Gerinnungshemmern, Antidepressiva, Antibiotika, Chemotherapeutika, Antihistaminen und anderen Entzündungshemmern möglich, wenn die tägliche Dosis 15 g übersteigt. Kann bei äußerlicher Anwendung die Sonnenempfindlichkeit erhöhen. Produziert hartnäckige Flecken. Fremdstoffe wie Bleioxid oder gelber Farbstoff möglich.

Crocus sativus

Safran

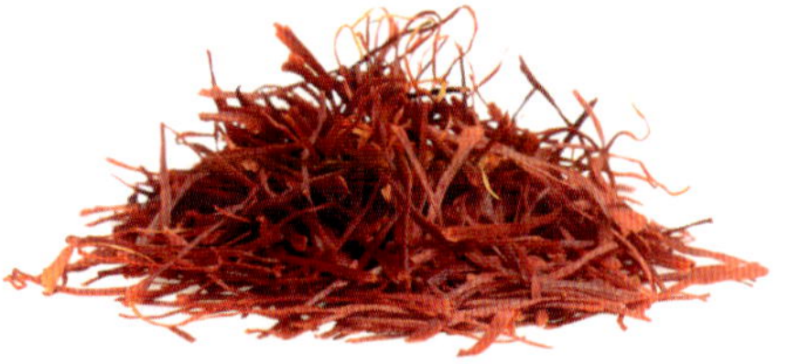

Aus den Blüten dieser Krokusart wird das teuerste Gewürz der Welt gewonnen. Klinische Studien bestätigen seine Wirksamkeit bei Depressionen.

Botanik Safran ist ein mehrjähriges Knollengewächs, das aus Indien und dem östlichen Mittelmeerraum stammt. Er trägt schmale Blätter und hübsche lila Blüten mit je drei dunkelroten Staubgefäßen. Diese werden im Frühherbst geerntet und getrocknet. Für ein Pfund des Gewürzes wird eine Viertelmillion handgepflückter Staubgefäße (ca. 0,4 Hektar Anbaufläche) benötigt.

Geschichte und Volkswissen Ein Fresko aus der Zeit um 1600 v. Chr. auf der griechischen Insel Santorini zeigt junge Frauen beim Sammeln von Safran, eventuell für Heilzwecke. Im Nordwest-Iran wurden bemerkenswerte, 50 000 Jahre alte Zeichnungen gefunden, die mit Pigmenten aus Safran gefertigt wurden. Der Name leitet sich von dem arabischen Wort «zafran» für «gelb» ab. In der griechischen und römischen Antike wurde der Safran als Gewürz, Farbstoff und Heilmittel geschätzt. In der westlichen Kräuterheilkunde wird er gegen Depressionen, zur Beruhigung der Nerven, bei Schlaflosigkeit, Schock und Neuralgien angewandt. «Safran vermag den Geist zu schärfen ... und heiter zu stimmen», schrieb der Kräuterexperte Christopher Catton 1862.

Stand der Wissenschaft

Beim Menschen Eine Meta-Analyse verschiedener Studien belegt die Wirksamkeit von Safran bei leichten bis mittelschweren Depressionen. Sie ist vergleichbar mit konventionellen Medikamenten (trizyklischen Antidepressiva und SSRI), jedoch ohne deren Nebenwirkungen. Wirksam sind Staubgefäße und Kronblätter. Auch der isolierte Inhaltsstoff Crocin ist wirksam, wird jedoch nicht so gut vertragen. In kontrollierten Studien konnte Safran den kognitiven Abbau bei Alzheimer-Patienten ebenso verzögern wie der Medikamentenwirkstoff Memantin. Bei Frauen, die Antidepressiva einnehmen, kann Safran zur Behandlung prämenstrueller Anspannung und sexueller Dysfunktion verwendet werden.

In einer kontrollierten Studie der Universität Teheran erhielten 40 Probanden mit schweren Depressionen morgens und abends entweder eine Kapsel mit getrockneten Safran-Blütenblättern (15 mg) oder ein SSRI mit dem Wirkstoff Fluoxetin (10 mg). Nach 8 Wochen erwies sich Safran zur Behandlung leichter bis mittelschwerer Depressionen als ebenso wirksam wie Fluoxetin.

Im Labor Safran wirkt Zwangsstörungen (OCD) entgegen. Er beeinflusst die Stimmung (Serotonin und Dopamin) und das Gedächtnis (Acetylcholin) positiv, wirkt auf den erregenden Botenstoff (Glutamat) und die neuroendokrine Interaktion. Zudem wirkt er entzündungshemmend.

Inhaltsstoffe Die wichtigsten Inhaltsstoffe sind das bittere Crocin (ein dunkelrotes Carotinoid) sowie Safranal (im ätherischen Öl). Crocin erhöht Serotonin und Dopamin, blockiert das Enzym Monoaminooxidase und schützt als Antioxidans die Nerven.

Anwendung Die empfohlene Menge liegt bei 1 g Pflanzenmaterial pro Tag. Das entspricht 150 Blüten – zu teuer für Tees oder Tinkturen. Am besten als Gewürz für Salate, Paella oder Eintöpfe verwenden. Kapseln, Tabletten und Tinkturen sind erhältlich, ebenso Tabletten mit dem aktiven Inhaltsstoff Crocin.

Sicherheit Nennenswerte Nebenwirkungen sind nicht bekannt, bei höherer Dosierung kann Übelkeit auftreten. Eventuell ist Vorsicht bei Einnahme anderer Antidepressiva ratsam, Belege stehen noch aus. Kann mit Kurkuma, Paprika, Ringelblumen oder Färberdistel gestreckt sein. In der Schwangerschaft sparsam dosieren.

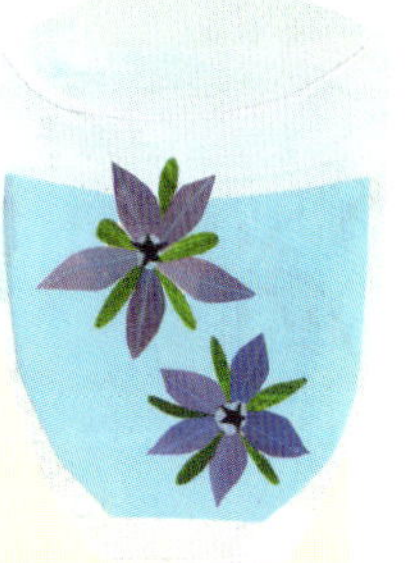

SOMMER-DRINK MIT BLÜTEN

Blüten von Borretsch, Johanniskraut, Muskateller-Salbei und vor allem Safran sind eine hübsche – und wirkungsvolle – Garnierung für Gin-Tonic, Weinschorle, Pimms oder verdünnten Holunderblütensirup.

Dreck macht glücklich!

Eine Laborstudie der University of Colorado hat ergeben, dass das harmlose, in der Erde lebende Bakterium *Mycobacterium vaccae* aufgrund seiner entzündungshemmenden Eigenschaften auch antidepressiv wirken kann. Die Bakterien lösen eine Immunreaktion aus, die sich auf die Ausschüttung und die Verstoffwechslung von Serotonin auswirkt, und zwar in Gehirnbereichen, die für kognitive Funktion und Stimmung zuständig sind. Waschen Sie Bio-Möhren nicht zu gründlich, und erlauben Sie den Kindern, in der Erde zu buddeln! Gehen Sie spazieren, laufen oder radeln Sie, um die Ausschüttung von Endorphinen anzukurbeln. Sportler wissen um die positive Wirkung dieser Neurotransmitter.

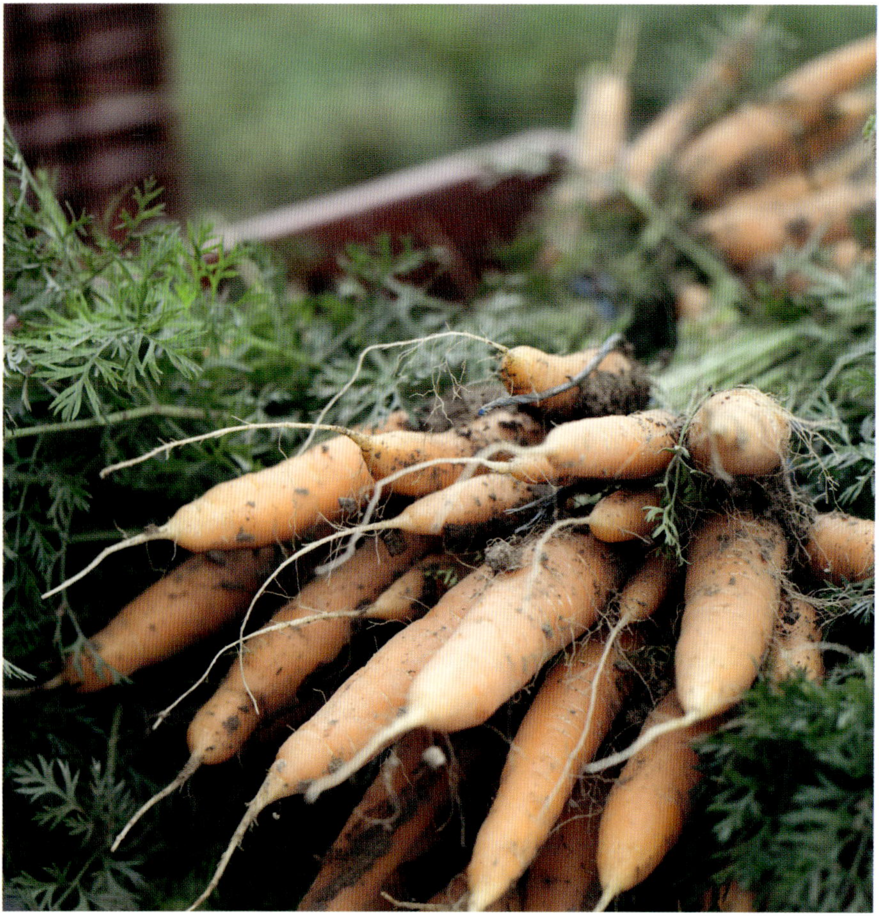

Actaea racemosa racemosa

Traubensilberkerze

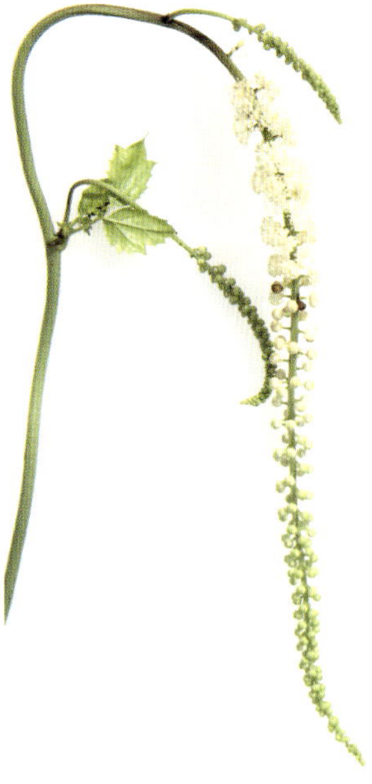

Die amerikanischen Ureinwohner setzen diese Pflanze traditionell gegen hormonell bedingte Befindlichkeitsstörungen bei Frauen ein. Heute ist sie weltweit bekannt.

Botanik Die ausdauernde Pflanze stammt aus den USA und dem südwestlichen Kanada und ist heute auch in Europa verwildert. Sie wird bis 2,5 m hoch und bevorzugt Schatten. Sie trägt tief eingeschnittene Blätter und lange, weiße, süß duftende Blütenstände. Aus den Blüten (nur Frucht- und Staubblätter, keine Kron- und Kelchblätter) bilden sich schwarze, trockene Früchte mit zahlreichen Samen. Das Rhizom ist schwärzlich-braun, knotig und behaart. Es wird im Herbst geerntet, wenn die oberirdischen Teile abgestorben sind.

Geschichte und Volkswissen Die Traubensilberkerze wurde auch zur Behandlung von Schlangenbissen eingesetzt. Vor allem ist sie aber als «Frauenkraut» bekannt, dass die amerikanischen Ureinwohner gegen gynäkologische Beschwerden und zur Normalisierung der weiblichen Fortpflanzungsfunktion anwenden. Sie soll den Hormonhaushalt regulieren, Stimmungsschwankungen ausgleichen und hormonell bedingte Anspannung (PMS, Wochenbett, Menopause) lindern. Sie wirkt entzündungshemmend und wird auch bei Menstruationsschmerzen, Unterleibskrämpfen, Ischialgie, Neuralgie und als Sedativ eingesetzt. Andere Arten kommen in der chinesischen Pflanzenheilkunde gegen Kopfschmerzen zum Einsatz.

Stand der Wissenschaft

Beim Menschen Studien (viele aus Deutschland) bestätigen den Wert der Traubensilberkerze gegen Depressionen. Sie verstärkt den Effekt konventioneller Antidepressiva (SSRI), wirkt ähnlich antidepressiv wie das Hormon Östrogen (und fördert wie dieses die Fruchtbarkeit). Andere Studien zeigen, dass die Traubensilberkerze nervöse Anspannung, Reizbarkeit und Hitzewallungen in der Menopause lindern und bei älteren Frauen die Schlafqualität verbessern kann. Hier ist wegen Unterschieden in den Studiendesigns und den Pflanzenstoffen noch eingehendere Forschung notwendig.

2005 ergab eine Studie der Universität Pavia (Italien) an 64 Frauen, dass das Steroid Estradiol und Wirkstoffe der Traubensilberkerze nach dreimonatiger Anwendung identische, nennenswerte Linderung von nervöser Anspannung und Depressionen zeigten.

Im Labor Beeinflusst «Wohlfühl-Botenstoffe» (Serotonin, Dopamin und Noradrenalin). Für die antidepressive Wirkung kann das Alkaloid Methyl-Serotonin verantwortlich sein. Der Extrakt reguliert den Hormonhaushalt, unterdrückt das luteinisierende Hormon (LH) und erhöht dadurch die Progesteron-Produktion. Glycoside beugen Osteoporose vor.

Inhaltsstoffe Anemonin. Triterpensaponine wie Aceteol und Cimigenol. Außerdem aromatische Säuren (z. B. Ferulasäure), Harze und Salicylsäure.

Anwendung Im Herbst ernten und trocknen (nicht frisch verwenden), weil der Stoff Ranunculin zunächst in das bioaktive Anemonin umgewandelt werden muss. Vorzugsweise als Absud (20 g getrocknete, zerkleinerte Wurzeln mit 750 ml, auf 500 ml reduzieren), zweimal täglich 120 ml. Alternativ Tinktur, Kapseln oder Tabletten.

Sicherheit Gut verträglich. Nicht in Schwangerschaft oder Stillzeit anwenden. Vorsicht bei hormonell bedingten Beschwerden. Gehört zu den Hahnenfußgewächsen, ist aber weniger toxisch als andere Arten. Vorsicht bei Lebererkrankungen, wenngleich kontrollierte Studien das Risiko von Leberschäden nicht bestätigen. Bei hoher Dosierung selten Übelkeit oder Schwindel möglich.

Scutellaria lateriflora

Helmkraut

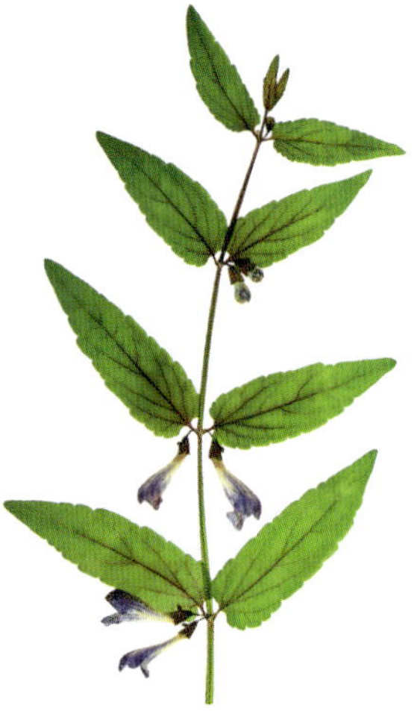

Der volkstümliche Name dieser Pflanze aus der Familie der Lippenblütler deutet auf ihre traditionelle Verwendung bei nervlichen Störungen hin. Erste klinische Studien bestätigen die stimmungsaufhellende Wirkung.

Botanik Die langsam wachsende, ausdauernde Pflanze wird 1 m hoch und trägt unscheinbare, paarweise angeordnete Blätter und winzige, schädelförmige Samenstände. Sie stammt aus Feuchtgebieten der östlichen USA und ist heute in ganz Nordamerika verbreitet. Ihren Namen verdankt sie den blauen, helmförmigen Blüten. Die Wurzeln der nah verwandten asiatischen Art *Scutellaria baicalensis* und der südamerikanischen Art *Scutellaria indica* f. *racemosa* werden bei kognitiven Störungen eingesetzt. In der westlichen Heilkunde kommt *S. lateriflora* zur Anwendung, deren oberirdische Teile während der Blüte geerntet werden. Sie schmeckt bitter und wirkt adstringierend.

Geschichte und Volkswissen Früher badeten die Menschen in Helmkraut-Blättern oder verwendeten sie für harmonisierende Rituale. Vermutlich wurde die Pflanze auch zur Behandlung der Tollwut verwendet (Belege dafür fehlen). Seit im 19. Jahrhundert ihre Wirkung auf das Nervensystem entdeckt wurde, setzt man sie gegen Depressionen, Panikattacken und nervöse Herzbeschwerden ein. Die Cherokee nutzen das Helmkraut bei menstruationsbedingter Anspannung. Es zählt zu den beliebtesten Heilpflanzen Nordamerikas und wird gegen Depressionen, als Relaxans und mildes Sedativ sowie unterstützend beim Benzodiazepin-Entzug angewandt. Auch Tierärzte verwenden die Pflanze, etwa bei übererregten Hunden, zur Beruhigung bei Gewittern oder zum Trainieren der Schussfestigkeit.

Stand der Wissenschaft
Beim Menschen
In einer kontrollierten «Gold-Standard»-Studie zeigte Helmkraut bei gesunden Probanden nach zwei Wochen deutliche stimmungsaufhellende Wirkung, ohne Beeinträchtigung von Energie und kognitiver Leistung. Der Inhaltsstoff Baicalein wurde an Freiwilligen getestet, um Möglichkeiten der Parkinson-Therapie auszuloten; es wurde als sicher und gut verträglich befunden.

Helmkraut (Scutellaria lateriflora) *zeigte in einer randomisierten Doppelblindstudie bei 43 freiwilligen Probanden eine deutliche stimmungsaufhellende Wirkung.*

Im Labor Der Pflanzenextrakt resp. sein Hauptinhaltsstoff Baicalein zeigte sich in mehreren Versuchen als anti-depressiv und entzündungshemmend. Er wirkt auf die Hypothalamus-Hypophysen-Nebennierenrinden-Achse, auf Serotonin-Signale und hemmt einen Alzheimer-Marker; er beeinflusst außerdem beruhigende Signale (GABA), lindert nervöse Anspannung und wirkt krampflösend.

Inhaltsstoffe Die Flavonoide Baicalin, Baicalein und Scutellarin wirken antidepressiv und entzündungshemmend. Als Antioxidantien machen sie freie Radikale unschädlich. Der Inhaltsstoff Wogonin wirkt neuroregenerativ, Baicalein ist ein Neuroprotektivum; er enthält außerdem Melatonin und Serotonin.

Anwendung Tee aus frischen (4–6 g) oder getrockneten (2–3 g) oberirdischen Teilen auf 240 ml Wasser, dreimal täglich 50 ml. Tinktur, Kapseln oder Tabletten (auch Hauptwirkstoff Baicalein) werden ebenfalls verwendet.

Sicherheit Gilt allgemein als sicher. Nebenwirkungen wie Müdigkeit, Schwindel oder Verwirrung möglich. Unbedingt auf verlässliche Bezugsquelle achten. In den 1980er-Jahren kamen Produkte in den Handel, die kein Helmkraut enthielten oder mit anderen, teilweise gesundheitsschädlichen Pflanzen gestreckt waren. Nicht während der Schwangerschaft und Stillzeit anwenden. Wegen der sedierenden Wirkung sind Wechselwirkungen mit anderen Antidepressiva, Sedativa oder Anästhetika möglich.

Sonnenbaden und tagträumen

Sonnenschein hebt die Stimmung, und ein Sonnenbad neben den leuchtenden Blüten von Pflanzen wie Johanniskraut oder Krokus ist doppelt wohltuend. Die Phototherapie (Behandlung mit Kunstlicht) hat sich in der Behandlung von Menschen mit SAD (Seasonal Affective Disorder = «Winterdepression») bewährt. Auch die erhöhte Produktion von Vitamin D hebt die Stimmung und fördert den guten Schlaf. Am allerbesten ist es, in freier Natur Sonne zu tanken, denn das beruhigt den Puls und entspannt den Körper.

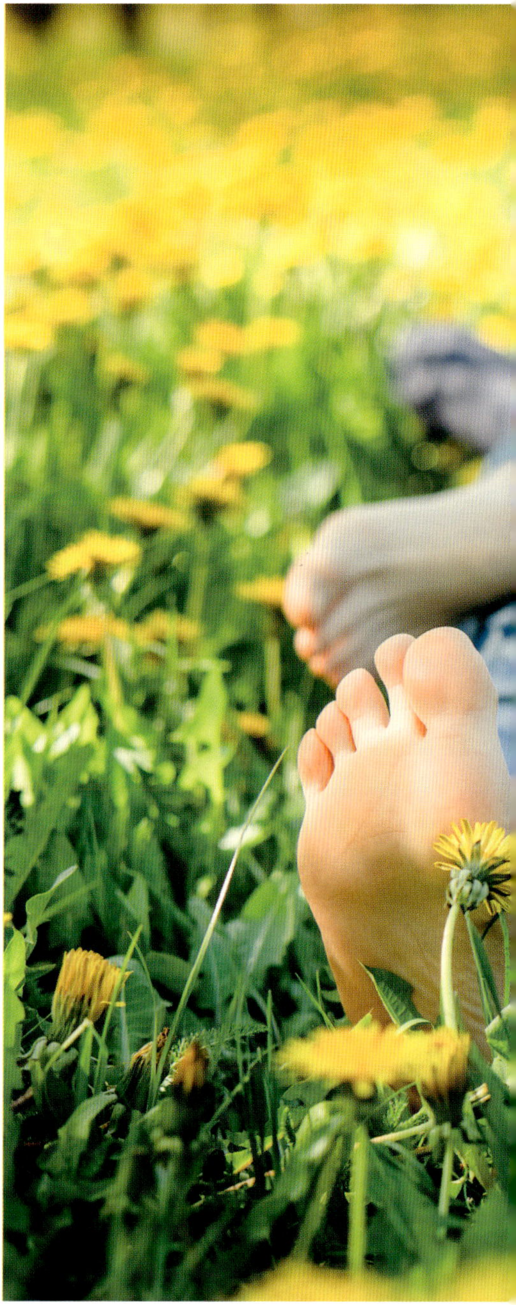

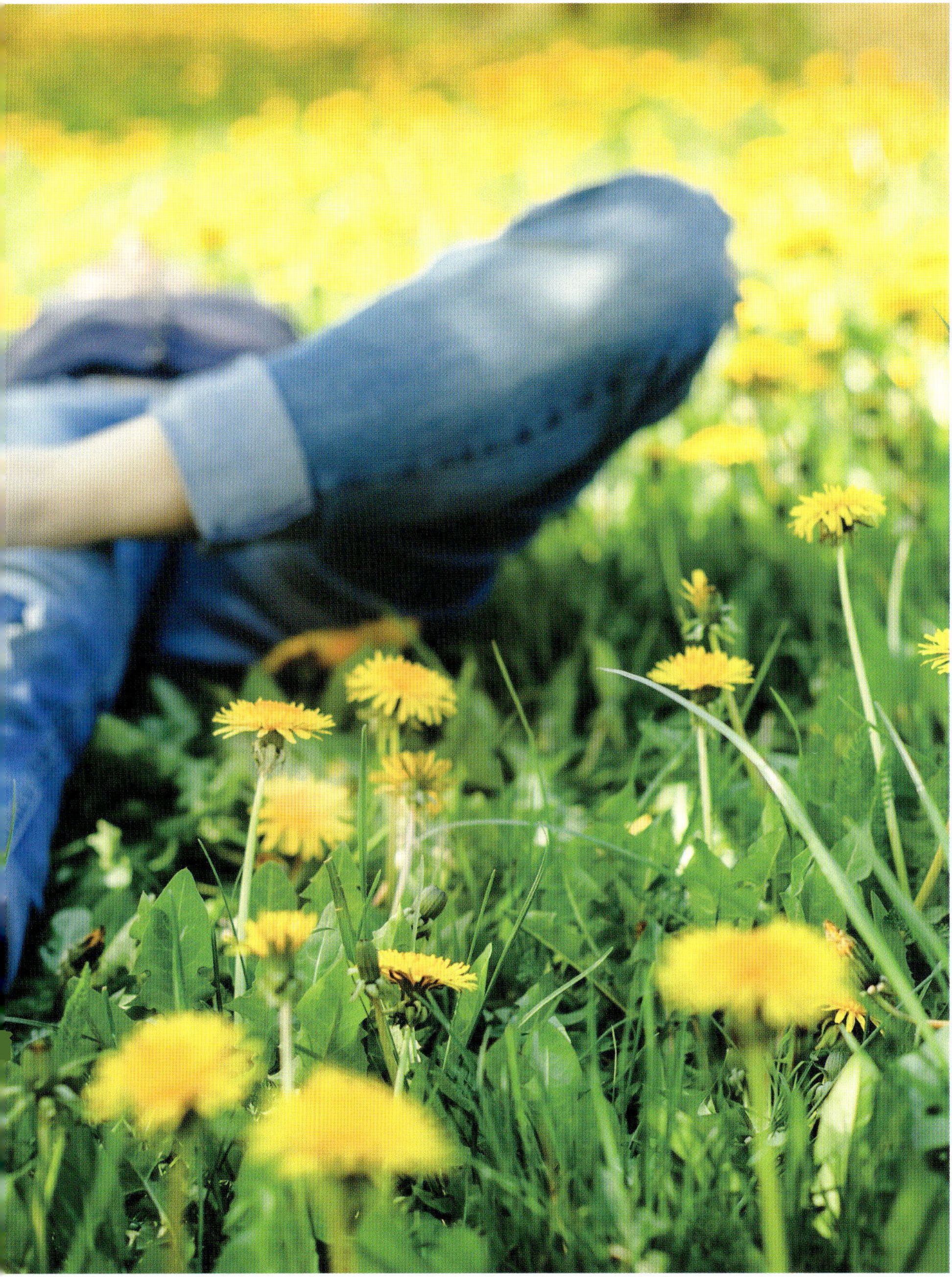

Salvia sclarea

Muskateller-Salbei

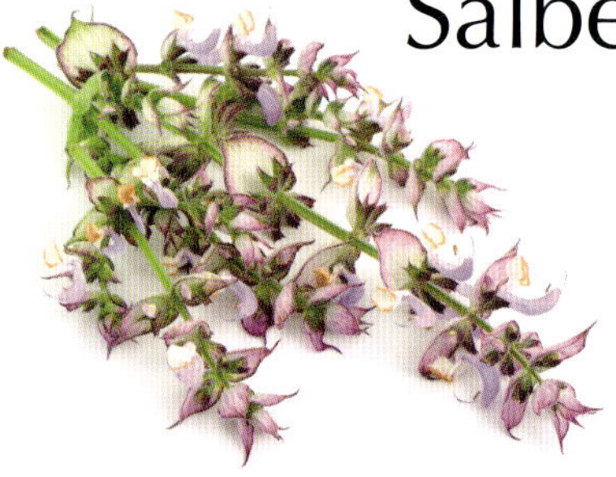

Muskateller-Salbei wird von Aromatherapeuten geschätzt. Die antidepressive und schmerzlindernde Wirkung hat sich bei hormonell bedingten Frauenbeschwerden bewährt und ist wissenschaftlich bestätigt.

Botanik Die zweijährige Pflanze ist in Europa und dem Nahen Osten heimisch. In Russland und Frankreich wird sie zur Gewinnung des stimmungsaufhellenden ätherischen Öls angebaut. Sie bevorzugt einen trockenen, sonnigen Platz, wird 1 m hoch, hat runzlige, behaarte Blätter und kleine, hellblau-violette Blüten.

Geschichte und Volkswissen Traditionell wird der Pflanze aphrodisierende und euphorisierende Wirkung zugeschrieben. Die Römer verwendeten sie in Ritualen zu Ehren von Göttinnen wie Luna und Diana. Die schleimige Umhüllung der Samen wurde früher benutzt, um Fremdkörper aus dem Auge zu entfernen oder Augenleiden zu behandeln (*sclarea* leitet sich vom lateinischen Wort *clarus* = klar ab). In der europäischen Kräuterheilkunde wird Muskateller-Salbei gegen Depressionen, zur Beruhigung, bei Menstruationsschmerzen, PMS, Wechseljahresbeschwerden und als Östrogenersatz verwendet. Das ätherische Öl wirkt stimmungsaufhellend und besonders entspannend, darum kommt es bei nervöser Anspannung, zur Beruhigung, zur Krampflösung und bei Hypotonie zum Einsatz. Kultiviert wird die Pflanze auch wegen des Inhaltsstoffs Sclareol, der als Duft- und Aromastoff (z. B. in Wermut) Verwendung findet.

Stand der Wissenschaft
Beim Menschen Vorläufige Studien zeigen, dass die Inhalation des ätherischen Öls bei 22 Frauen in der Menopause antidepressiv wirkt, den Cortisolspiegel senkt und den Serotoninspiegel anhebt. Probandinnen, die an Depressionen litten, bemerkten eine deutliche Stimmungsverbesserung. In einer anderen Studie senkte die Inhalation den Blutdruck (diastolisch und systolisch). Das ätherische Öl, äußerlich aufgetragen und kombiniert mit Lavendel und Rose *(Rosa centifolia)* und/oder Majoran *(Origanum majorana)* linderte in einer kontrollierten Studie an Studentinnen Menstruations- und Wehenschmerzen.
Im Labor Das ätherische Öl beeinflusst den Serotonin- und Dopaminspiegel und wirkt darum antidepressiv und nervenberuhigend. Die antidepressive Wirkung ist stärker als bei Kamille, Rosmarin und Lavendel und vergleichbar mit dem Medikamentenwirkstoff Fuoxetin. Schützend bei stressbedingten Herz-Kreislauf-Beschwerden, antioxidativ und neuroprotektiv.

Inhaltsstoffe Das ätherische Öl enthält Linalool und Linalylacetat (beide auch in Lavendel), die in Laborversuchen auf Glutamat, Serotonin und Dopamin einwirken und darum nervöse Anspannung und Depression bekämpfen. Enthält schmerzlindernde Stoffe (Cineole und Caryophyllen), ferner Terpineol und die Diterpene

Sclareol und Farnesen. Letzteres ist auch in der Kamille *(Matricaria recutita)* enthalten.

Anwendung Ätherisches Öl häufig für Aromatherapie. Tee aus Muskateller-Salbei ist in der Türkei beliebt.

Sicherheit Nicht in der Schwangerschaft verwenden.

Bupleurum chinense

Chai Hu

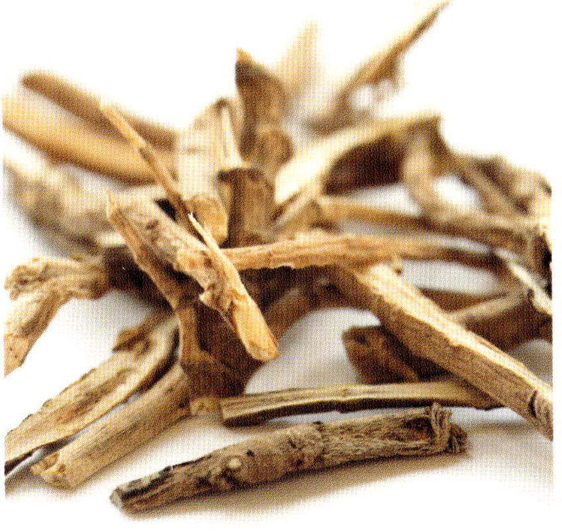

Das traditionelle chinesische Heilmittel soll «harmonisieren». Es wirkt leicht sedierend und wird oft in Kombination mit anderen Pflanzen zu Behandlung von Depressionen und Schlafstörungen bei Frauen verwendet.

Botanik Die ausdauernde Pflanze aus der Familie Doldenblütler wird 1 m hoch und braucht durchlässigen Boden und viel Sonne. Die gelben Blütenstände ähneln Dill und Fenchel, die Blätter sind lang und sichelförmig (daher der volkstümliche Name «Hasenohr»). In China wird traditionell die bis 20 cm lange, braune, verzweigte und runzlige Wurzel der Art *Bupleurum chinense* verwendet, deren pharmazeutische Bezeichnung *Radix bupleuri* lautet. In Japan kommen auch andere Arten wie *B. falcatum* zum Einsatz. Eine verwandte Art *(B. longiradiatum)* ist toxisch.

Geschichte und Volkswissen Chai Hu wird in Japan *seiko* und im deutschsprachigen Raum *Hasenohr* genannt. Sie findet in verschiedenen chinesischen Rezepturen Verwendung. Schon im 1. Jahrhundert v. Chr. setzte man sie bei Fieber, Schmerzen, Schwindel, Schwachsinn und Stimmungsschwankungen ein. Sie wird in der japanischen Heilkunde geschätzt und in Taiwan häufig gegen Schlaflosigkeit angewandt.

Stand der Wissenschaft
Beim Menschen Erste Studien zeigen, dass Chai Hu in Kombination mit Zimt und Ingwer bei 90 Frauen mit Depressionen und Schlafstörungen eine Verbesserung bewirkte und entzündliche Prozesse hemmte. An mehreren japanischen Universitäten (z. B. Miyazaki) wurde das japanische Heilmittel yokukansan untersucht, das neben Chai Hu sechs weitere Pflanzen enthält. Verbesserungen traten ein bei Reizbarkeit, nervöser Anspannung, Apathie, Wahnvorstellungen, Halluzinationen und Psychosen (bei autistischen Störungen), bei Schizophrenie (kontrollierte Studie), Parkinson, Alzheimer, vaskulärer und Lewy-Körperchen-Demenz.
Im Labor Extrakte und Saikosaponine haben in mehreren Tests antidepressive, sedative und antiepileptische Wirkung gezeigt. Saikosaponine hemmen die anregende Wirkung von Koffein und Methamphetamine. Beeinflusst Belohnungssignale (Dopamin und Noradrenalin).

Inhaltsstoffe Saikoside/Saikosaponine (Triterpensaponine) zeigen im Labor sedierende Wirkung. Enthält bioaktives Bupleurumol, Flavonoide und Coumarine. Ätherisches Öl aus der Wurzel enthält 30 % Hexanal (auch in Oliven und Birnen), das wie frisch gemähtes Gras duftet.

Anwendung In China wird eine tägliche Dosis von 3–9 g als Absud empfohlen. Die Wurzel wird in Wasser gekocht (15 g auf 750 ml). Dreimal täglich 250 ml, als Tee oder Suppe.

Sicherheit Kann Sedativa und Tranquilizer, die auf das zentrale Nervensystem wirken, verstärken. Bei hoher Dosierung Schläfrigkeit und Anregung der Verdauung möglich. Bei Überdosierung Übelkeit, Erbrechen und Leberschäden. Vorsicht, die verwandte Art *Bupleurum longiradiatum* ist toxisch.

Rosa gallica var. *officinalis, Rosa canina*

Apothekerrose, Hunds-Rose

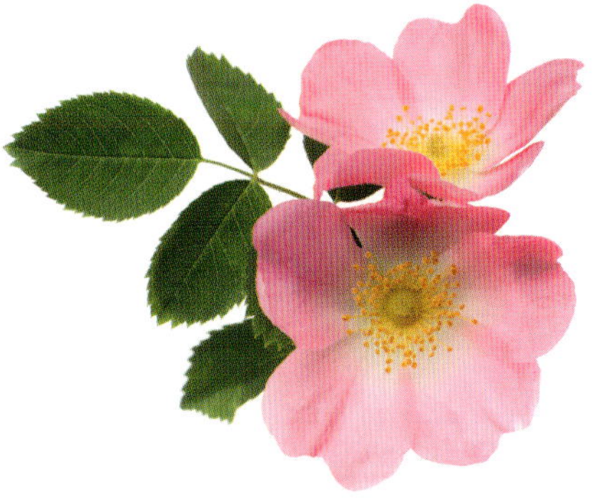

Die Rose ist eine beliebte Gartenpflanze, aber die Wissenschaft bestätigt auch ihren Wert für Gesundheit und Wohlbefinden. Die Apothekerrose ist eine Kreuzung aus *Rosa centifolia* (Hundertblättrige Rose) und *R. canina* (Hunds-Rose). Neben dem ätherischen Öl werden traditionell die Hagebutten verwendet.

Botanik Die Apothekerrose ist ein bis 1,5 m hoher Strauch mit spitzen Stacheln, gezahnten Blättern und duftenden, dunkelrosa Blüten. Sie stammt aus dem Nahen Osten, wird aber seit Jahrhunderten weltweit kultiviert. Das ätherische Öl wird hauptsächlich aus der intensiv duftenden Damaszener-Rose (*Rosa × damascena*) und der Hundertblättrigen Rose *(Rosa centifolia)* gewonnen. Die Hunds-Rose *(R. canina)* trägt duftende Blätter in Weiß oder Rosa auf schlankeren, bestachelten Stielen. Sie wächst wild und versamt sich. Alle Arten sind pflegeleicht, nur die Ausbreitung muss eventuell eingedämmt werden.

Geschichte und Volkswissen Die Königin der Blumen wird traditionell als Aphrodisiakum und zur Stimmungsaufhellung eingesetzt. Im antiken Rom verzehrte man die Blütenblätter. In Klostergärten pflanzte man sie als Symbol für das Blut Christi und als Heilpflanze, vor allem gegen Depressionen. Schon im 1. Jahrhundert bereitete der arabische Arzt Avicenna Rosenwasser zu, und im 16. Jahrhundert schrieb der englische Arzt und Apotheker John Gerard: «Das destillierte Wasser stärkt das Herz, erfrischt den Geist und eignet sich für alles, was leichte Kühlung benötigt.» Hagebutten werden zur Beruhigung verwendet. Das ätherische Öl kommt in der Aromatherapie gegen Depressionen, zur Beruhigung und gegen arthritische Schmerzen zum Einsatz.

Stand der Wissenschaft

Beim Menschen Erste Studien legen nahe, dass Rosenduft die parasympathische Aktivität fördert und Zufriedenheitsgefühle auslöst. Das ätherische Öl kann nervöse Anspannung unter Geburtswehen und (mit Lavendel) Wochenbettdepressionen lindern. Wirksam gegen Schmerzen bei Kindern, Menstruations- und Rückenschmerzen sowie Migräne (kontrollierte Versuche). Verbessert bei Herzpatienten die Schlafqualität und bei schweren Depressionen die Sexualfunktion (Männer und Frauen). Rosenwasser linderte Anspannung bei Nierenpatienten. Hagebutten zeigten in anderen Pilotstudien Wirkung bei Bluthochdruck und Rückenschmerzen sowie eine Verbesserung des Allgemeinbefindens.

Im Labor Kronblätter, ätherisches Öl und Früchte (Wildformen, *R. canina*) zeigen antidepressive, krampflösende, schmerzlindernde und neuroprotektive sowie hypnotische Eigenschaften.

Inhaltsstoffe Reines ätherisches Öl ist sehr teuer. Es enthält verschiedene pflanzliche Terpene, darunter beruhigendes und stimmungsaufhellendes Citronellol, Geraniol, Linalool (auch in Lavendel) und Nerol (auch in Pomeranze). Vorsicht vor Imitationen, die mit billigeren Ölen oder Chemikalien gestreckt sind. Die Hagebutten enthalten Flavonoide und Polyphenole.

Anwendung Das ätherische Öl wird meist in der Aromatherapie eingesetzt. Rosenknospen für Tee, frische Rosen-Blütenblätter als Zutat zu Salaten, Hagebutten für Gelee oder Sirup (auf Brot, zu Käse oder rotem Fleisch). Rosenwasser (Blütenextrakt) kann für Cocktails verwendet werden.

Sicherheit Knospen, Kronblätter, Hagebutten und ätherisches Öl (in Duftlampen) sind unbedenklich, auch für Kinder.

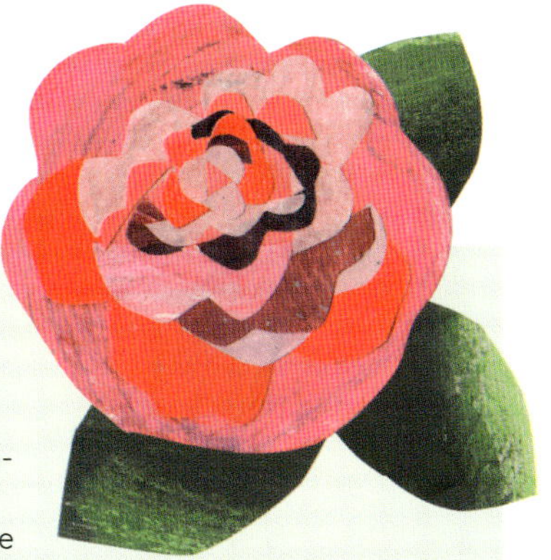

ACHTSAMKEIT UND ROSENDUFT

Spazieren Sie einmal um ein Rosenbeet im Park, oder träufeln Sie in der Pause etwas ätherisches Rosenöl auf den Schreibtisch. Konzentrieren Sie sich dann nur auf Ihre Wahrnehmungen – Geräusche, die Sie hören, oder Farben und Formen, die Sie sehen. Wenn die Gedanken abschweifen (das tun Sie!), holen Sie sie immer wieder zurück zu Ihrer Atmung und den unmittelbaren Eindrücken. Konzentrieren Sie sich ganz auf das Hier und Jetzt, dann kommen die Gedanken zur Ruhe.

Durch solche Übungen konnten in der kognitiven Verhaltenstherapie Depressionen bei Frauen mit PMS, Soldaten mit posttraumatischer Belastungsstörung und Studenten mit ADHS gelindert und bei klinischen Depressionen auch die Schlafqualität verbessert werden.

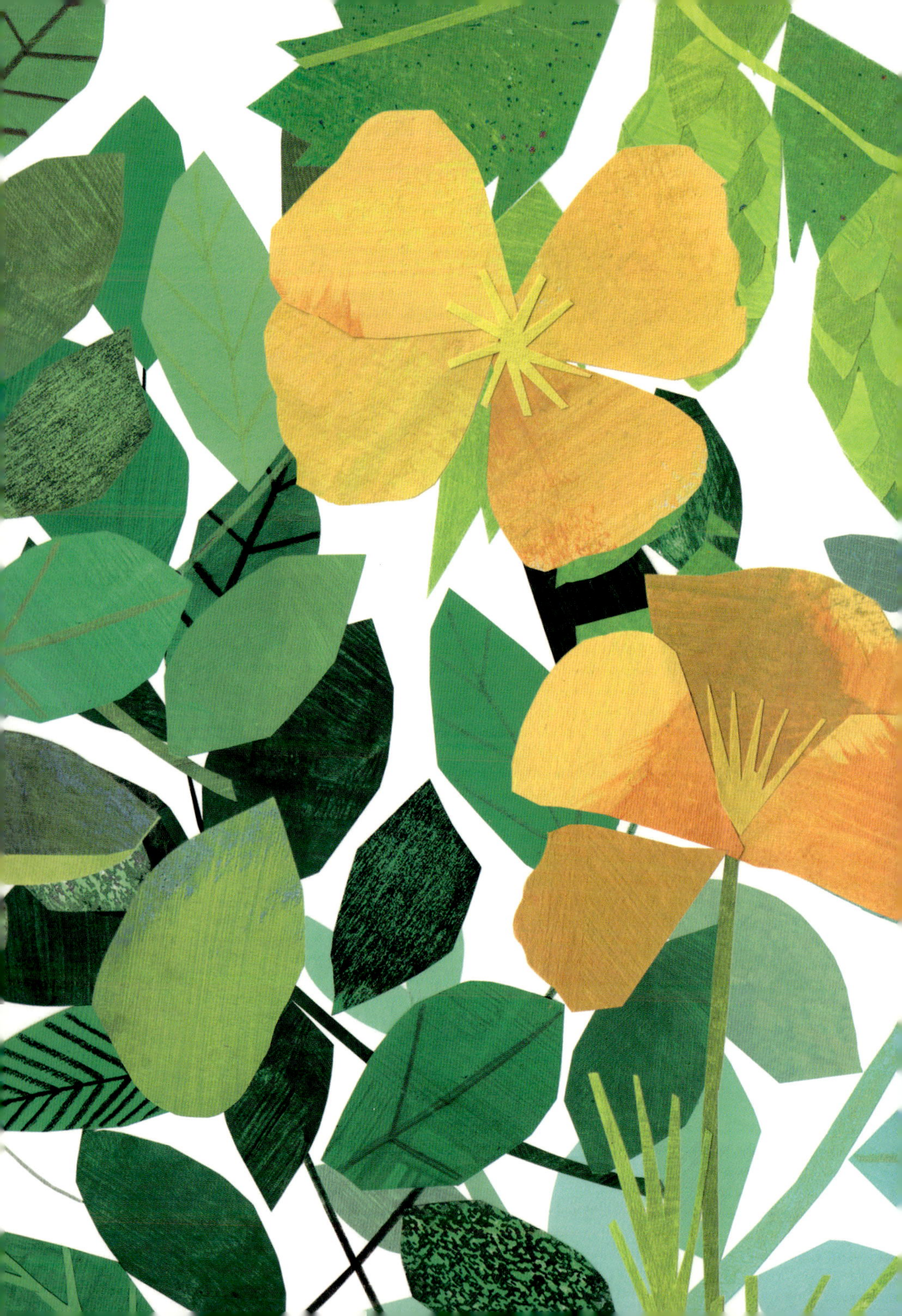

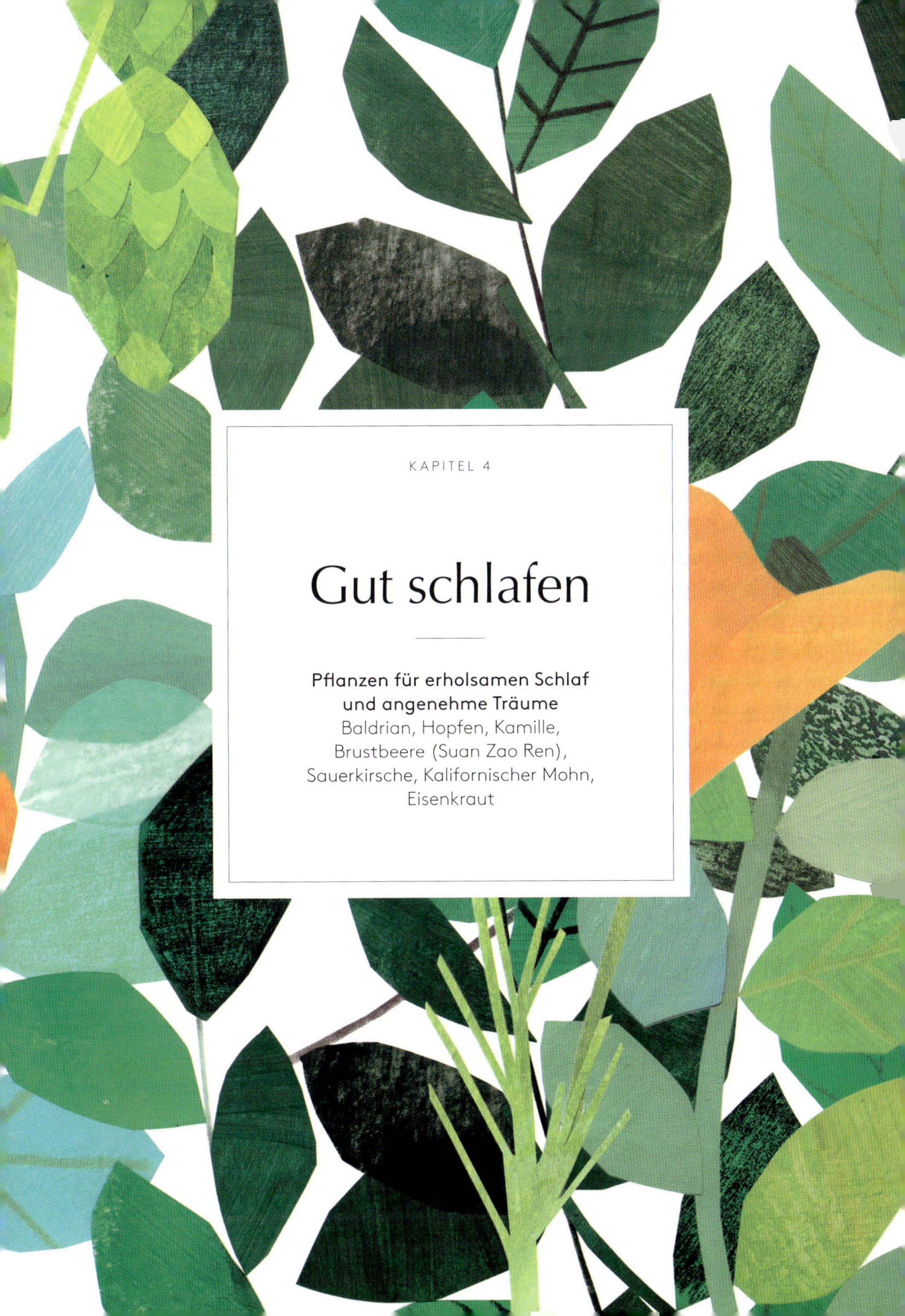

KAPITEL 4

Gut schlafen

Pflanzen für erholsamen Schlaf und angenehme Träume

Baldrian, Hopfen, Kamille, Brustbeere (Suan Zao Ren), Sauerkirsche, Kalifornischer Mohn, Eisenkraut

Wer nachts gut schläft, fühlt sich morgens besser. Jeder weiß, wie wichtig guter Schlaf für das körperliche und geistige Wohlbefinden ist. Studien belegen, dass auch das Gedächtnis vom guten Schlaf profitiert. Dennoch leiden viele Menschen an Schlafproblemen. Ein- und Durchschlafstörungen sind verbreitet, es gibt aber auch Probleme, die gefährlich werden können, beispielsweise die Schlaf-Apnoe (Atemaussetzer) oder die REM-Schlaf-Verhaltensstörung, bei der es durch Bewegung zu Fremd- und Eigengefährdung kommen kann. Etwa 15 % der Menschen leiden an chronischen Schlafstörungen. Kürzere Episoden von bis zu zwei Wochen kommen bei rund 80 % der Menschen vor.

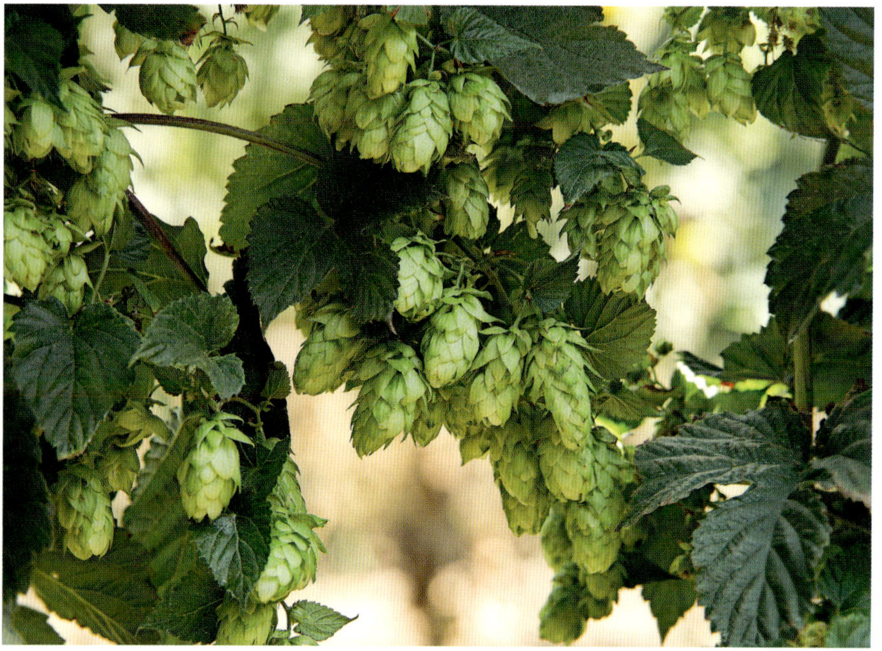

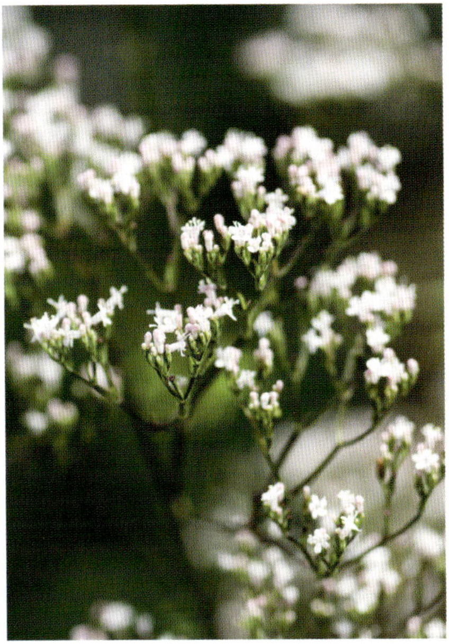

Oben: Baldrian *(Valeriana officinalis)* bewirkt allein und in Kombination mit Hopfen *(Humulus lupulus)*, **gegenüber**) eine deutliche Verbesserung des Schlafs.

Konventionelle Schlafmittel gehören zu den meistverordneten Medikamenten unserer Zeit, beispielsweise Benzodiazepine, sedierende Antidepressiva, Antiepileptika und frei verkäufliche Produkte. Chemische Schlafmittel sind nicht immer die beste Lösung. Vor allem bei Langzeitanwendung können sie katerähnliche Nebenwirkungen zeigen und abhängig machen. Eine aktuelle Meta-Analyse hat ergeben, dass konventionelle Präparate eine kurzzeitige Besserung bewirken können. Behandlungserfolg und Folgen bei Langzeitanwendung sind jedoch nicht bekannt. Möglich sind kognitive und Verhaltensveränderungen sowie seltener ernsthafte Probleme (z. B. Stürze).

Was geschieht im Gehirn?

Beim Schlafen und Träumen wirken im Gehirn komplexe Mechanismen, an denen viele Botenstoffe beteiligt sind. Der bekannteste ist Melatonin. Tagsüber sammelt sich im Gehirn Adenosin, das schläfrig macht. Es hemmt Wachsignale im Körper und wirkt auf andere Botenstoffe wie Norepinephrin, Acetylcholin und Serotonin. Koffein reduziert seine Wirkung. Weitere beteiligte Botenstoffe sind GABA (Beruhigung), Opiate und Cannabinoide (Schmerz) sowie Dopamin (Antrieb und Wohlgefühl). Viele Mittel, die diese Botenstoffe verstärken, fördern bei niedriger Dosierung den Schlaf und intensivieren bei hoher Dosierung das Träumen.

Die Erforschung der Träume

Die Geheimnisse des Träumens sind vom Schlaf nicht zu trennen. Manche Menschen behaupten, niemals zu träumen, während andere sich genau an ihre Träume erinnern können. Aber weder die Philosophen der Antike noch die modernen Wissenschaftler wissen, warum wir träumen. Zweifellos findet in den REM-Phasen und zwischen ihnen Gehirnaktivität statt, an die wir uns erinnern – oder auch nicht. Es wird vermutet, dass Träume eher um Ängste und Sorgen kreisen als um glückliche oder heitere Inhalte.

Mit dieser Beobachtung hat sich der bekannte Traumforscher Alan Hobson beschäftigt. Auf einem Kongress in den italienischen Alpen präsentierten wir unsere Forschungsergebnisse über Halluzinationen und spekulierten über den Zusammenhang mit Träumen. Klar war, dass Traumentzug letztlich zu Halluzinationen führt. Alan sorgte mit einer neuen Theorie für Aufsehen. Ihm zufolge ist das Träumen ein Überlebensmechanismus. Das Gehirn muss regelmäßig virtuelle Szenarien «durcharbeiten», um im wachen Leben unangenehmen, schwierigen oder gefährlichen Situationen besser gewachsen zu sein.

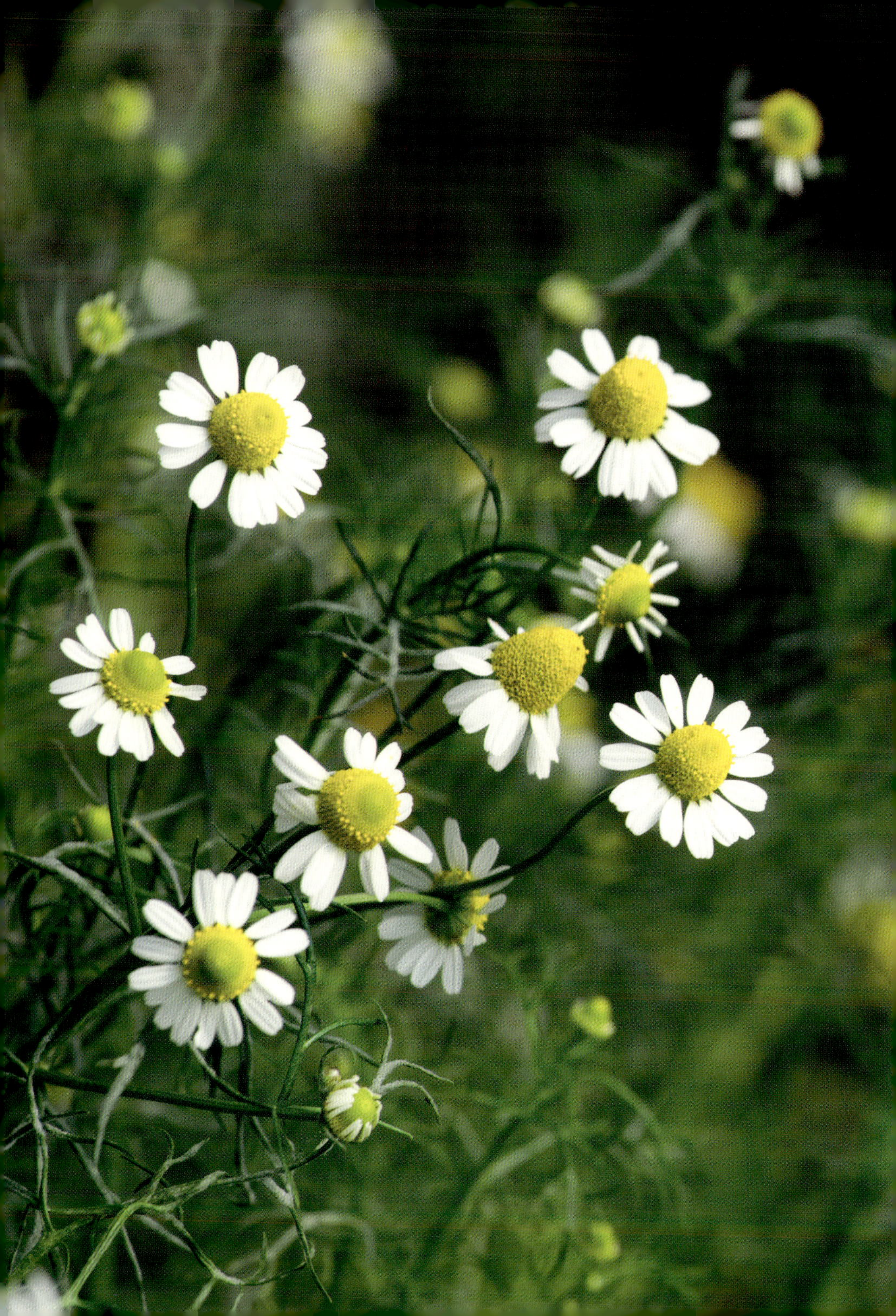

Pflanzliche Schlafmittel

Da konventionelle Schlafmittel Nebenwirkungen haben und abhängig machen können, finden rein pflanzliche Produkte Anklang. Sie helfen wirkungsvoll, bergen kein Suchtrisiko und sind insgesamt sicherer als chemische Medikamente. Wir stellen in diesem Kapitel sieben Pflanzen vor, deren schlaffördernde Wirkung wissenschaftlich bestätigt ist. Die Reihenfolge orientiert sich am Gewicht der Forschungsergebnisse. Ganz vorn steht Baldrian, der als pflanzliches Schlafmittel eine lange Tradition hat, dicht gefolgt von Hopfen. Viele Studien haben gezeigt, dass Baldrian allein oder in Kombination mit Hopfen den Schlaf nennenswert verbessert. Weitere Pflanzen, die Tiefe, Dauer und Qualität des Schlafs positiv beeinflussen, sind Brustbeere, Kalifornischer Mohn, Kamille, Eisenkraut und Sauerkirschsaft. Letzterer hebt den Melatoninspiegel an. Dieses Hormon reguliert den Schlaf-Wach-Rhythmus.

Zu den schlaffördernden Pflanzen, die in anderen Kapiteln erwähnt werden, gehören Gotu-Kola, Passionsblume und Ashwagandha (Schlafbeere), Helmkraut, Cannabis, Wilder Lattich, Katzenminze und Lavendel. Tees, Tinkturen, Aromatherapie oder Kissen aus diesen Heilpflanzen haben sich als wirksam erwiesen.

Alpha-Pinen

Alpha-Pinen ist in den ätherischen Ölen vieler Pflanzen enthalten, die Stressbeschwerden lindern; beispielsweise in Kiefer, Cannabis, Salbei, Weihrauch und Baldrian.

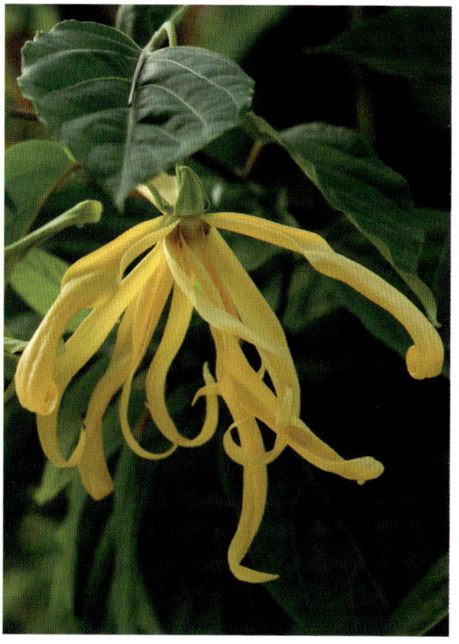

Beim Einatmen des würzigen Dufts gelangen die kleinen Alpha-Pinen-Moleküle ins Gehirn, wo sie beruhigende Botenstoffe (GABA) verstärken. Zudem verbessern Sie die ersten Phasen des Non-REM-Schlafs.

Traditionelle Schlafmittel

Viele andere Pflanzen, die als Schlafmittel eingesetzt werden, sind noch nicht eingehend erforscht. Dazu gehören Fischrinde *(Piscidia piscipula)*, Noni *(Morinda citrifolia)* und Mulungu *(Erythrina mulungu)*, eine traditionelle, stark sedierende Pflanze aus Brasilien und Peru, sowie die mediterrane Zeder (*Cedrus* sp.). Aus dem Fernen Osten kommen Chrysantheme *(Chrysanthemum morifolium)*, Ylang-Ylang *(Cananga odorata)*, Magnolie *(Magnolia offcinalis)*, Gardenie *(Gardenia jasminoides)* und Spaltkörbchen *(Schisandra chinensis)*.

Gegenüber: Kamille *(Chamaemelum nobile)* verbessert Tiefe, Dauer und Qualität des Schlafs.
Oben: Ylang-Ylang *(Cananga odorata)* wird im Fernen Osten traditionell als Schlafmittel verwendet, ist aber noch nicht eingehend erforscht.

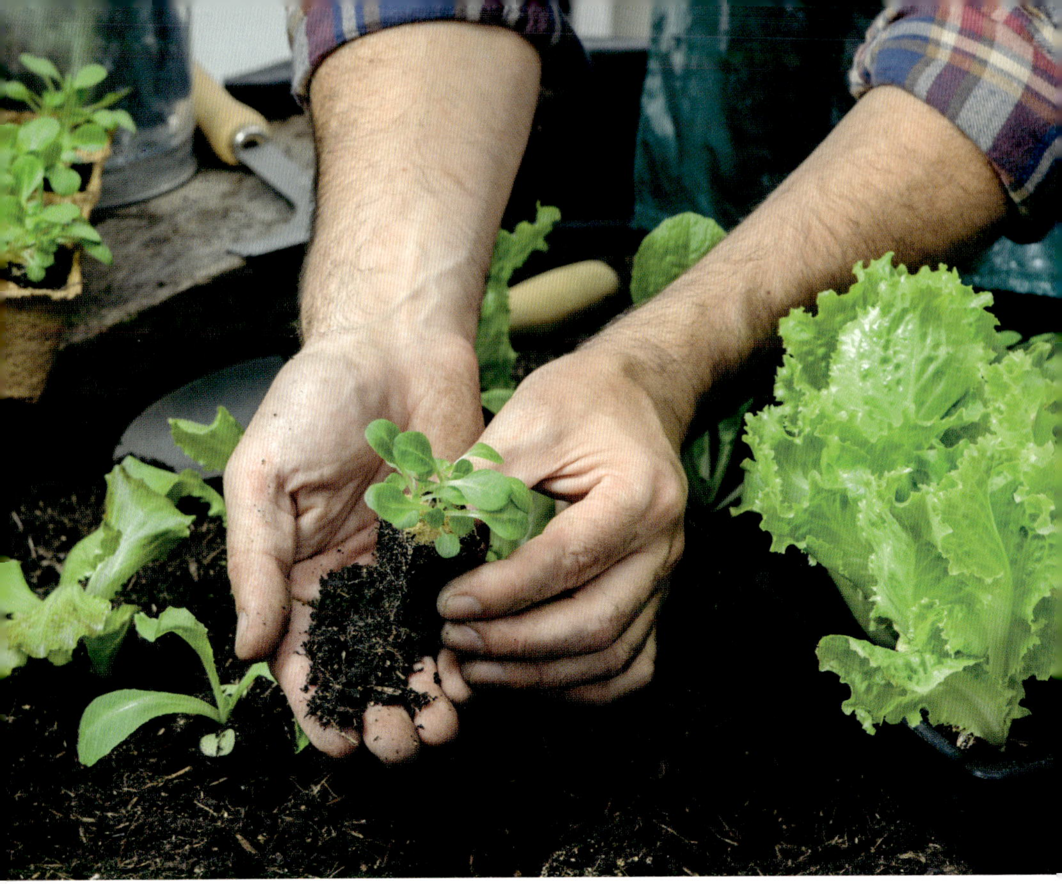

Weitere Kandidaten

Für einige Pflanzen liegen erste vielversprechende Forschungsergebnisse vor.

Gartensalat *(Lactuca sativa)* enthält vor allem in den Stielen einen weißen Milchsaft, der den Schlaf fördert. Eine klinische Studie hat gezeigt, dass auch die Samen schlaffördernd wirken, vermutlich aufgrund von Stoffen wie Lactucin. Diese sedieren, ohne abhängig zu machen, und sind auch in Wildem Lattich *(L. virosa)* enthalten.

Lotus *(Nelumbo nucifera)* taucht in der griechischen Mythologie auf. Odysseus gelangte zur Insel der Lotusesser. Durch die Pflanzen, die dort in großer Zahl wuchsen, fielen er und seine Mannschaft in so tiefen Schlaf, dass sie zurück zu ihren Schiffen getragen werden mussten. Laborstudien bestätigen, dass im Lotus enthaltene Stoffe (z. B. Alkaloide wie Liensinin) Ruhesignale im Gehirn verstärken.

Wu-Ling ist eins von vielen traditionellen chinesischen Mitteln gegen Schlaflosigkeit, dessen Wirkung durch über 200 klinische Studien aus Asien gestützt wird. Obwohl die Methodik einiger Studien kritisiert wurde, scheinen chinesische Mittel weniger Nebenwirkungen zu besitzen als westliche Medikamente. Wu-Ling wird aus dem Myzel des seltenen Pilzes *Xylaria nigripes* hergestellt und seit rund 2000 Jahren gegen Schlafstörungen, nervöse Anspannung und Depressionen eingesetzt.

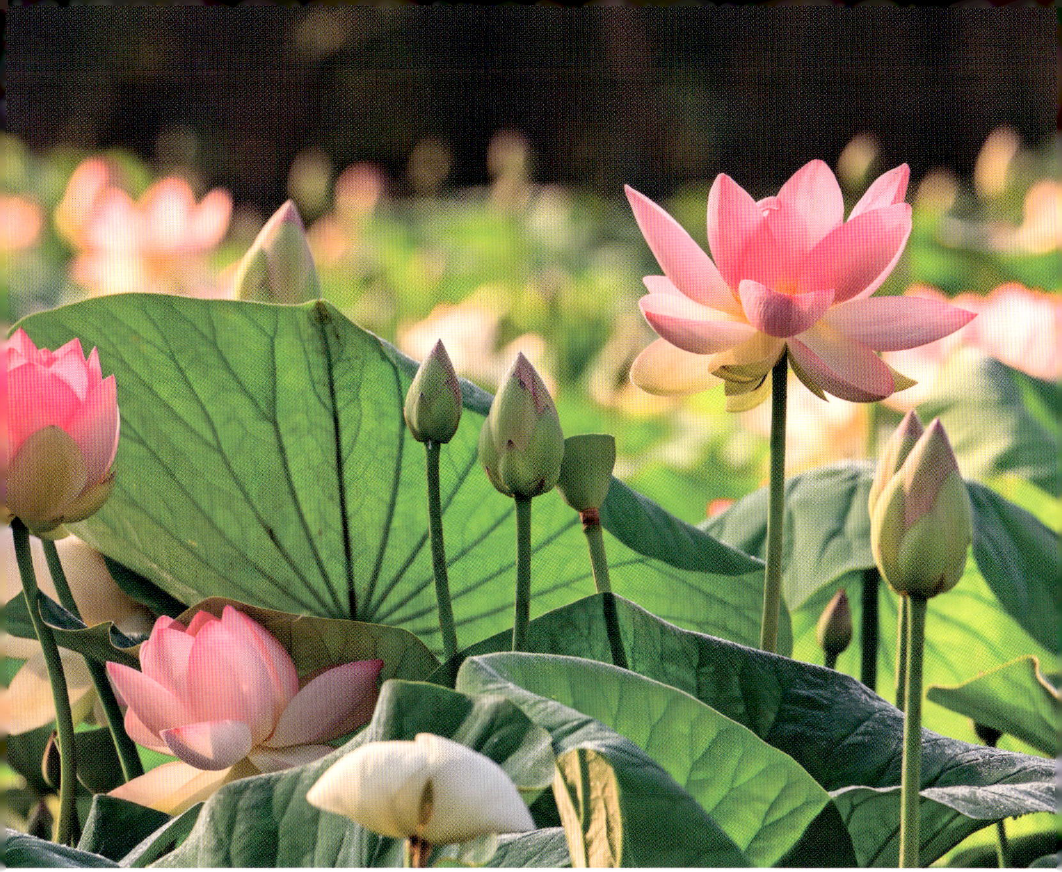

Das Traumkraut (*Calea ternifolia* syn. *C. zachatechichi*) ist in Mexiko seit Jahrhunderten als Mittel für guten, traumreichen Schlaf bekannt. Eventuell intensiviert es den REM-Schlaf, in dem besonders lebhafte Traumaktivität stattfindet. Studien an Menschen bestätigen einen Anstieg von Häufigkeit, Erinnerung und Klarheit der Träume.

Gegenüber: Gartensalat *(Lactuca sativa)* enthält in den Stielen einen weißen Milchsaft mit schlaffördernder Wirkung.
Oben: Lotus *(Nelumbo nucifera)* soll Odysseus und seiner Mannschaft einen tiefen Schlaf beschert haben.

Valeriana officinalis

Baldrian

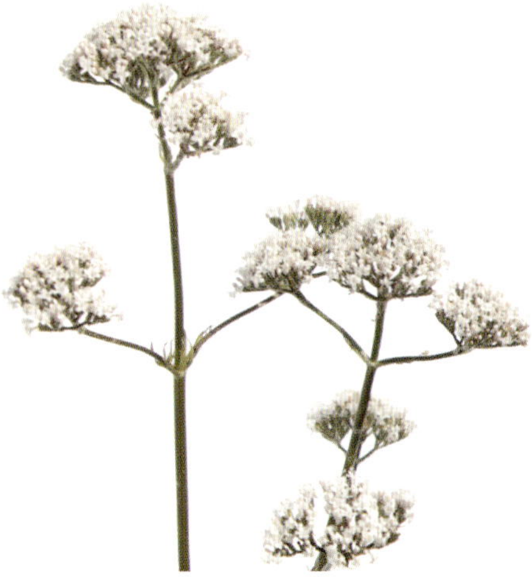

Die elegante Pflanze hat als Schlaf- und Beruhigungsmittel eine lange Tradition. Den Geruch der Wurzel empfinden viele Menschen als unangenehm. Baldrian ist seit einigen Jahren sehr beliebt, weil Studien belegen, dass er den Schlaf fördert und das zentrale Nervensystem beruhigt (übrigens auch bei Hunden).

Botanik Die ausdauernde Pflanze aus Europa und dem nördlichen Asien wird bis 1 m hoch. Sie wächst an feuchten Standorten und hat lanzettliche, geteilte Blätter, gefurchte Stiele und kleine, duftende Blüten in Weiß oder Rosa, die sich nach dem Sonnenstand ausrichten. Die Wurzeln (Ernte im Herbst) riechen wie alte Socken. Die Blüten wurden früher zur Parfümherstellung verwendet. In Europa wird meist *V. officinalis* verwendet. Auch die Arten *V. mexicana*, *V. jutamansii* aus Tibet und *V. wallichii* aus Indien enthalten aktive Stoffe.

Geschichte und Volkswissen Im Mittelalter galt das Kraut als Allheilmittel, auch zum Schutz vor Bösem und vor Albträumen. Der Name leitet sich möglicherweise von *valere* (lateinisch für «gesund») ab. Da der Geruch Katzen und Ratten anlockt, hat möglicherweise der Rattenfänger von Hameln Baldrian verwendet, um seine Musik zu unterstützen. Dioskurides und Galen bezeichneten das Kraut als «phu» und setzten es im 1. und 2. Jahrhundert gegen Epilepsie ein. Seit dem 16. Jahrhundert wird Baldrian in vielen Kulturen als sicheres Beruhigungsmittel (bei nervöser Anspannung, Stress, Panikattacken), krampflösendes und schlafförderndes Mittel verwendet – häufig in Kombination mit anderen beruhigenden Pflanzen wie Passionsblume und Hopfen.

Stand der Wissenschaft

Beim Menschen Die meisten Studien, die seit den 1960er-Jahren in Deutschland und der Schweiz durchgeführt wurden, bestätigen die schlaffördernde Wirkung von Baldrian. Eine Meta-Analyse von 16 klinischen Studien ergab, dass Baldrian das Einschlafen erleichtert, Qualität und Dauer des Schlafs verbessert, Wachphasen reduziert und kaum Nebenwirkungen hat. Die bioaktiven Inhaltsstoffe (Valepotriate) sind vergleichbar mit dem antipsychotischen Wirkstoff Chlorpromazin, haben einen schwächeren, wenngleich deutlich sedierenden Effekt, verbessern aber im Gegensatz zu Chlorpromazin die Koordination. Klinischen Studien zufolge lindert Baldrian Schlafprobleme während der Menopause, nervöse Anspannung und Unruhe, und kann beim Benzodiazepin-Entzug hilfreich sein. Er eignet sich zur Beruhigung von Kindern vor Zahnextraktionen und verringert Unruhe bei Depressionen und Zwangsstörungen.

Im Labor Inhaltsstoffe des Baldrian wirken in unterschiedlicher Weise auf Gehirnsignale. Sie verstärken das Schlafsignal

(Adenosin) und das Serotonin sowie den langwelligen (non-REM-)Schlaf. Außerdem wirkt Baldrian krampflösend und neuroprotektiv.

Viele kontrollierte Studien bestätigen die sedierende Wirkung von Baldrian. Forscher der Universität São Paulo (Brasilien) haben die Inhaltsstoffe (Valepotriate, 300 mg/Tag) an schlechten Schläfern mit Benzodiazepin-Abhängigkeit untersucht. Bei den Probanden verbesserten sich langwelliger Schlaf, Tiefschlaf und die Einschätzung der Schlafqualität nach Absetzen der Benzodiazepine. Die Vergleichsgruppe erhielt ein Placebo.

Inhaltsstoffe Die sedierende Wirkung von Baldrian beruht auf verschiedenen Stoffen (nicht in allen Produktarten enthalten). Valepotriate zerfallen zur unangenehm riechenden Isovaleriansäure, die ebenfalls beruhigend wirkt. Sesquiterpene (wie Valerensäure, die auch in Hopfen enthalten ist), Flavonoide (z. B. Methylapigenin), das erst kürzlich entdeckte Linerin sowie Hesperidin, das nervöse Anspannung lindert und die Nerven schützt (auch in Pomeranze und Passionsblume enthalten). Das ätherische Öl enthält beruhigende Stoffe wie Alpha-Pinen, Patchoulol, Bornylacetat, Valerianal und Bisabolen – verwandt mit dem Bisabolol der Kamille.

Anwendung Tee aus den Wurzeln ist wirksam; angenehmer einzunehmen sind aber Kapseln, Tabletten und die Tinktur (150 g getrocknete, gehackte Wurzel in 500 ml 40 %-igem Alkohol 2 Wochen ziehen lassen, täglich schütteln, dann in eine dunkle Glasflasche abseihen. Zwei- bis dreimal täglich 5 ml). Empfohlen wird, mit niedriger Dosierung zu beginnen und diese bei Bedarf allmählich zu erhöhen. Die Wirkung wird nach 2–3 Wochen spürbar. Langzeitanwendung unbedenklich. Junge, frische Blätter schmecken köstlich in Salaten.

Sicherheit Keinesfalls zusammen mit anderen Schlafmitteln oder Anästhetika anwenden – Verstärkung der Wirkung kann gefährlich sein. Bei Depressionen nicht empfohlen, kann aber mit Johanniskraut kombiniert werden. Nicht in der Schwangerschaft einnehmen. Lebertoxizität selten, wahrscheinlich durch Fremdstoffe. Bei gelegentlicher Einnahme können vereinzelt Beschwerden wie Kopfschmerzen auftreten. Einer Studie zufolge keine Beeinträchtigung der Fahrtüchtigkeit. Verwechslungsgefahr mit der ähnlich aussehenden, unangenehm riechenden, aber hochgiftigen Hemlockwurzel.

BALDRIAN-BRANDY

Baldrianwurzel und andere schlaffördernde Pflanzen wie Wilden Lattich, Hopfen, Passionsblume und Kamillenblüten in Weinbrand ziehen lassen. 1 Teelöffel vor dem Schlafengehen.

Pflanzen im Schlafzimmer

Es gibt viele gute Gründe, Pflanzen ins Schlafzimmer zu stellen. Einige reinigen die Luft, beispielsweise Bogenhanf *(Sansevieria trifasciata)*, Efeu *(Hedera helix)*, Aloe und Farne. Die Grünlilie *(Chlorophytum comosum)* neutralisiert sogar Formaldehyd in der Raumluft. Eine gute Wahl sind auch duftende, schlaffördernde Pflanzen wie Lavendel, Kamille, Baldrian oder Jasmin. Selbst wenn sie nachts nicht intensiv duften, parfümieren sie tagsüber den Raum.

Manche Menschen haben Bedenken, weil Pflanzen nachts Kohlendioxid produzieren. Es gibt aber auch Arten, die Sauerstoff produzieren. In jedem Fall ist der Kohlendioxidausstoß einiger Zimmerpflanzen viel geringer als der des Menschen, mit dem man das Bett teilt.

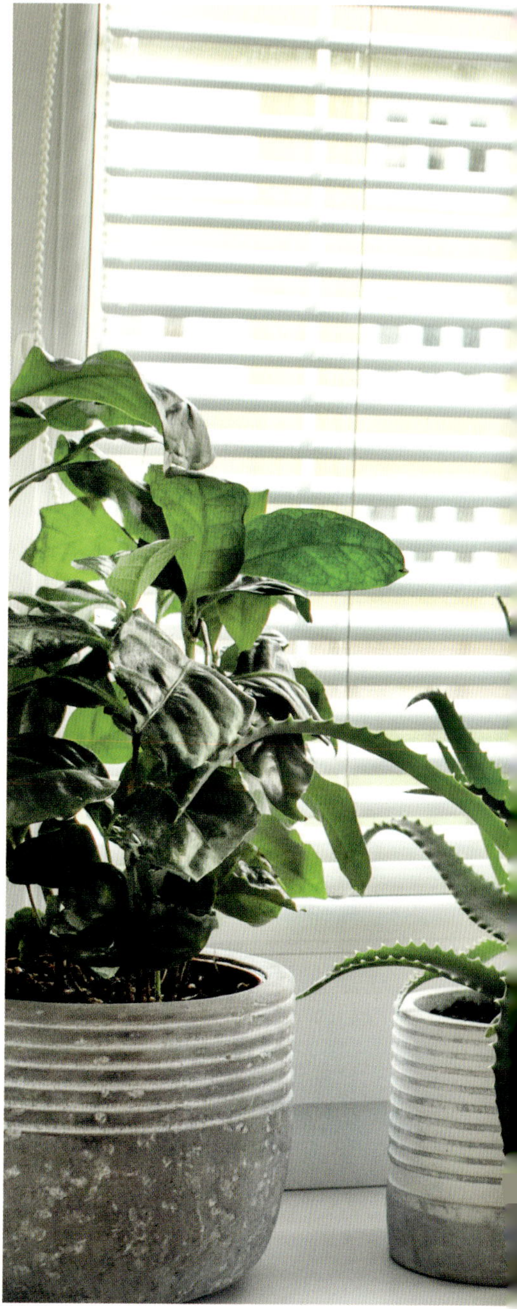

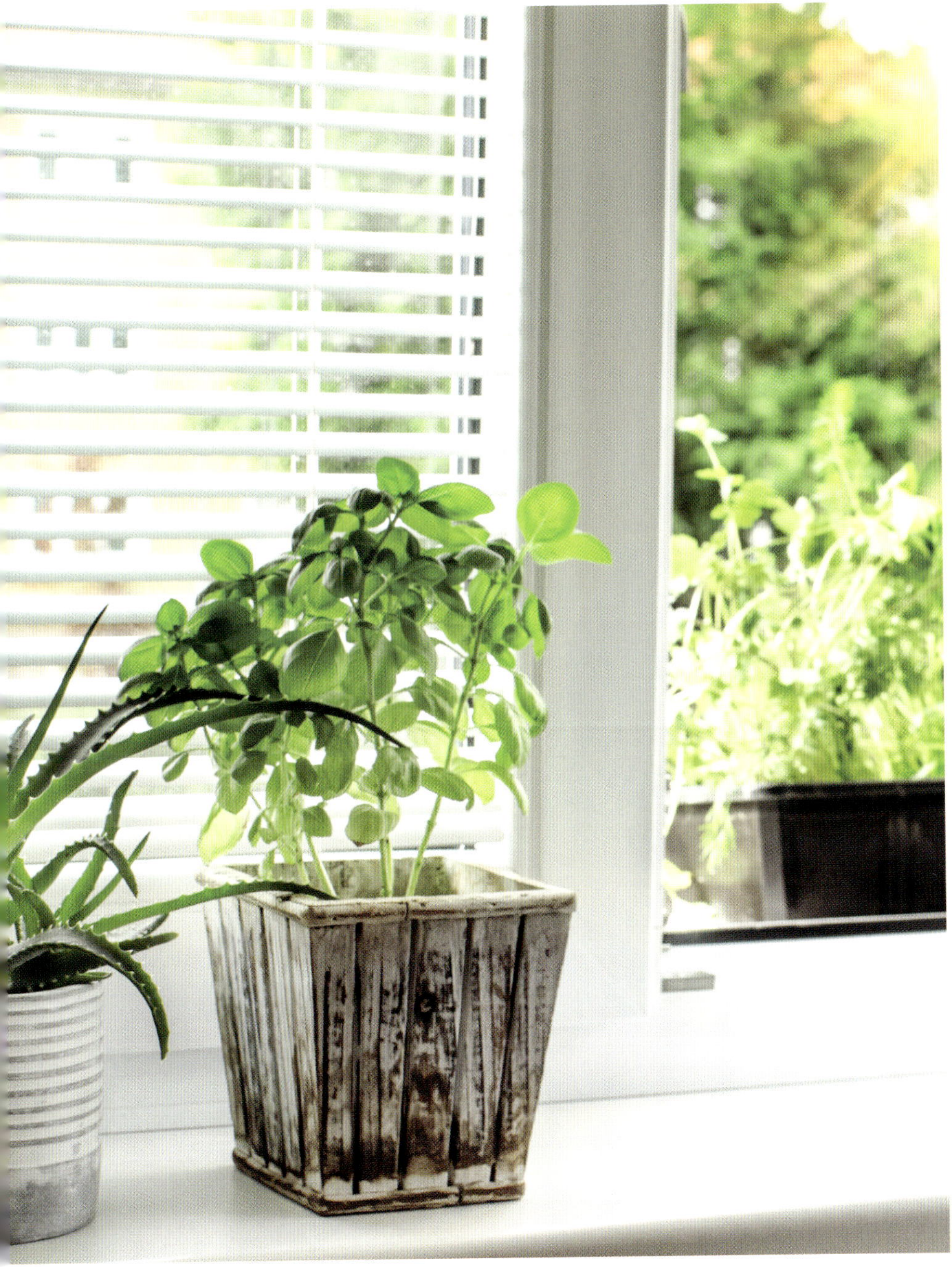

Humulus lupulus

Hopfen

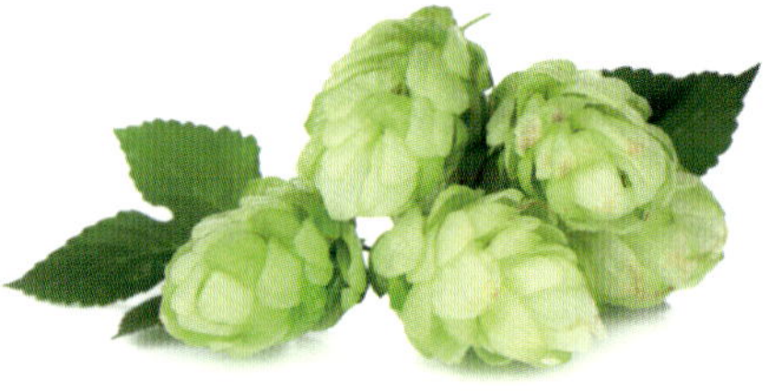

Biertrinkern ist der herbe Geschmack von Hopfen gut bekannt. Die Pflanze wirkt ausgesprochen entspannend und beruhigend auf das zentrale Nervensystem und wird gern – oft in Kombination mit Baldrian – als natürliches Schlafmittel eingesetzt.

Botanik Die wüchsige, hohe Kletterpflanze ist in Europa, Westasien und Nordamerika heimisch und wird vielfach kommerziell angebaut. Sie hat grob gezahnte, herzförmige Blätter und zapfenartige, grünliche Blüten, die voll ausgereift geerntet werden. Hopfen gehört zur gleichen Familie wie Hanf (Cannabaceae), der ebenfalls schlaffördernd wirkt.

Geschichte und Volkswissen Die Römer aßen die jungen Sprosse im Frühling ähnlich wie Spargel. Die Nachfrage nimmt zurzeit wieder zu. Der botanische Name geht auf das lateinische Wort *lupus* (Wolf) zurück, weil Hopfen für Pflanzen, die er erklimmt, so lebensgefährlich ist wie der Wolf für ein Schaf. In der Bierbrauerei wird Hopfen zur Konservierung und, neben anderen Pflanzen, als Geschmackzutat verwendet. In der traditionellen Heilkunde kommt er bei Schlaflosigkeit und anderen Schlafstörungen, Unruhe, Anspannung, Reizbarkeit, ADHS und Krämpfen zum Einsatz.

Stand der Wissenschaft

Beim Menschen In kontrollierten Studien wurde Hopfen oft zusammen mit Baldrian *(Valeriana officinalis)* untersucht. Eine Meta-Analyse bestätigt die schlaffördernde Wirkung der Kombination. Einer Multicenterstudie zufolge ist sie bei leichter Schlaflosigkeit ebenso wirksam wie Antihistamine. In Einzeldosierung ist die Kombination wirksamer als Baldrian allein und bei vorübergehenden Schlafstörungen ähnlich wirksam wie ein Benzodiazepin. Die Kombination von Hopfen, Baldrian und Passionsblume gilt als sicher und ebenso wirksam wie das Medikament Zolpidem. Hopfen verändert in Kombination mit Lavendelöl, Zitronenmelisse und Hafer die elektrische Aktivität im Gehirn und vermittelt so ein Gefühl der Entspannung. In einer kontrollierten Studie linderten Hopfenkapseln Depressionen und Stressbeschwerden. Alkoholfreies Bier linderte in Studien nervöse Anspannung und verkürzte die Einschlafzeit. Mehrere Studien belegen den Nutzen bei Schlafstörungen in der Menopause.

Im Labor Hopfen wirkt auf das zentrale Nervensystem und verstärkt den beruhigenden Neurotransmitter (GABA). Zudem beeinflusst er Schlaf-Botenstoffe wie Melatonin und Adenosin sowie das stimmungsaufhellende Serotonin. In Laborversuchen verstärkte Hopfen die Wirkung von Pentobarbital und reduzierte in Kombination mit Baldrian die anregende Wirkung von Koffein. Hopfen wirkt schmerzlindernd und krampflösend.

Inhaltsstoffe Das bittere Harz Lupulin (das aus Drüsen in den Blüten austritt und zu einem gelblichen Pulver trocknet); Isovaleriansäure (beruhigender Stoff, auch in Baldrian); Flavonoide, ätherisches Öl mit Humulen (auch in Cannabis), außerdem kleine Mengen eines wirksamen Phytoöstrogens (8-Prenylnaringenin) sowie ein Antioxidans (Xanthohumol).

Anwendung Tee aus 2–3 g getrockneten (4–6 g frischen) Blüten auf 240 ml Wasser, dreimal täglich (eine Tasse vor dem Schlafengehen). Bitterer Geschmack, mit Honig süßen. Tinktur, Kapseln und Tabletten. Junge Triebe blanchiert als Gemüse.

Sicherheit Von Verwendung bei Depressionen wird gelegentlich abgeraten. Vorsicht bei hormonsensitiven Krebsarten und Beschwerden.

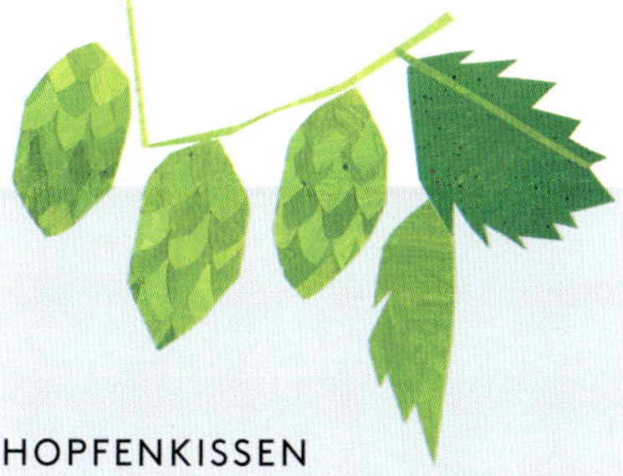

HOPFENKISSEN

Wer eine Hopfenpflanze besitzt, kann die Blüten frisch ernten. Alternativ getrocknete Blüten kaufen. Ein Stück Baumwollstoff rechts auf rechts zur Hälfte falten und die Kanten mit der Nähmaschine zusammennähen. Eine Seite bleibt offen. Auf rechts wenden, mit Hopfenblüten füllen und die offene Seite zunähen. Vor der Verwendung mit einigen Tropfen ätherischem Öl (Hopfen oder Lavendel) beträufeln.

Chamaemelum nobile syn. *Anthemis nobilis, Chamomilla recutita* syn. *Matricaria recutita*

Kamille

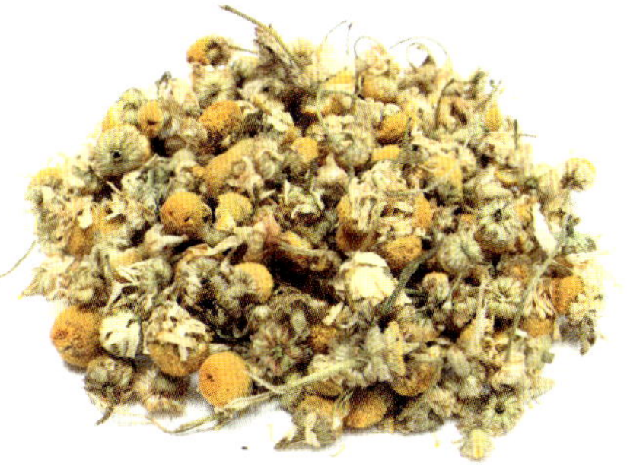

Kamille ist eine der ältesten bekannten Heilpflanzen. Täglich werden etwa eine Million Tassen Kamillentee gegen Schlafstörungen und nervöse Anspannung getrunken. An der beruhigenden Wirkung hat das nach Apfel duftende Öl einen Anteil. Die Kamille besitzt aber noch mehr wohltuende Wirkungen für Körper und Geist.

Botanik Beide der oben genannten Kamille-Arten wachsen in Europa wild auf nährstoffarmen Böden in sonniger Lage und werden auch in großem Stil kultiviert. Sie gehören zu den Korbblütlern. Die Echte Kamille *(Chamomilla recutita)* wird bis 60 cm hoch und trägt gelb-weiße Blüten. Die römische Kamille *(Chamaemelum nobile)* ist eine kriechende, nicht blühende Art, die durch Teilung vermehrt wird. Die Sorte 'Treneague' eignet sich zur Anlage eines Kamillenrasens und ist ausgesprochen trittfest. Beide Arten gedeihen auch in Töpfen. Angeblich soll Kamille auch andere Pflanzen gesund erhalten und gut wachsen lassen. Verwechslungsgefahr mit ähnlich aussehenden Arten.

Geschichte und Volkswissen Beide Arten wurden in der römischen Antike für Räucherwerk verwendet, aber erst ab dem 16. Jahrhundert kultiviert. John Parkinson, ein berühmter englischer Arzt des 17. Jahrhunderts, schrieb: «Die Kamille ist von vielfältigem Nutzen, Genuss wie auch Gewinn bringend für Kranke und Gesunde. Im Bad schenkt sie Gesunden Wohlbehagen und Stärkung und lindert die Schmerzen der Kranken.» In Europa und im Nahen Osten wird Kamille in Naturheilkunde und Aromatherapie als Schlafmittel (vor allem für Kinder), zur Beruhigung, gegen nervöse Anspannung, Ruhelosigkeit und Reizbarkeit eingesetzt, aber auch bei Kopfschmerzen, Migräne, Arthritis, Menstruations- und Wechseljahresbeschwerden.

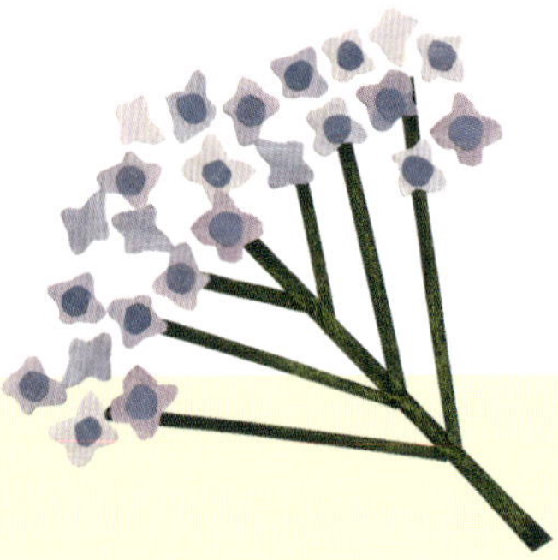

SPORT FÜR DEN SCHLAF

Sportliche Aktivität am Tag ist nicht nur gesund, sie fördert auch den gesunden Schlaf. Versuchen Sie es mit Tai Chi oder Yoga neben einem Beet oder Kübel mit blühendem Baldrian oder auf einem Kamillenrasen. Wenn solche Pflanzen nicht zur Verfügung stehen, träufeln Sie etwas ätherisches Öl (Baldrian, vorzugsweise aus der ganzen Pflanze, oder Kamille) auf die Yogamatte. Trainieren Sie möglichst im Freien. Konzentrieren Sie sich vor dem Einschlafen auf die Atmung und versuchen Sie, alle Muskeln des Körpers bewusst zu strecken.

Stand der Wissenschaft

Beim Menschen In einer kontrollierten Studie konnte gezeigt werden, dass Kamille bei Menschen mit Schlafstörungen die Leistung während des Tages deutlich steigert. Vorläufige Studien zeigen, dass Kamillentee während einer Herzkatheteruntersuchung bei 10 von 12 Patienten den Tiefschlaf förderte. Kamillentee lindert Wochenbettdepressionen und Schlafstörungen nach der Entbindung (die aber nach Absetzen des Tees wieder auftreten können). Andere Studien bestätigen die schlaffördernde Wirkung in der Aromatherapie. Inhalationen des ätherischen Öls in Kombination mit Lavendel und Neroli wirkte bei Freiwilligen schlaffördernd, Kamilleninhalationen verbesserten bei Herzpatienten den Schlaf und linderten nervöse Anspannungen.
Der Abbau von Spannungen steht in engem Zusammenhang mit gutem Schlaf. In kontrollierten Versuchen erwies sich Kamille gegenüber konventionellen Medikamenten als ebenbürtig. 57 betroffene Personen erhielten zwei Wochen lang täglich eine Kapsel mit Kamille. Die Reduktion nervöser Anspannung war gegenüber der Vergleichsgruppe (Placebo) deutlich besser. In einer anderen Studie zeigte Kamille antidepressive Wirkung.
Bei Erwachsenen mit ADHS bewirkte eine vierwöchige Behandlung mit Kamille positive Veränderungen bei Hyperaktivität, Aufmerksamkeit und Reizbarkeit. Kamille lindert Hitzewallungen, wirkt krampflösend (bei Kindern) und schmerzlindernd (Zahndurchbruch, Ohrenschmerzen, Osteoporose). In einer kontrollierten Studie erwies sich Kamille bei Osteoarthritis im Knie als ebenso wirksam wie der Medikamentenwirkstoff Diclofenac. Eine Bevölkerungsstudie aus dem Jahr 2015 an 1677

Personen über 65 ergab, dass Kamille bei Frauen (aber nicht bei Männern) die Lebenserwartung erhöhen kann.

Im Labor Pflanzenextrakte und die Inhaltsstoffe Apigenin, Chrysin und Pinene beeinflussen beruhigende Hirnsignale (GABA) und das zentrale Nervensystem und erhöhen die Schlafbereitschaft. Wirkung ähnlich wie Benzodiazepine, allerdings sind auch andere Botenstoffe beteiligt (z. B. Noradrenalin und das Enzym Monoaminooxidase). Bei zehnfacher Dosierung Linderung von nervöser Anspannung und leichte Sedierung. Inhalation mit dem ätherischen Öl verringert im Laborversuch Stressreaktionen. Keine Gedächtnisbeeinträchtigung nachweisbar. Kamille wirkt krampflösend, schmerzlindernd, entzündungshemmend und antioxidativ (Bisabolol und Chamazulen).

Inhaltsstoffe Flavonoide (z. B. Apigenin, Luteolin, Chrysin), Tannine und Coumarine. Das ätherische Öl der Echten Kamille enthält Farnesen, Bisabolol und Chamazulen (entsteht bei der Destillation aus Matricin), das der Römischen Kamille Isobutyl- und Methylbutyl-Angelat und Pinene.

Anwendung Tee aus 2–3 g frischen (4–6 g getrockneten) Blüten oder Blättern auf 240 ml Wasser dreimal täglich. Echte Kamille schmeckt besser, Römische Kamille ist wirksamer bei Übelkeit und Magenkrämpfen. Falls nötig, mit Honig süßen. Tinktur und Kapseln, ätherische Öle für die Aromatherapie.

Sicherheit Allgemein sicher, von Römischer Kamille in der Schwangerschaft wird manchmal abgeraten. Langzeitanwendung unbedenklich. Römische Kamille kann Kontaktdermatitis verursachen (selten).

Ziziphus jujuba var. *spinosa*

Brustbeere
(Suan Zao Ren)

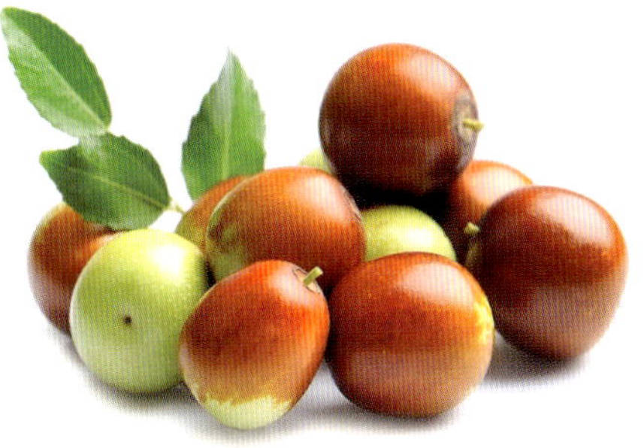

Diese Heilpflanze wird in China traditionell gegen Albträume eingesetzt. Studien sprechen dafür, dass sie auch gegen Schlaflosigkeit und nervöse Anspannung wirksam ist.

Botanik Der dornige, trockenheitsverträgliche Strauch wächst in China, Europa und Australien. Er wird bis 3 m hoch und trägt Gruppen kleiner gelbgrüner Blüten, aus denen sich schwärzlich-violette, runzlige Früchte entwickeln, die Datteln ähneln. Die Gattung *Ziziphus* umfasst 40 Arten, von denen manche (z. B. *Z. jujuba* var. *inermis*) in der chinesischen Heilkunde gegen verschiedene Beschwerden eingesetzt werden.

Geschichte und Volkswissen Die süßen, essbaren Früchte werden in China seit langer Zeit wegen ihres Nährwerts geschätzt. Im Iran nennt man sie *annab,* in Indien *ber* und in Frankreich *pomme surette.* Legenden zufolge sollen sie junge Liebe entfachen. In China werden die Früchte seit Jahrtausenden als Schlafmittel verwendet. In Taiwan sind sie verbreitet, und in Europa setzt man sie zunehmend gegen Schlaflosigkeit und «Schlafstörungen durch Träume» ein. Weitere Anwendungsgebiete sind nervöse Anspannung, Reizbarkeit und Herzrhythmusstörungen.

Stand der Wissenschaft

Beim Menschen
Die chinesische Kräuterarznei Zao Ren Tang, die neben Brustbeere fünf andere sedierende Pflanzen in kleineren Mengen enthält, zeigte in mehreren klinischen Pilotstudien deutliche Verbesserungen der Schlafqualität (ohne Nebenwirkungen). In einer kontrollierten Studie wurde Zao Ren Tang erfolgreich bei Methadon-Patienten mit Schlafproblemen eingesetzt.

Im Labor Die Pflanze und ihre Saponine, Flavonoide und Alkaloide (in Samen und Früchten) wirken sedierend, verstärken die hypnotische Wirkung von Barbituraten und lindern nervöse Anspannung. Sie verstärkt beruhigende (GABA) und schlaffördernde (Histamin) Botenstoffe, aber auch stimmungsaufhellende (Serotonin) und erregende (Glutamat) Signale. Brustbeere wirkt krampflösend, neuroprotektiv und schmerzlindernd, kann die Gedächtnisleistung steigern und Alterserscheinungen vorbeugen.

Inhaltsstoffe Saponine (seifenartige Stoffe) wie Jujuboside, Flavonoide (wie Spinosin) und Alkaloide (wie Sanjoinin) wirken sedierend und lindern nervöse Anspannung. Enthält außerdem Fettsäuren, z. B. Stearinsäure, Linolsäure und Ölsäure.

Anwendung Die wohlschmeckenden Früchte frisch oder getrocknet verzehren (bis 50 g täglich). Samen und Früchte als Tee, Tinktur, Wein, Sirup, Paste oder Zugabe zu Süßspeisen und Kuchen.

Sicherheit Vorsicht bei SSRI (selektive Serotonin-Wiederaufnahmehemmer). Nicht in der Schwangerschaft einnehmen.

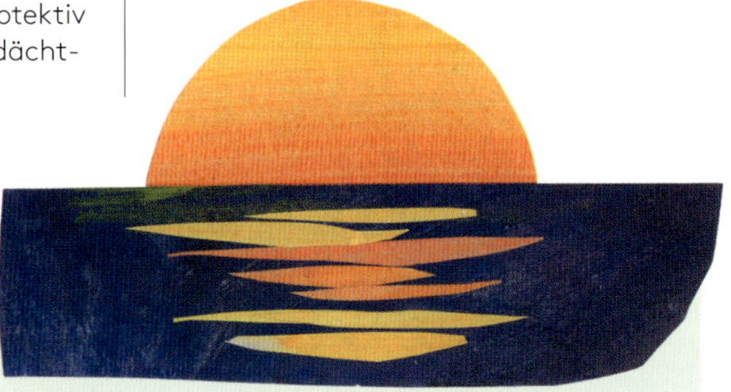

GRUSS AN DEN SONNENUNTERGANG

Yoga hilft beim Schlafen. Neben anderen meditativen Bewegungen kann der Sonnengruß, täglich bei Sonnenuntergang ausgeführt, die abendliche Entspannung fördern. In einer Auswertung kontrollierter Studien über Tai Chi, Qigong und Yoga stellte die psychologische Abteilung des Guang'an Hospital in Peking 2016 fest, dass meditative Bewegungen verschiedene Schlafprobleme lindern können. Besonders wirkungsvoll sind Übungen im Sonnenlicht, weil dieses den Vitamin-D-Spiegel anhebt, was sich positiv auf den Schlaf auswirkt.

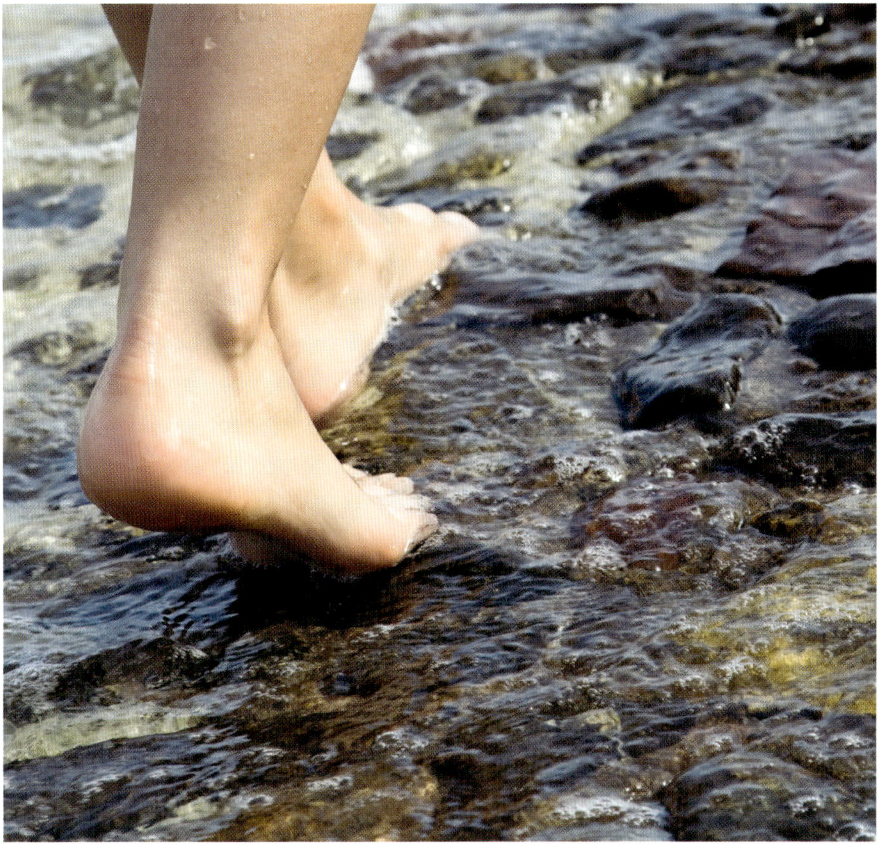

Fußmassage für guten Schlaf

Laufen Sie möglichst oft barfuß. Dabei werden Akupunkturpunkte massiert, die den guten Schlaf fördern. Mehrere klinische Pilotstudien und eine kontrollierte Studie haben ergeben, dass Reflexzonenmassage den Schlaf verbessern kann. In einer Pilotstudie zeigte eine spezielle Form der chinesischen Reflexzonenmassage (Shujing) bessere Wirkung als ein Benzodiazepin (Estazolam); bestätigende Untersuchungen stehen aber noch aus. Ätherisches Öl oder Blätter von Zitronenmelisse oder Blüten von Lavendel, Kamille, Chrysantheme oder Passionsblume, auf dem Boden im Haus oder auf dem Rasen, setzen beim Betreten schlaffördernde Duftstoffe frei.

Prunus cerasus syn. *Cerasus vulgaris*

Sauerkirsche

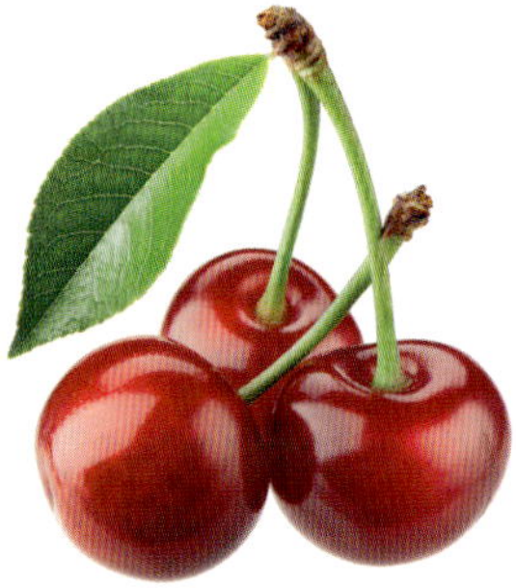

Die Sauerkirsche gehört zu den wenigen natürlichen Quellen des Botenstoffs Melatonin, der für den gesunden Schlaf wichtig ist. Klinische Studien belegen, dass sie Dauer und Qualität des Schlafs erhöht.

Botanik Sauerkirschbäume sind in Europa und Südostasien heimisch. Sie werden bis 12 m hoch und werden vielfach kultiviert. Die sommergrünen Bäume tragen gezahnte Blätter und weißlich-rosa Blüten, aus denen sich dunkelrote, säuerliche Früchte entwickeln. Es gibt etwa 270 Sorten, darunter einige mit kommerzieller Bedeutung.

Geschichte und Volkswissen Bereits im 15. Jahrhundert wurden sie in Portugal zu Heilzwecken eingesetzt und auch für den beliebten Likör *ginjinha* verwendet. In amerikanischen Arzneibüchern des 19. und 20. Jahrhunderts werden sie als schlaffördernd beschrieben, was die Tradition der Ureinwohner und frühen Einwanderer bestätigt. Sie wird zur Beruhigung des zentralen Nervensystems in der Rekonvaleszenz, bei Herzrhythmusstörungen und Nervenerkrankungen eingesetzt.

Stand der Wissenschaft

Beim Menschen Kontrollierten Studien zufolge heben Sauerkirschen den Melatoninspiegel an und verbessern Schlafqualität und -dauer. In anderen klinischen Studien wurden stimmungsaufhellende Wirkung, Erhöhung des Serotoninspiegels, Senkung des Cortisolspiegels (Stresshormon) und antioxidative Wirkung festgestellt. Eine Studie zeigte bei 27 Probanden eine Verbesserung der Gefäßfunktion (Senkung des Blutdrucks, ebenfalls schlaffördernd). Mehrere kontrollierte Studien wiesen eine schmerzlindernde Wirkung nach.

Zwei kontrollierte Studien mit Freiwilligen, durchgeführt an der Northumbria University in England und der Extremadura-Universität in Spanien, zeigen, dass der Genuss von Sauerkirschsaft bei Männern und Frauen jedes Alters den Melatoninspiegel anhebt und Schlafdauer und -qualität erhöht.

Im Labor Bisher liegen nur wenige Studien vor. Sie zeigen eine Verbesserung des Kurzzeitgedächtnisses sowie antioxidative und entzündungshemmende Wirkung.

Inhaltsstoffe Melatonin, Tryptophan und Serotonin. Reich an Anthocyaninen, die die Fruchtfarbe verursachen (z. B. Asterin und Prunetin). Sie wirken entzündungshemmend, antioxidativ und cholesterinsenkend.

Anwendung Die Früchte roh verzehren oder den Saft trinken (bis zu 220 g Früchte, zweimal täglich). Auch als Tinktur erhältlich.

Sicherheit Kontraindikationen und Nebenwirkungen sind nicht bekannt.

SAUERKIRSCH-LIMONADE

450 g frische Kirschen, entsteint (evtl. aufgetaut)

200 g Zucker

225 ml Wasser

Saft von 4 Zitronen

Zum Servieren:

Eiswürfel

1 Liter Mineralwasser mit Kohlensäure

frische Kirschen zum Garnieren

Für den Sirup Kirschen, Zucker, Wasser und Zitronensaft in einem mittelgroßen Topf bei mittlerer Hitze etwa 30 Minuten köcheln lassen, bis die Kirschen zerfallen und die Flüssigkeit eindickt.

Kirschen und Sirup durch ein feines Sieb oder ein Safttuch gießen. Den Sirup abkühlen lassen.

Eiswürfel, 125 ml Kirschsirup und das Mineralwasser in einen großen Krug geben und verrühren.

Mit frischen Kirschen und Baldrianblättern garnieren.

Die Limonade in Gläser füllen.

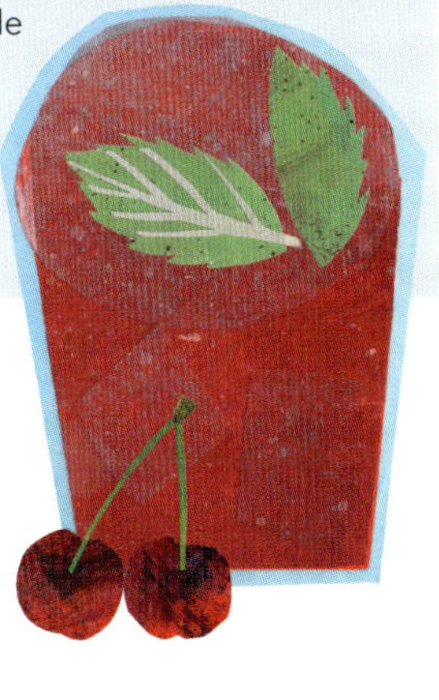

Eschscholzia californica

Kaliforn. Mohn

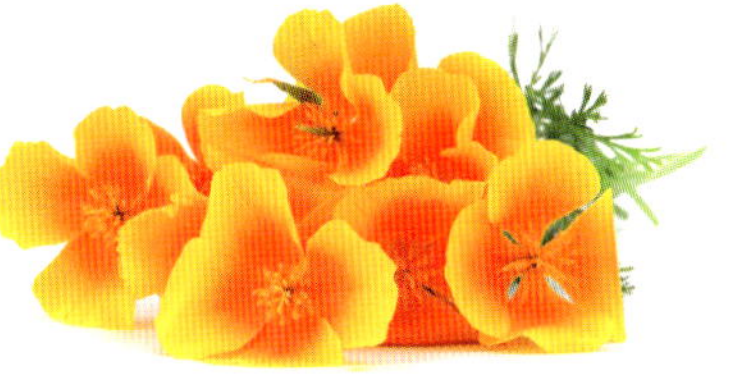

Mit ihren leuchtend gelben und orangefarbenen Blüten schmückt diese Mohnsorte viele Gärten in aller Welt. Neue Forschungsergebnisse zeigen, dass sie ein sicheres, sanftes Schlafmittel ist.

Botanik Der Kalifornische Mohn ist in den USA heimisch. Er wächst wild in Kalifornien und Gebieten Nord- und Südamerikas sowie in Frankreich und wird weltweit als Gartenpflanze kultiviert. Die ein- oder mehrjährige Pflanze wird bis 60 cm hoch, hat feine, tief eingeschnittene Blätter und gelbe oder orangefarbene Blüten, die sich abends schließen. Sie ist mit dem Schlafmohn verwandt, hat aber eine völlig andere, nicht narkotisierende Wirkung. Die oberirdischen Teile werden während der Blüte geerntet.

Geschichte und Volkswissen Traditionell wird die Pflanze von den amerikanischen Ureinwohnern und der Landbevölkerung Kaliforniens als Ein- und Durchschlafhilfe verwendet, aber auch zur Schmerzlinderung (Zahnschmerzen und Koliken) und gegen Übererregbarkeit und Schlaflosigkeit bei Kindern (Antispasmodikum). Wegen der mild sedierenden, nervenberuhigenden und schmerzlindernden Wirkung wird das pflanzliche Heilmittel in vielen Ländern in Apotheken verkauft. Die Blüten sind reich an Karotinoiden und haben einen leicht süßen Geschmack.

Stand der Wissenschaft
Beim Menschen In Kombination mit Weißdorn (*Crataegus ripidophylla* syn. *C. oxyacantha*) und Magnesium erwies sich Kalifornischer Mohn in kontrollierten Versuchen als wirksames Mittel gegen nervöse Anspannung – und damit förderlich für guten Schlaf. In Kombination mit *Corydalis cava* zeigte sich in zwei Studien eine Normalisierung von Schlafstörungen.
Im Labor Die Pflanze zeigte sich in Laborversuchen sedierend. Sie verlängert den Schlaf, senkt die motorische Aktivität (Antispasmodikum), ist neuroprotektiv und antidepressiv. Sie beeinflusst beruhigende (GABA) und stimmungsaufhellende (Serotonin) Signale, hemmt den Abbau von Botenstoffen wie Dopamin und die Synthese von Adrenalin (Kampf- und Flucht-Signal).

Inhaltsstoffe Der Milchsaft wirkt sedierend und schmerzlindernd. Enthält ähnliche Alkaloide wie der Schlafmohn. Zudem auch Californidin, Sanguinarin und Eschscholtzin, die weniger narkotisierend wirken. Außerdem enthät Kalifornischer Mohn Glycoside (wie Rutin), Carotinoide und ein ätherisches Öl.

Anwendung Tee aus den oberirdischen Teilen, 1–2 g auf 240 ml Wasser abends. Bitter, darum mit Honig süßen. Kapseln oder Tinktur sind erhältlich.

Sicherheit Wird oft Kindern verordnet (auch bei Bettnässen). Keine Abhängigkeitsgefahr. Wechselwirkungen mit Medikamenten möglich, die von Cytochrom P450 verstoffwechselt werden. Nicht bei Glaukom oder Einnahme von MAOIs, Tranquilizern oder anderen Antidepressiva sowie in der Schwangerschaft und während der Stillzeit einnehmen.

Verbena officinalis

Eisenkraut

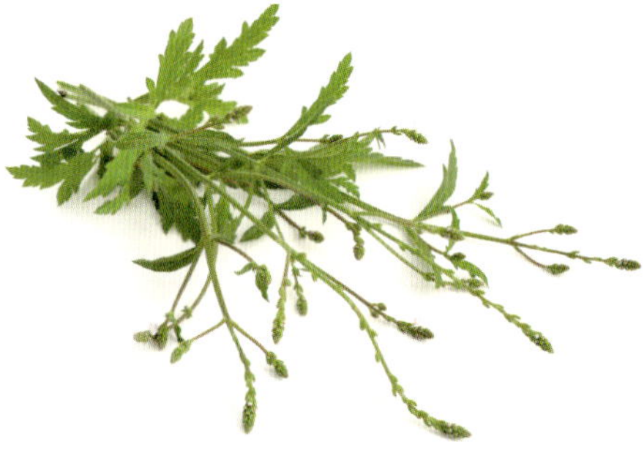

Eisenkraut wird traditionell bei Stress und Erschöpfung sowie zur allgemeinen Stärkung eingesetzt. Umfassende wissenschaftliche Forschungsergebnisse liegen noch nicht vor.

Botanik Eisenkraut wächst wild in weiten Teilen Europas, Nordafrikas, Japans und Chinas. Es ist mehrjährig, versamt sich selbst, braucht Sonne und gedeiht auch in Kübeln. Die schlanken, kantigen Stiele werden bis 90 cm hoch und tragen dreilappige, graugrüne Blätter. Geerntet werden die oberirdischen Teile kurz bevor sich die kleinen, aber attraktiven fliederfarbenen Blüten öffnen.

Geschichte und Volkswissen Im 1. Jahrhundert bezeichnete Dioskurides das Eisenkraut als heiliges Kraut. In keltischer Zeit galt es als Allheilmittel, und auch in der römischen Antike wurde es als heilige Pflanze betrachtet. Im Mittelalter trug man es als Glücksbringer bei sich oder wand es gegen Kopfschmerzen um den Hals. Außerdem galt die Pflanze als gutes Heilmittel gegen Verwundungen durch Eisenwaffen (daher der Trivialname) und als Aphrodisiakum. In der Naturheilkunde Europas und Chinas wird Eisenkraut als mildes Sedativum, zur Nervenberuhigung und als Kräftigungsmittel eingesetzt. Es lindert Spannungen und Folgeerscheinungen von Stress und Erschöpfung. In der traditionellen chinesischen Heilkunde ist es (neben anderen Kräutern) in der Mischung Ma Bian Cao enthalten, die gegen zyklusbedingte Kopfschmerzen und Migräne eingesetzt wird.

Stand der Wissenschaft
Beim Menschen Es liegt nur eine kontrollierte klinische Studie vor, die sich mit Zahnfleischentzündung (nicht Schlaf) beschäftigte. Wichtig ist, dass keine Nebenwirkungen festgestellt wurden.
Im Labor Eisenkraut wirkt sedierend, krampflösend und neuroprotektiv. Es lindert nervöse Anspannung. Der Inhaltsstoff Cornin unterstützt die Bildung neuer Blutgefäße nach einem Schlaganfall. Entzündungshemmend und schmerzlindernd.

Inhaltsstoffe Alkaloide, Schleimstoffe, Tannine, ätherisches Öl und bittere Glycoside wie Verbenalin und Cornin. Außerdem Flavonoide wie Apigenin und Luteolin (das wichtigste Flavonoid in beruhigender Zitronenmelisse).

Anwendung Tee aus 4–6 g frischen oder 2–3 g getrockneten oberirdischen Teilen auf 240 ml Wasser dreimal täglich. Es wird auch als Tinktur verwendet.

Sicherheit Dosierungsempfehlung einhalten. Überdosierung kann Erbrechen auslösen (wird auch zur Anregung der Verdauung eingesetzt, Verbenalin wirkt leicht abführend). Nicht in der Schwangerschaft einnehmen (regt den Uterus an).

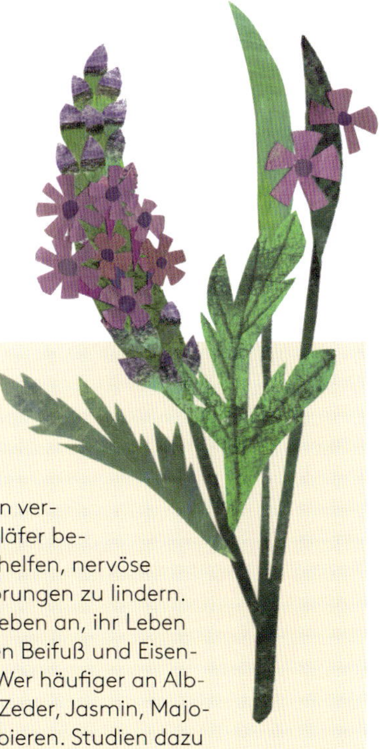

DIE TRÄUME IN DIE HAND NEHMEN

Manche Pflanzen können zu angenehmen Träumen verhelfen. Gerade Klarträume, bei denen sich der Schläfer bewusst ist, dass er träumt, können möglicherweise helfen, nervöse Anspannung und posttraumatische Belastungsstörungen zu lindern. Menschen, die ihre Träume beeinflussen können, geben an, ihr Leben besser unter Kontrolle zu haben. Traditionell werden Beifuß und Eisenkraut zur Förderung von Klarträumen verwendet. Wer häufiger an Albträumen leidet, könnte auch Baldrian, Hyazinthe, Zeder, Jasmin, Majoran, Königskerze, Knoblauch oder Thymian ausprobieren. Studien dazu stehen jedoch noch aus.

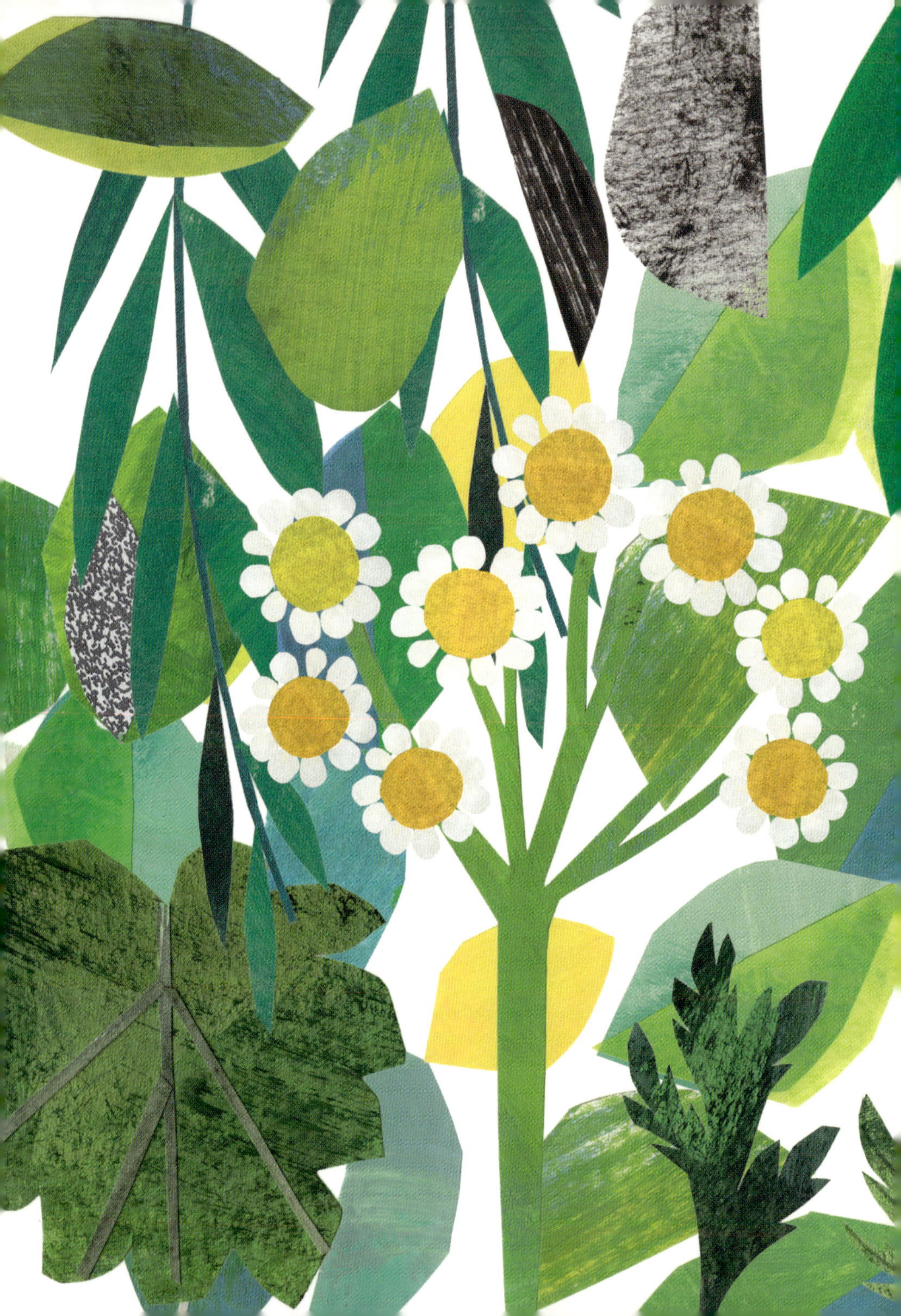

KAPITEL 5

Schmerzlinderung

Pflanzen gegen Schmerzen
Cannabis, Arnika, Cayennepfeffer, Beinwell, Silber-Weide, Mutterkraut, Aloe Vera

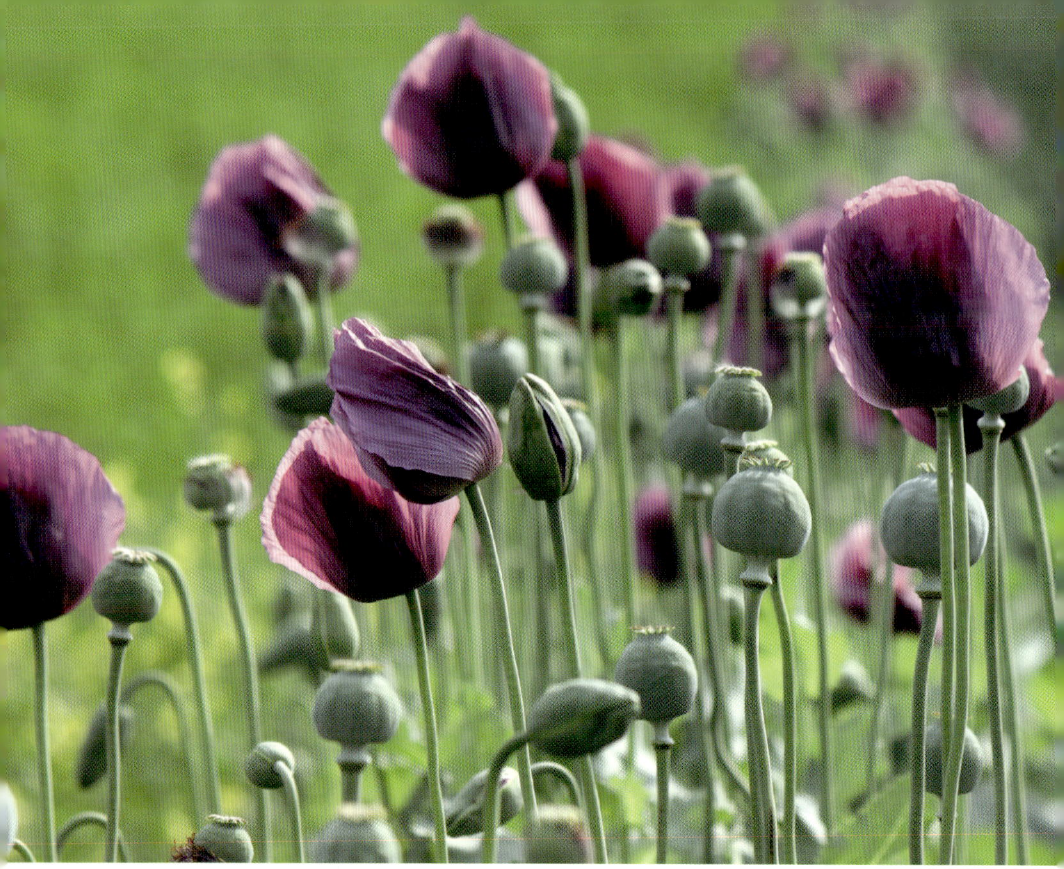

Warum sollten Pflanzen schmerzlindernd wirken? Biologisch hat es für sie keinen Vorteil, und doch lockt beispielsweise der Schlafmohn mit seinen seidigen Blüten und den hübschen Samenkapseln Insekten und Säugetiere gleichermaßen an. Der Schlafmohn ist eine der ältesten bekannten schmerzlindernden Pflanzen. Sein aktiver Inhaltsstoff, das Morphin, gab den Anstoß zur Erforschung des Schmerzkontrollsystems des Gehirns, das auf Endorphinen beruht. Dasselbe leisten auch andere, weniger bekannte – und weniger risikobehaftete – Pflanzen. Um sie geht es in diesem Kapitel.

Zweierlei Schmerzlinderung

Schmerz ist eine körperliche Empfindung, löst aber beim Menschen auch Reaktionen aus, die mit bewusster Wahrnehmung und Emotionen zu tun haben. Im Gehirn sind an Schmerzwahrnehmung und -interpretation Stoffe beteiligt, die Aufmerksamkeit (z. B. Acetylcholin) oder Wohlbehagen (wie Dopamin, Serotonin und körpereigene Cannabinoide) steuern, außerdem Stoffe wie GABA, Substanz P und andere, die entzündliche Reaktionen reduzieren.

Es gibt zwei Arten pflanzlicher Schmerzlinderer. Die einen wirken lokal im Körper und konzentrieren sich hauptsächlich auf Entzündungsmediatoren, die vom Immunsystem produziert werden, z. B. Cytokine, die weiße Blutkörperchen oder die Ausschüttung von Prostaglandin beeinflussen können. Die anderen wirken, beispielsweise mithilfe von Endorphinen, zentral im Gehirn. Pflanzen können hierbei eine wichtige Rolle übernehmen, weil viele Polyphenole oder andere entzündungshemmende Stoffe enthalten. Bekannte entzündungshemmende Pflanzenstoffe sind beispielsweise Colchicine (aus der Herbstzeitlosen, gegen Gicht), Resveratrol (in Trauben und Kakao), Epigallocatechin-3-Gallat oder EGCG (in grünem Tee) oder Quercetin (in intensiv gefärbtem Obst und Gemüse). Normalerweise enthält jede Pflanze mehrere aktive Inhaltsstoffe, die auf verschiedene Entzündungsmediatoren einwirken. Zu den berühmtesten entzündungshemmenden Pflanzen zählt die Silber-Weide *(Salix alba)*. Aspirin, ein Wirkstoff aus ihrer Rinde, ist das weltweit meistverwendete Medikament.

Schmerz-Management

Starke Schmerzmittel können abhängig machen und lebensgefährlich sein. 2017 erreichte die Zahl der Todesfälle aufgrund von verordneten oder illegalen Opioiden in Kanada und den USA eine Rekordhöhe. Starke, durch Entzündungen oder Nervenschäden verursachte Schmerzen werden meist mit Opioiden wie Codein, Tramadol oder Morphin behandelt. Sie wirken auf die Opiat-Rezeptoren im Gehirn, die körpereigene Endorphine und Encephaline binden.

Verschiedene Opiat-Rezeptoren

Von den drei Molekülen (Rezeptoren), die Opiate binden, ist nur ein geringer Teil addiktiv. Azteken-Salbei *(Salvia divinorum)* und andere Pflanzen produzieren opiatähnliche Stoffe, die auf andere Rezeptoren wirken (z. B. den Kappa-Rezeptor) und schmerzlindernd wirken, ohne abhängig zu machen.

Entzündungshemmende Stoffe werden nicht den riskanten Opiaten zugeordnet, weil sie anders funktionieren. Leichtere Schmerzen (durch innere oder äußere Gewebeschäden) können mit Analgetika wie Paracetamol oder nicht-steroidalen Entzündungshemmern wie Aspirin oder Ibuprofen behandelt werden. Letztere blockie-

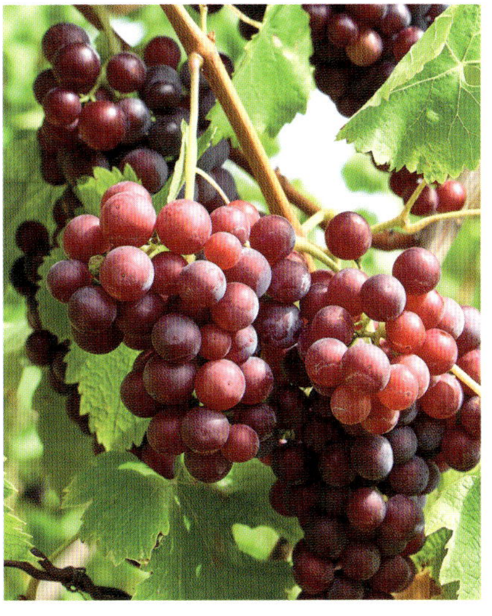

Gegenüber: Die Entdeckung von Morphin im Schlafmohn *(Papaver somnifera)* gab den Anstoß für die Erforschung der Schmerzverarbeitung im Gehirn. **Oben:** Wein *(Vitis vinifera)* enthält entzündungshemmendes Resveratrol.

ren Prostaglandine, die Entzündungen und Schmerzen auslösen und vom Körper bei Gewebeschäden ausgeschüttet werden. Eine potenziell gefährliche Nebenwirkung sind jedoch innere Blutungen (Prostaglandine tragen zum Schutz der Darmwand bei).

Pflanzen gegen Schmerzen

Das folgende Kapitel stellt sieben schmerzlindernde Pflanzen vor, wieder in der Reihenfolge ihrer wissenschaftlichen Anerkennung. Nach dem Cannabis kommt die entzündungshemmende Arnika (nicht das homöopathische Produkt). Der Cochrane Review zufolge ist sie ebenso wirkungsvoll wie Ibuprofen, aber ohne Nebenwirkungen wie Sodbrennen. Cannabinoide aus Hanf wirken auf körpereigene Botenstoffe wie Anandamid (abgeleitet von Sanskrit *ananda* = Freude oder reines Glück), das an die Cannabinoid-Rezeptoren bindet. Salicin aus Mädesüß *(Filipendula ulmaria)* und Weidenrinde hemmt, wie der Wirkstoff Aspirin, Prostaglandine, die Schmerzen und Schwellungen verursachen. Weidenrinde verursacht aber keine inneren Blutungen, weil das enthaltene Salicin nicht im Magen, sondern im Zwölffingerdarm absorbiert wird. Mutterkraut *(Tanacetum parthenium)* enthält Perthenolid, das Gefäßerweiterung (z. B. bei Migräne) verursacht; der Wirkstoff Capsaicin aus Chili wirkt auf ein anderes Gehirnsignal.

Schmerzforschung

Im Zentrum unserer Forschung steht der Botenstoff Acetylcholin, der nicht nur Gedächtnis und Aufmerksamkeit steigert. Je nachdem, wo er im Körper wirkt, steuert er auch Bewegung, Träume und Schmerzwahrnehmung, möglicherweise spielt er sogar für das Bewusstsein selbst eine Rolle. Zur lokalen Schmerzlinderung werden heute Pflaster aus *Atropa belladonna* verwendet. Sie enthalten einen Stoff, der Acetylcholin hemmt. In einer Studie an der Newcastle University wurde festgestellt, dass Demenzkranke mit Halluzinationen weniger Acetylcholin bilden, dass aber Patienten mit Alzheimer-Demenz weniger Schmerz empfinden. Der Zusammenhang zwischen verringerten Schmerzen und niedrigem Acetylcholin-Spiegel ist nicht eingehend erforscht.

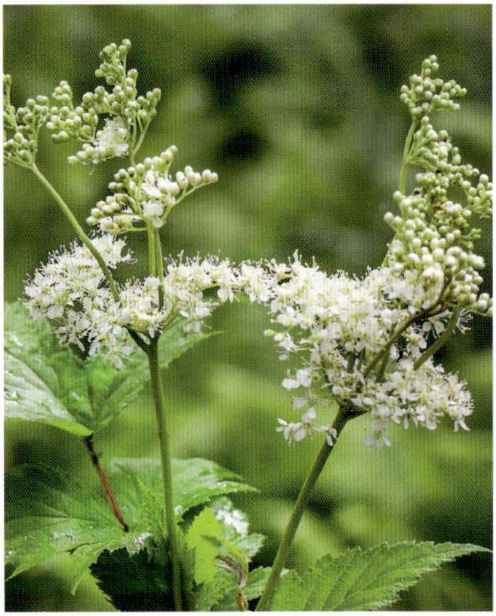

Oben: Mädesüß *(Filipendula ulmaria)* enthält Salicin, das Schmerz verursachende Prostaglandine hemmt. **Gegenüber:** Capsaicin, der aktive Inhaltsstoff der Chili, wird in der Schulmedizin zur lokalen Schmerzlinderung eingesetzt.

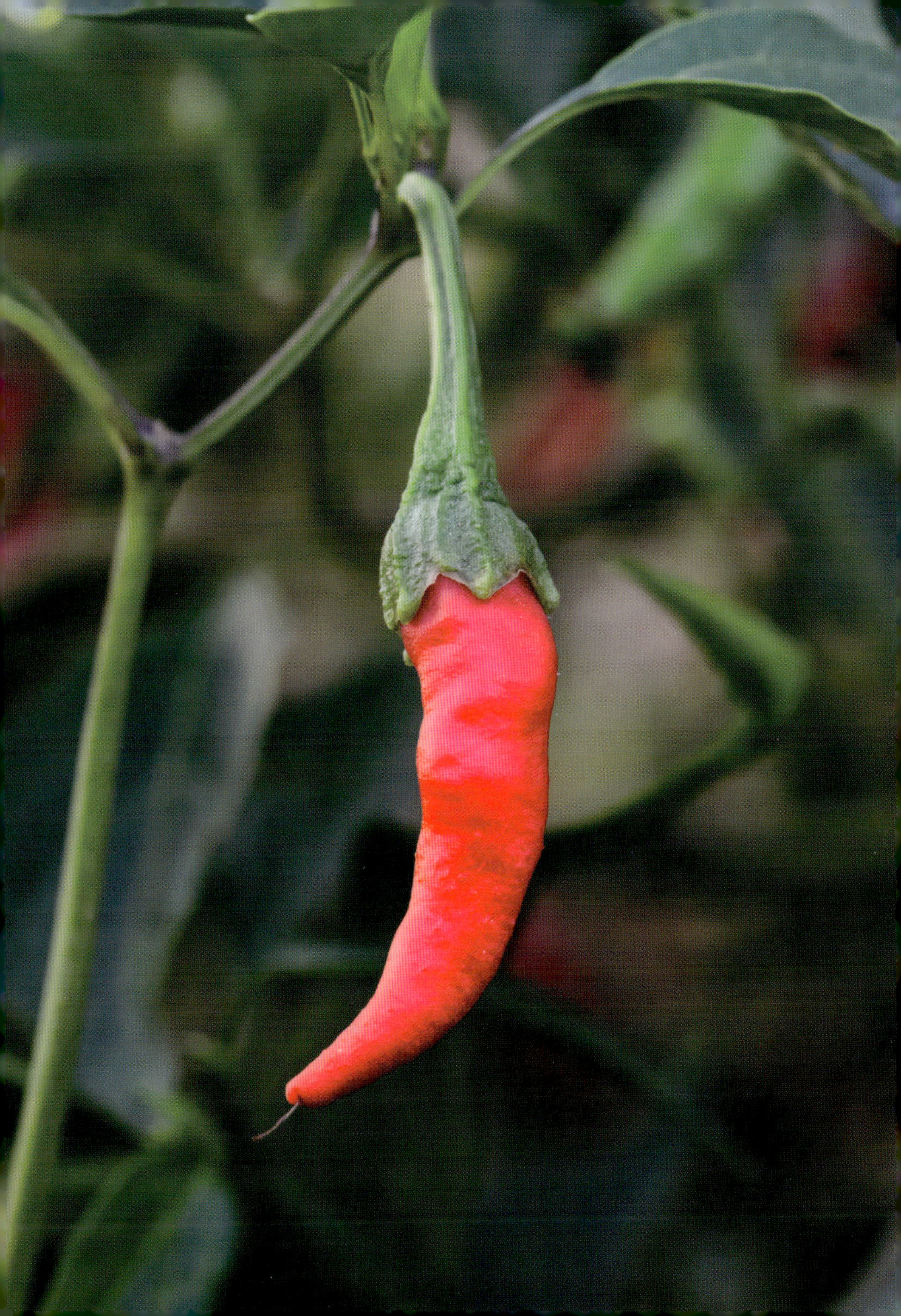

Gehirn und Entzündung

Dem Gehirn steht kaum Raum zur Verfügung, um anzuschwellen, und es verfügt über kein lokales Schmerzempfinden. Darum gelten chronische Entzündungen im Gehirn heute als Hauptursache von Depressionen und Demenz. Es ist nicht verwunderlich, dass das Interesse an Pflanzen mit entzündungshemmender Wirkung groß ist.

Heilpflanze aus den Tropen

Der Kratombaum *(Mitragyna speciosa)* ist mit dem Kaffee verwandt und wird in seiner Heimat Thailand seit Jahrhunderten als Tee gegen Müdigkeit und Schmerzen, aber auch zu gesellschaftlichen und religiösen Anlässen getrunken. Inzwischen findet er als Schmerzmittel weltweit viele Anwender. Bei niedriger Dosierung wirkt er belebend wie Kaffee, höhere Dosen wirken ähnlich schmerzlindernd wie ein Opiat (was er nicht enthält). Ein Forscherteam der Rochester University in New York hat Patientenerfahrungen mit dem Kratombaum ausgewertet und festgestellt, dass er nicht nur schmerzlindernd wirkt, sondern auch den Opiatentzug erleichtert, außerdem Entspannung und Wohlbefinden, Empathie und Geselligkeit fördert. Nur selten traten Nebenwirkungen wie Übelkeit, Schwindel und Schweißausbrüche auf. Manche Studien warnen vor einer möglichen Abhängigkeitsgefahr (einige Inhaltsstoffe wirken auf den μ-Opioidrezeptor), jedoch ohne Langzeit-Nebenwirkungen oder soziale Beeinträchtigungen. Extrakte enthalten Alkaloide (wie 7-Hydroxymitragynine), die als «13-fach stärkerer Opioid (μ-Rezeptor)-Agonist als Morphin» gelten. Allerdings scheint Extrakt aus der

Gegenüber: Acker-Schachtelhalm *(Equisetum arvense)* ist ein traditionelles Heilkraut für Wunden und gegen Schmerzen. **Unten:** Kratombaum *(Mitragyna speciosa)* wird in Südostasien seit Jahrhunderten als Schmerzmittel verwendet.

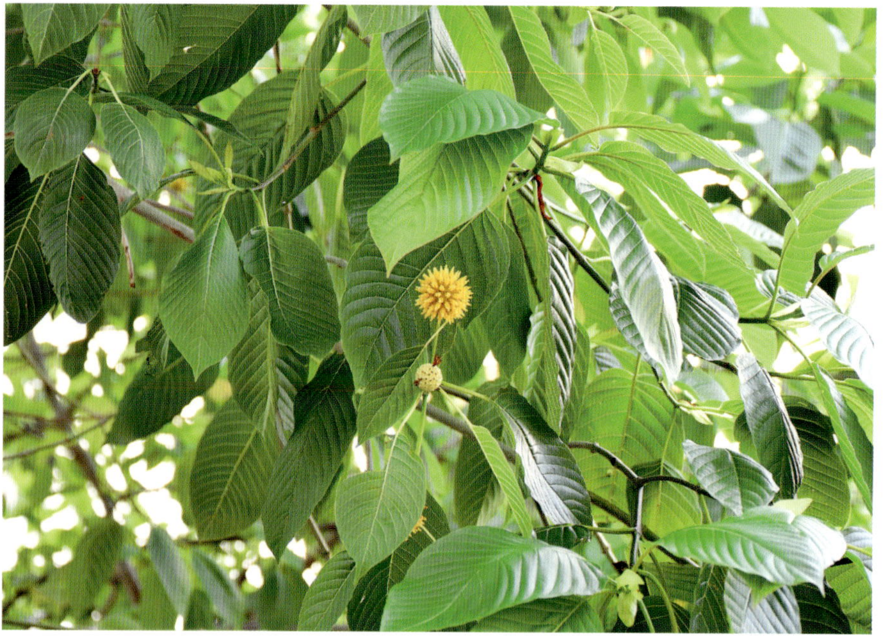

ganzen Pflanze wirksamer als die isolierten Alkaloide, und eventuell eignet er sich auch zur äußerlichen Schmerzlinderung. Ausführlichere Studien zu Wirksamkeit und Sicherheit stehen noch aus.

Erste wissenschaftliche Belege

Wegerich, Mönchspfeffer, Scheinbeere *(Gaultheria procumbens)*, Kampfer und andere Pflanzen werden aktuell aufgrund ihrer schmerzlindernden Wirkung erforscht. Mädesüß *(Filipendula ulmaria)* wird traditionell in Europa gegen Fieber und rheumatische Schmerzen eingesetzt (Tee, 4–6 g frisch oder 2–3 g getrocknet auf 225 ml heißes Wasser, dreimal täglich) und hat auch im Labor entzündungshemmende Wirkung gezeigt. Laborversuche bescheinigen auch der Lianenart *Mandevilla velutina* und dem brasilianischen Baum *Protium kleinii* entzündungshemmende und schmerzlindernde Wirkung.

Acker-Schachtelhalm *(Equisetum arvense)*, der in Nordasien, Nordafrika, Amerika und Europa heimisch ist, wird traditionell gegen Schmerzen und zur Wundheilung eingesetzt. Bei äußerlicher Anwendung nach einem Dammschnitt förderte er die Heilung und wirkte schmerzlindernd. Dill *(Anethum graveolens)*, heimisch in Eurasien, erwies sich zur Behandlung von Menstruationsbeschwerden als ebenso wirksam wie konventionelle entzündungshemmende Medikamente. Königskerze *(Verbascum thapsus)*, seit Jahrhunderten äußerlich gegen Entzündungen verwendet, wirkte (kombiniert mit vier anderen Pflanzen) gegen Mittelohrentzündung bei Kindern ebenso gut wie konventionelle Ohrentropfen. Klette (*Arctium* sp.) lindert Schmerzen und Entzündungen nach Verbrennungen, Dreiflügelfrucht *(Tripterygium wilfordii)* ist wirksam bei Osteoarthritis.

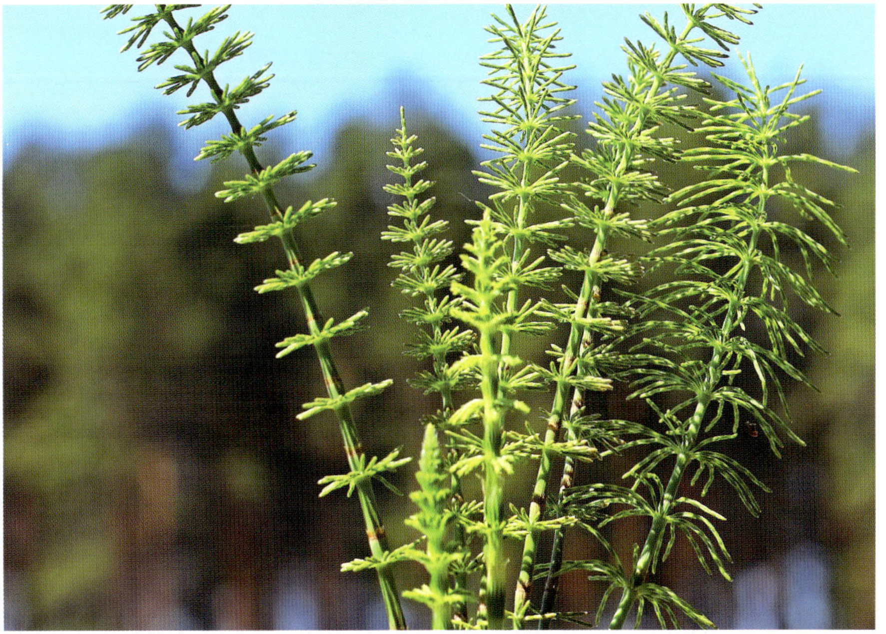

Klinische Studien zeigen, dass die afrikanische Teufelskralle *(Harpagophytum procumbens)* bei Osteoarthritis Schmerzen lindert und die Beweglichkeit verbessert. Sie ist von der deutschen Kommission E (Sachverständigenkommission für pflanzliche Arzneimittel) zur Behandlung degenerativer Krankheiten von Muskeln und Skelett anerkannt. Der Extrakt aus der ganzen Pflanze ist dabei wirksamer als isolierte Inhaltsstoffe.

Sesamöl (aus *Sesamum indicum*) wird in Asien traditionell gegen Schmerzen und Entzündungen eingesetzt. Erste Studien weisen darauf hin, dass es sich zur Behandlung von Osteoarthritis eignet. Der aktive Inhaltsstoff ist wahrscheinlich Sesamol.

Die traditionelle chinesische Heilpflanze San qi *(Panax notoginseng)* sowie Haritaki *(Terminalia chebula)* aus Tibet haben als Schmerzmittel eine lange Geschichte. Erste klinische Studien belegen die Wirksamkeit.

Pestwurz gegen Migräne

Pestwurz *(Petasites hybridus)* gehört zu den Korbblütlern. Ihre entzündungshemmenden Inhaltsstoffe Petasin und Isopetasin sind wirksam bei Migräne. In zwei kontrollierten Studien mit Migränepatienten konnte ein Extrakt aus Pestwurz Anfälle bei Erwachsenen ohne Nebenwirkungen reduzieren. In einer nicht placebokontrollierten Studie mit 108 Kindern (6–17 Jahre) konnten prophylaktische Gaben von Pestwurz die Häufigkeit von Migräneanfällen in drei Vierteln der Fälle um mindestens 50 % verringern. Die Wirkung gegen Migräne bei Kindern wird durch eine weitere Studie bestätigt. Heilpraktiker empfehlen, einen Absud der Wurzel dreimal täglich einzunehmen.

Mehrere klinische Studien bestätigen, dass Ingwer *(Zingiber officinale)* Schmerzen und Entzündungen bei Osteoarthritis lindert. In einer kontrollierten klinischen Studie an 100 Migränepatienten erwies er sich als ebenso wirksam wie das konventionelle Medikament Sumatripan, jedoch mit geringeren Nebenwirkungen.

Weihrauch gegen Schmerzen

Kontrollierte Studien haben sich mit dieser Pflanze beschäftigt. Einer jüngeren Veröffentlichung im *British Medical Journal* zufolge bestätigen «die Ergebnisse aller Studien (…) die klinische Wirksamkeit von Extrakten *B. serrata [d.i. Weihrauch]*.» 2015 kam eine Cochrane Review über Heilpflanzen gegen Osteoarthritis zum gleichen Ergebnis, allerdings wurden in beiden Fällen weitere Untersuchungen für nötig erachtet. Die Behandlung von Osteoarthritis mit Weihrauch scheint weniger Risiken zu bergen als Corticosteroide. Tierärzte haben festgestellt, dass die Pflanze auch bei Hunden wirkt. Kurkuma *(Curcuma longa)* ist ebenfalls Gegenstand aktueller Forschung; es hat sich erwiesen, dass eine Kombination von Kurkuma und Weihrauch bei Osteoarthrose wirkungsvoller ist als Celecoxib in Standarddosierung.

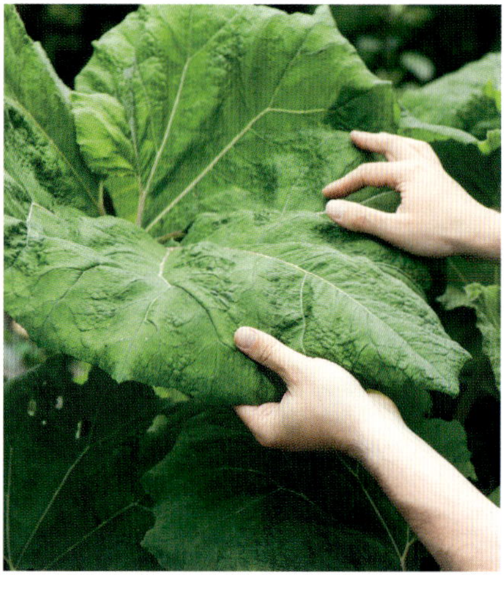

Rechts: Pestwurz *(Petasites hybridus)* hat sich in zwei kontrollierten Studien an Erwachsenen als sicheres und wirksames Mittel gegen Migräne erwiesen. **Rechts außen:** Die schmerzlindernde Wirkung von Weihrauch *(Boswellia sacra)* wird durch mehrere kontrollierte Studien belegt.

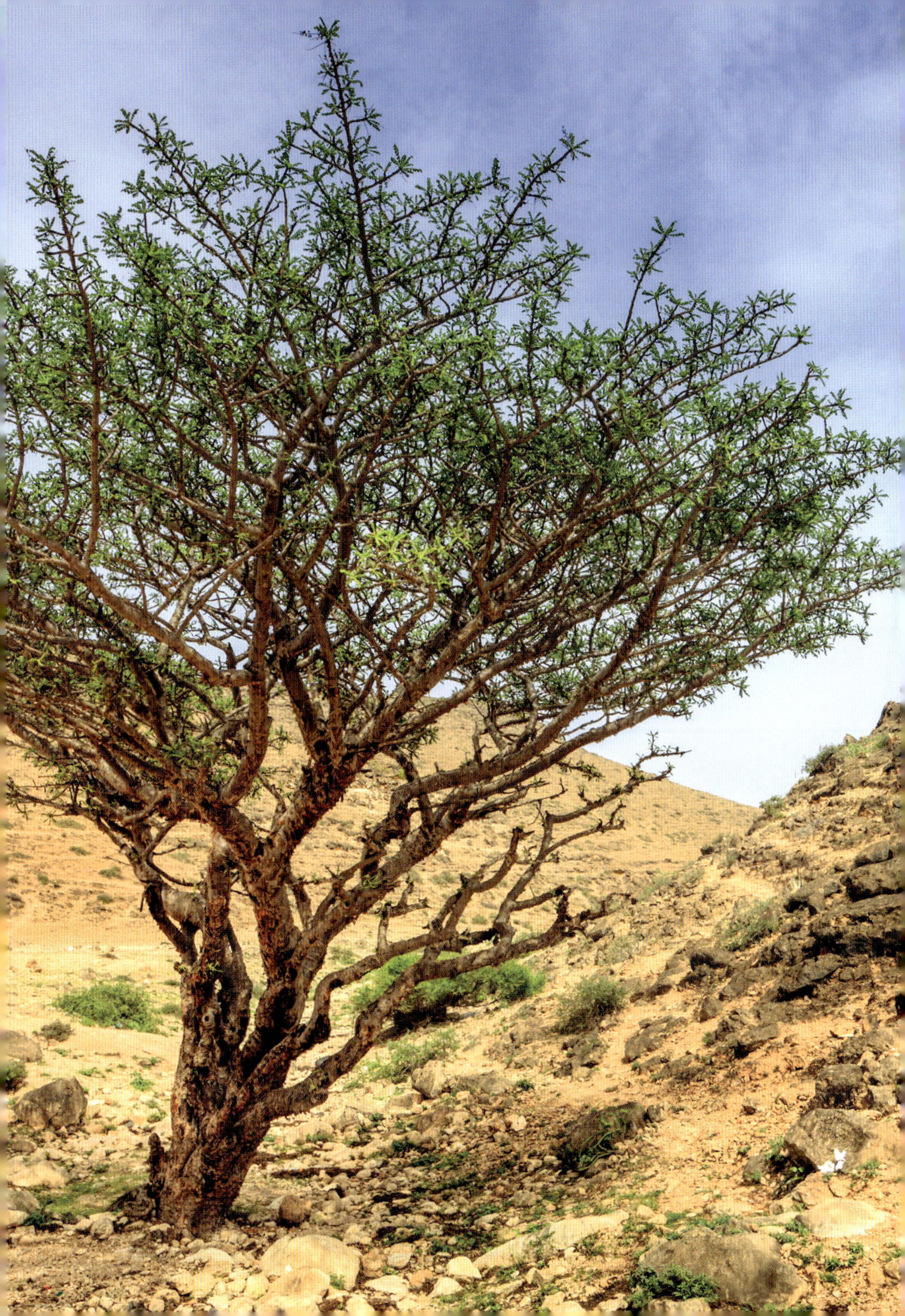

Cannabis sativa syn. *C. indica*

Cannabis,
Indischer Hanf

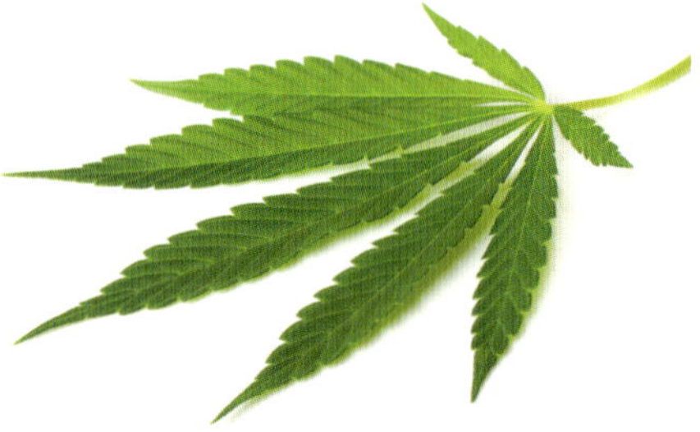

Lange bevor Cannabis zur Freizeitdroge wurde, setzte man es im Mittelalter gegen Schmerzen und Übelkeit ein. Jetzt wird es wiederentdeckt.

Botanik Die einjährige Pflanze stammt aus Nordindien, China und dem Kaukasus. Sie kann über 4 m hoch werden, trägt gezahnte Blätter und cremeweiße Blüten. Sie bevorzugt sauren Boden und gedeiht auch gut in Kübeln. Der Gehalt der Wirkstoffe Tetrahydrocannabinol (THC, bewusstseinsverändernd) und Cannabidiol (CBD, beruhigend, sedierend) ist von Sorte zu Sorte verschieden. Nutzhanf hat einen THC-Gehalt von weniger als 0,2 % und ist medizinisch nicht relevant.

Geschichte und Volkswissen Cannabis wird seit Jahrtausenden als Heil- und Ritualpflanze, aber auch als Freizeitdroge kultiviert. Es wurde im alten Ägypten und China verwendet und spielt seit 800 v. Chr. in Indien im Ayurveda als schmerzlindernde Pflanze eine Rolle. Auch europäische Ärzte kannten die Wirkung. Es hilft gegen nervöse Anspannung, posttraumatischen Stress, Epilepsie, Schlaflosigkeit, Arthritis, Multiple Sklerose (MS), Menstruationsbeschwerden sowie bei Albträumen.

Stand der Wissenschaft

Beim Menschen Die meisten der über 9000 Studien und Veröffentlichungen beziehen sich auf die einzelnen Cannabinoide (wie THC oder CBD) und nicht auf die ganze Pflanze, spiegeln also nicht die traditionelle Verwendung. Die Ergebnisse sind vielschichtig, aber kontrollierte Studien zeigen die schmerzlindernde Wirkung eines THC:CBD-Extraktes bei Krebs, MS, Nervenschmerzen und Muskelkrämpfen. Die schmerzlindernde Wirkung von Cannabis, synthetisch gewonnenen Cannabinoiden wie Nabilon und Produkten wie einem THC:CBD-Spray wird durch eine Meta-Analyse bestätigt. Einigen Studien zufolge zogen Probanden Extrakt aus der ganzen Pflanze synthetischen Cannabis-Medikamenten vor, da er auch nervöse Anspannung und Depressionen lindert. Cannabis und der synthetische Wirkstoff Dronabinol haben Besserung bei ADHS und Tourette-Syndrom gezeigt. In kontrollierten Studien wurde Cannabidiol erfolgreich als Sedativum und zur Linderung von Psychosen bei Patienten mit Parkinson und Schizophrenie eingesetzt. Bei letzteren verbesserte es das Gedächtnis, Nebenwirkungen üblicher Antipsychotika blieben aus. Bei Kindern wirkte es krampflindernd. Die Wirkung bei Gehirntraumata wird aktuell erforscht.

Im Labor Analgetisch (THC und CBD jeweils auch einzeln), sedativ, krampflösend und entzündungshemmend. Wirkt auf Anandamid, eine vierfach ungesättigte Fettsäure, die an die Cannabinoid-Rezeptoren andockt, sowie andere Botenstoffe und Enzyme (z. B. Monoaminooxidase). Zurzeit konzentriert sich die Forschung auf Cannabidiol, das anxiolytisch, antidepressiv, antipsychotisch und neuroprotektiv wirkt, aber nicht «high» macht. CBD wirkt auf den beruhigenden Botenstoff (GABA) und kann die nervöse Anspannung lindern, die durch hohe Dosen THC verursacht wird. THC wirkt euphorisierend und sedativ, seine schmerzlindernde Wirkung setzt in Gehirn und Rückenmark an. Ein analgetischer Synergieeffekt von THC und Opioiden ist möglich. Cannabis und THC hemmen den erregenden Botenstoff (Glutamat), was zu einer kurzzeitigen Erhöhung des Dopaminspiegels führen könnte.

Inhaltsstoffe Blätter und Blütenknospen enthalten etwa 70 Cannabinoide wie Cannabidiol und Cannabinol. Enthält als einzige Pflanze das bewusstseinsverändernde Cannabinoid THC. Außerdem Flavonoide, Alkaloide und ein ätherisches Öl mit den Inhaltsstoffen Humulen (entzündungshemmend), Linalool (beruhigend) sowie Beta-Caryophyllen (aktiviert Cannabinoid-Rezeptoren). Alle könnten synergistisch mit Cannabinoiden wirken.

Anwendung Fällt aktuell unter das Betäubungsmittelgesetz, daher Einnahme und Dosierung nur nach ärztlicher Verordnung. Medizinische Cannabisprodukte werden aus weiblichen Blüten und Blättern gewonnen, THC- und CBD-Gehalt sind standardisiert. Darreichungsformen sind Tee, Tinktur, Dampfinhalation, Sprays und Pflaster zur Anwendung auf der Haut.

Sicherheit Der THC-reiche Indische Hanf kann (im Gegensatz zum Nutzhanf) Nebenwirkungen haben, beispielsweise kurzzeitige kognitive Beeinträchtigung, Euphorie, Panik oder nervöse Anspannung, aber auch Mundtrockenheit, gerötete Augen oder verringerte Koordination. Psychosen als Folge von Cannabis-Missbrauch konnten in Studien nicht bestätigt werden, möglich ist aber eine Verstärkung bereits bestehender Symptome. Reine natürliche und synthetische CBD-Verbindungen zeigen solche Nebenwirkungen nicht, sie sind aber eventuell weniger wirksam als die gesamte Pflanze. Vorsicht bei Herz-Kreislauf- und Fruchtbarkeitsproblemen. Rauchen von Cannabis als Freizeitdroge kann langfristig den Blutdruck erhöhen.

Rechtslage Die rechtlichen Bestimmungen sind von Land zu Land verschieden und ändern sich zudem häufig. Unbedingt Rücksprache mit dem Arzt halten.

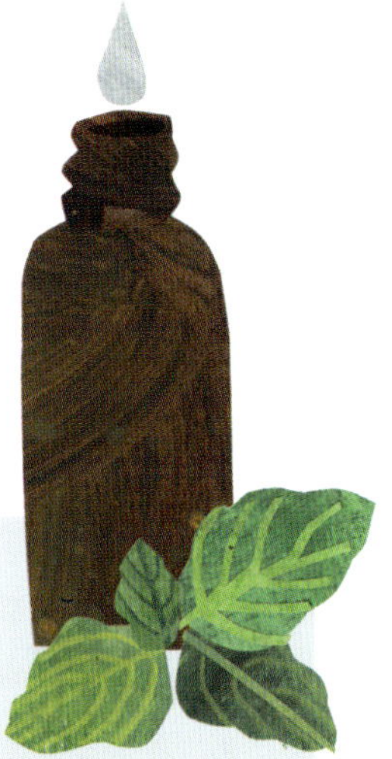

LINDERNDE PFEFFERMINZE

Kontrollierte Versuche zeigen, dass Pfefferminzöl Kopfschmerzen lindert. 10 % Pfefferminzöl in alkoholischer Lösung, äußerlich aufgetragen, war ebenso wirksam wie 1000 mg Paracetamol, wenn die Behandlung alle 15 Minuten bis zum Abklingen der Schmerzen wiederholt wurde. Pfefferminze hemmt Serotonin und Substanz P und verstärkt nach lokaler Anwendung die Durchblutung der Haut.

Spaziergang im Labyrinth

Gegen chronische Rückenschmerzen werden oft Tabletten eingenommen, aber leichte körperliche Bewegung ist mindestens ebenso wirksam. Wer durch ein Labyrinth spaziert, muss bis zum Erreichen des Ziels in der Mitte ständig die Richtung ändern, was bei Rückenschmerzen genau das richtige ist. Wenn Sie genug Platz im Garten haben, pflanzen Sie doch ein Labyrinth mit «Hecken» aus Mädesüß, dessen schaumartige Blütenstände einen herrlich süßen Duft verbreiten.

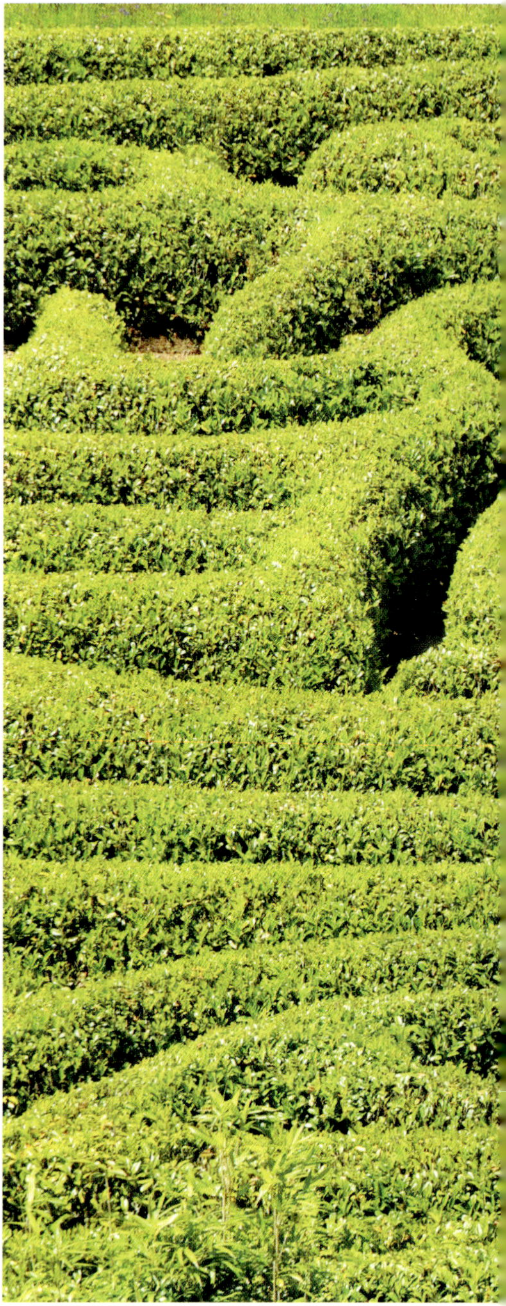

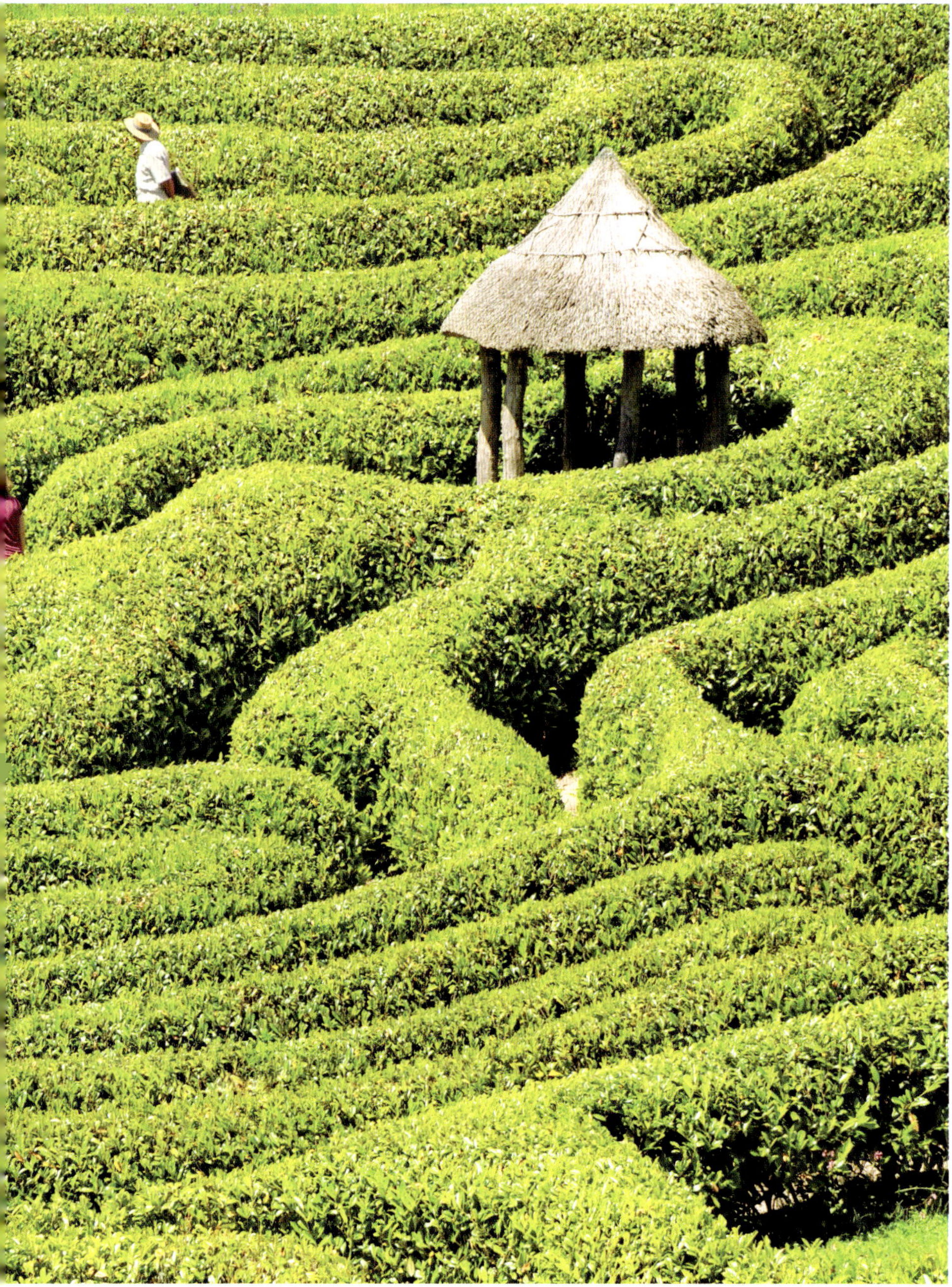

Arnika montana

Arnika

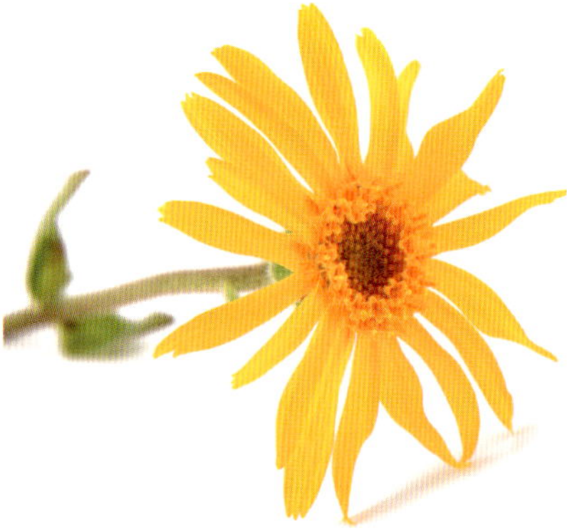

Arnika ist als schmerzlindernde Heilpflanze seit Langem bekannt. Pflanzenextrakte (nicht homöopathische Produkte) gelten als sicheres und wirksames Mittel zur Behandlung von Osteoarthritis, Muskelschmerzen, Veneninsuffizienz und anderen Beschwerden.

Botanik Die Heimat der dekorativen, ausdauernden Pflanze sind höher gelegene Wiesen in Europa, Sibirien und Nordamerika. Sie wird bis 60 cm hoch, hat duftende, orangegelbe Blüten und ovale, geäderte Blätter. Als Heilmittel werden vor allem die Blüten verwendet, aber auch die Wurzeln (Ernte im Herbst).

Geschichte und Volkswissen Arnika ist in Europa seit Jahrhunderten als Heilpflanze bekannt und wurde auch zu Heilzwecken geraucht (früher eine übliche Praxis). Zur Abschreckung von Wölfen pflanzte man sie um Viehweiden, ebenso wie die ähnlich aussehende, aber toxische Kaukasus-Gemswurz *(Doronicum orientale)*. Arnikatee wurde gegen Engegefühl in der Brust, bei Herzkrankheiten und Fieber verordnet. Heute wird die Pflanze nicht mehr innerlich angewandt. Weil sie entzündungshemmend und analgetisch wirkt und Blutergüssen vorbeugt, kommt sie in Salben gegen Verstauchungen, Muskelschmerzen und Prellungen sowie bei rheumatischen Schmerzen und entzündeten Venen zum Einsatz.

Stand der Wissenschaft

Beim Menschen Kontrollierten klinischen Studien zufolge lindert Arnika Blutergüsse (besser als 1 %-iges Vitamin K), postoperative Ödeme, fördert die Wundheilung und lindert Muskelschmerzen nach starker Beanspruchung. Zur Behandlung von Osteoarthritis der Hände ist Arnika-Gel ebenso wirksam wie Ibuprofen-Gel. Eine Cochrane Review über äußerlich angewandte pflanzliche Wirkstoffe besagt, dass Arnika-Gel Schmerzen und Funktionsstörungen ebenso gut lindert wie nicht-steroidale entzündungshemmende Medikamente. Klinische Versuche zeigten zudem die Wirksamkeit bei Knie-Osteoarthritis, Verstauchungen, Wunden, Blutergüssen und Frostbeulen. Die meisten Versuche mit homöopathischen Produkten ergaben im Vergleich zu einem Placebo keine nennenswerte Wirkung.

Arnika versus Ibuprofen:** **In einer streng kontrollierten Studie an einer rheumatologischen Klinik in der Schweiz wurden 204 Personen mit Schmerzen und Funktionsbeeinträchtigungen der Hände 21 Tage lang mit Arnika-Tinktur (1:20) bzw. Ibuprofen-Gel (5 %) behandelt. Die Ergebnisse waren gleichwertig.

Im Labor Verbessert bei äußerlicher Anwendung die periphere Durchblutung, wirkt entzündungshemmend (und antimikrobiell). Regt bei innerlicher Anwendung das Immunsystem an. Der Hauptwirkstoff Dihydrohelanin hemmt Entzündungssignale in ähnlicher Weise wie Glucocorticoide.

Inhaltsstoffe Bittere Sesquiterpenlactone (wie Helanalin), Alkaloide, Coumarine (wie Scopoletin), Tannine und Schleimstoffe/Polysaccharide. Flavonoide (wie Hispidulin, Astragalin und Luteolin) sowie Carotinoide (verantwortlich für die Farbe der Tinktur).

Anwendung Äußerlich. Blüten und Wurzeln für Gels, Lotionen, Öle und Kompressen, Konzentration bis 50 %, alternativ verdünntes ätherisches Öl. Tinktur aus Blüten oder Wurzeln für Kompressen oder Fußbäder.

Sicherheit Nur äußerlich und nicht auf verletzter Haut anwenden. Berichte über Toxizität bei Einnahme beziehen sich möglicherweise auf Überdosierung oder allergische Reaktionen. Enthält den toxischen Stoff Helenalin, der bei Einnahme in hoher Dosierung Gastritis verursachen kann. Allergische Reaktionen bei Berührung möglich. Produkte können mit Mexikanischer Arnika *(Heterotheca inuloides)* oder Ringelblume *(Calendula officinalis)* gestreckt sein. Arnika ist in verschiedenen europäischen Arzneibüchern verzeichnet.

Capsicum annuum

Cayennepfeffer

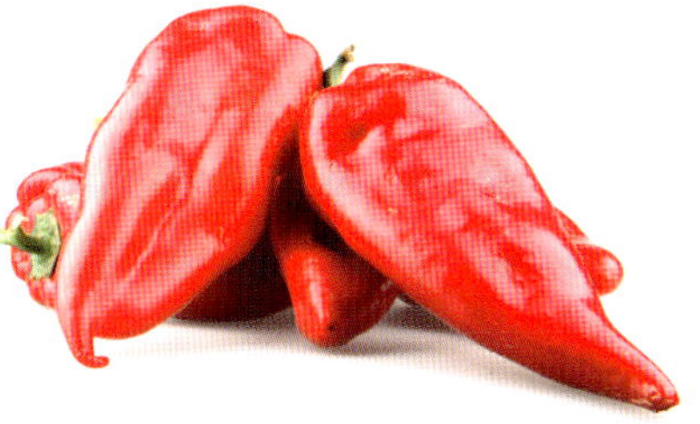

Das beliebte Speisegewürz ist für seine schmerzlindernde Wirkung bekannt. Sein Wirkstoff Capsaicin wird in der Schulmedizin zur äußeren Behandlung eingesetzt.

Botanik Die Pflanze stammt aus Mexiko. Sie wächst in den Tropen und Subtropen, ist in heißen Gegenden mehrjährig und in kühleren einjährig. Der bis 1 m hohe Strauch hat kleine, ovale Blätter, weiße Sternblüten und längliche, rote Früchte. Er bevorzugt nährstoffreichen, warmen Boden und gedeiht gut in Kübeln. Es gibt Tausende von Sorten. Alle enthalten den aktiven Inhaltsstoff Capsaicin.

Geschichte und Volkswissen Kolumbus brachte den Cayennepfeffer im 16. Jahrhundert nach Europa. Der amerikanische Arzt John Christopher sagte: «Ich habe in 35 Jahren keinen Patienten durch einen Herzanfall verloren ... wenn sie noch atmen, verabreiche ich ihnen eine Tasse Cayenne-Tee ... und binnen Minuten sind sie wieder auf den Beinen.» Cayennepfeffer wird traditionell gegen Schmerzen und äußerlich bei Wunden, Blutergüssen, Verbrennungen, Ischialgie, Neuralgie und Muskelkrämpfen verwendet, außerdem als Stimulans ohne narkotisierende Wirkung.

Stand der Wissenschaft

Beim Menschen In kontrollierten Versuchen linderte Cayennepfeffer Neuralgie infolge von Gürtelrose, HIV und diabetischer Neuropathie sowie Muskel- und Rückenschmerzen (Hexenschuss), Kopf- und Gelenkschmerzen. Bei Kindern reduzierte er nervöse Anspannung und postoperative Schmerzen. Anderen Studien zufolge eignet er sich zur Behandlung von Tonsillitis und zur Verbesserung der Herzmuskel-Durchblutung. Bei übergewichtigen Frauen regte er den Stoffwechsel an, zügelte den Appetit und senkte die Stressmarker im Blut.

Im Labor Die Capsaicinoide hemmen einen Vanilloidrezeptor (TRPV1), der auch im Gehirn vorkommt. Er schüttet Substanz P (und Somatostatin) aus, die an der Schmerzübertragung ans Gehirn beteiligt ist. Capsaicin hemmt Substanz P und verhindert so, dass Schmerzsignale das Gehirn erreichen. Wirkt auf andere Botenstoffe wie Serotonin, erweitert die Blutgefäße, regt den Stoffwechsel an, wirkt entzündungshemmend und antioxidativ und bewirkt die Ausschüttung von Endorphinen.

Inhaltsstoffe Für den scharfen Geschmack sorgen Capsaicinoide (Amine) wie das aktive Capsaicin, das den Früchten zusammen mit Betakarotin ihre rote Farbe gibt. Der Grad der Schärfe hängt wahrscheinlich von der Länge einer Seitenkette des Capsaicin ab. Enthält außerdem Ölsäure, Palmitin- und Stearinsäure, Flavonoide, ein flüchtiges Öl und viel Vitamin C.

Anwendung Bei Arthritis empfiehlt der Pflanzenheilkundler Andrew Chevallier 20 Tropfen Cayenne-Tinktur (150 g frisches oder 100 g getrocknetes Pflanzenmaterial in 500 ml 40 %-igem Alkohol 14 Tage ziehen lassen, täglich schütteln, dann abseihen), gemischt mit 100 ml Weidenrindentinktur (gleiche Zubereitung), zweimal täglich 5 ml. Kapseln, Pflaster und Nasensprays werden ebenfalls verwendet. Frische und getrocknete Früchte sowie Pulver (nicht Chilipulver, dabei handelt es sich um eine Gewürzmischung!) zum Würzen von Öl, Cocktails oder Schokoladeneis nach mexikanischer Art.

Sicherheit Nach dem Hantieren mit Cayennepfeffer nicht die Augen berühren. Samen nicht allein verzehren. Kann den Magen reizen, Schweißausbrüche oder laufende Nase verursachen. Nicht bei Magengeschwüren, zu viel Magensäure, Analoperationen und Hautausschlägen. Obwohl Cayennepfeffer ein Lebensmittel ist, Langzeitanwendung vermeiden, denn dadurch kann es zu Überdosierung oder Gewöhnung kommen.

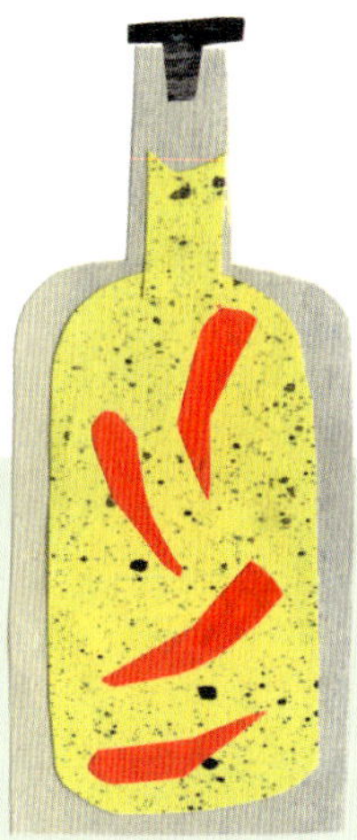

CHILIÖL FÜR KÜCHE UND HAUT

Einfach, aber gut!

3 frische oder getrocknete Chilischoten hacken und mit 50 ml Olivenöl verrühren. Nach Geschmack 1 TL Cayennepfeffer zugeben. Im Kühlschrank 3–4 Tage haltbar.

Schmerzlindernde Salbe mit Beinwell, Chili und Arnika

250 ml Sonnenblumenöl

300 g frische (oder 200 g getrocknete) Arnika

8 frische Bird's Eye Chilis, fein gehackt

300 g frischer Beinwell, fein gehackt

100 g reines Bienenwachs (gehackt oder Pellets)

10 Tropfen ätherisches Öl eigener Wahl (nach Belieben)

Menge und Zusammenstellung der Pflanzen können variiert werden. Zur Heilung der Haut Ringelblumen statt Beinwell verwenden. Das Rezept stammt von Ross Menzies, der lange als Heilpflanzenexperte im Dilston Physic Garden beschäftigt war.

Sonnenblumenöl und Pflanzenteile in einem Topf (kein Metall) sehr langsam bei niedriger Temperatur erhitzen. Nicht kochen lassen. Im Idealfall an mehreren Tagen einige Stunden erwärmen, zwischendurch abkühlen lassen.

Durch ein feines Tuch abgießen und erneut erwärmen. Das Bienenwachs zugeben und schmelzen lassen. Eine kleine Menge mit einem Teelöffel abnehmen und prüfen, wie fest die Masse wird. Ist sie zu weich, noch etwas Bienenwachs zugeben.

In dunkle Gläser füllen und ohne Deckel erkalten lassen. Wenn frische Pflanzen verwendet werden, darf kein Wasser (unter dem Öl am Topfboden) in die Gläser gelangen.

Wenn die Salbe lauwarm ist, können 10 Tropfen ätherisches Öl (z. B. Kamille oder Pfefferminze) eingerührt werden.

Wenn die Salbe kalt ist, die Gläser zuschrauben und etikettieren.

Symphytum officinale

Beinwell

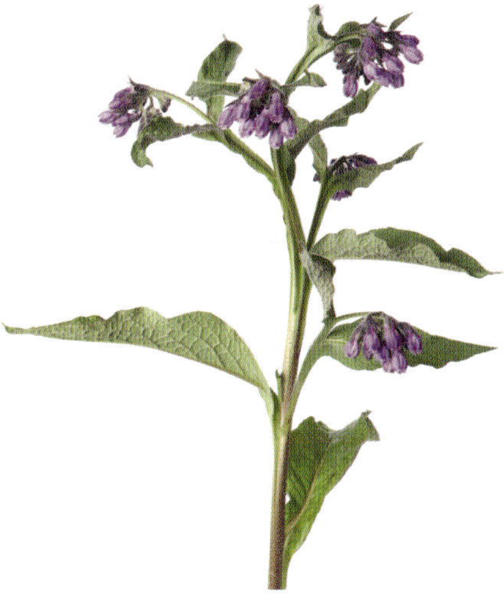

Wer Beinwell in den Garten pflanzt, hat immer ein Mittel zur äußerlichen Schmerzbehandlung zur Hand. Die Wirkung der traditionellen Heilpflanze wird durch zahlreiche klinische Studien bestätigt.

Botanik Die ausdauernde Pflanze aus Europa wird bis 1 m hoch. Sie bevorzugt feuchte Standorte, hat dicke, behaarte Blätter, rosa-violette oder weiße Blüten und eine fleischige Wurzel. Sie wird im Frühling oder Herbst geerntet, wenn sie besonders viel wundheilendes Allantoin enthält.

Geschichte und Volkswissen Beinwell wird seit Urzeiten bei Verstauchungen und Knochenbrüchen eingesetzt. Der Arzt und Apotheker Nicholas Culpeper schrieb im 16. Jahrhundert: «Ein Trunk von Beinwell-Absud hilft bei allen inneren Verletzungen, Blutergüssen und Wunden ... sowie bei äußeren Verletzungen und Wundsein von Fleisch oder sehnigen Teilen des Körpers.» Der Trivialname verweist auf die Verwendung bei Muskel- und Sehnenschmerzen und Frakturen, und der botanische Name lehnt sich an das griechische Wort für «zusammenfügen» an. Im Baltikum wird die Pflanze als Gemüse kultiviert. Die Blätter werden für Suppen und Eintöpfe verwendet. Die Wurzeln sollten nicht verzehrt werden.

Stand der Wissenschaft
Beim Menschen Zahlreiche Versuche und Fallstudien bestätigen die traditionelle Verwendung von Beinwellarten (neben *Symphytum officinale* auch *S. × uplandicum*) zur äußerlichen Linderung von Schmerzen, Muskel- und Gelenkentzündungen. Klinisch bestätigt ist die schmerzlindernde Wirkung bei verstauchten Knöcheln (sichere Alternative zu Diclofenac), bei Rückenschmerzen (besonders in Kombination mit dem Medikamentenwirkstoff Methylnicotinat), bei Osteoarthritis, bei Druckgeschwüren (Dekubitus) und Schürfwunden (auch bei Kindern über drei Jahren).

In einer kontrollierten Studie wurden eine Salbe aus Beinwell-Wurzelextrakt und ein Diclofenac-Gel bei Knöchelverstauchungen an 164 Patienten verglichen, Anwendung viermal täglich. Danach sollten mehrere Faktoren beurteilt werden: Schmerzreaktion bei Druck, Schwellung (Umfang des Gelenks), Bewegungseinschränkung, zusätzliche Medikamenteneinnahme (Paracetamol) sowie Schmerzempfinden in Ruhe und Bewegung. Der Beinwell-Extrakt wurde von Ärzten und Patienten als wirksam und gut verträglich beurteilt. Einige Variablen deuten an, dass er dem Diclofenac-Gel überlegen sein könnte.

Im Labor Die wundheilende Wirkung beruht auf dem Inhaltsstoff Allantoin. Er regt den Zellstoffwechsel an, fördert das gesunde Zellwachstum und die Collagenbildung und reguliert Entzündungen. Enthält außerdem Rosmarinsäure, ein stark entzündungshemmendes Antioxidans.

Inhaltsstoffe Neben den Alkaloid Allantoin enthält er eine Kombination weiterer Stoffe, darunter Phenolsäuren wie Rosmarinsäure. Wie Pestwurz, Borretsch und Huflattich enthält Beinwell Pyrrolizidin-Alkaloide (z. B. Symphytin und Pyrrolizidin), die bei längerer Einnahme hoher Dosen lebertoxisch sind, Krebs und Mutationen begünstigen können. Enthält ferner die Aminosäure Asparagine, Schleimstoffe, Tannine, Harze und ein flüchtiges Öl.

Anwendung Bei Zerrungen und Verstauchungen Massage mit Öl (500 g frische Blätter und 750 ml Mandelöl oder anderes Basisöl in einer Glasschüssel über einem köchelnden Wasserbad abgedeckt 2–3 Stunden erhitzen, dann in eine dunkle Glasflasche abseihen). Alternativ Salbe auf Wachsbasis oder Kompressen/Umschläge aus den Blättern.

Sicherheit Kein Risiko bei äußerlicher Anwendung. Innerliche Anwendung in verschiedenen Ländern verboten (bei Langzeitanwendung höherer Dosen Lebertoxizität der Pyrrolizidin-Alkaloide aus den Wurzeln). Die oberirdischen Teile enthalten sehr geringe Mengen dieser Alkaloide. Epidemiologische Befunde aus Ländern, in denen sie gegessen werden, liegen nicht vor. Die Blätter werden innerlich gegen Magen- und Zwölffingerdarmgeschwüre angewendet. Keinesfalls mit den sehr ähnlichen Blättern des Fingerhut (*Digitalis* sp.) verwechseln, der gefährliche Vergiftungen auslösen kann.

ACHTSAMKEIT UND SCHMERZLINDERUNG

Diese alternative Behandlungsform für Kopfschmerzen ist seit einigen Jahrzehnten bekannt. Sie zielt darauf ab, durch Visualisierung vom Schmerz abzulenken.

Konzentrieren Sie sich auf den genauen Ort des Schmerzen, auf den Körperteil und dort auf die exakte Position des Schmerzes. Bestimmen Sie dann seine Größe – in Tassen oder im Vergleich mit Pflanzen (so groß wie Mutterkraut oder wie eine Weide?). Welche Form hat der Schmerz? (Wählen Sie geometrische Formen wie Kreis oder Quadrat oder wieder Pflanzenvergleiche, z. B. runde Blüte, Moospolster, langer Stiel). Geben Sie dem Schmerz eine Farbe (Dunkelrot? Blau? Weiß?). Wiederholen Sie die Übung mehrmals.

Viele Patienten bestätigen, dass durch die Wiederholung dieser Übung Kopfschmerzen nachlassen oder sogar ganz verschwinden können.

Salix alba

Silber-Weide

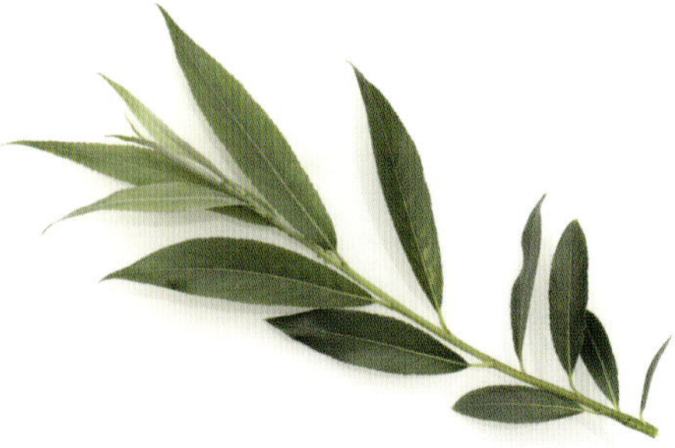

Aspirin, das meistverwendete Medikament der Welt, wird aus Salicin gewonnen, einem Inhaltsstoff der Weide. Wegen der überaus geringen Nebenwirkungen könnte das traditionelle Heilmittel Weidenrinde ein Comeback erleben.

Botanik Der sommergrüne Baum ist in Europa, West- und Zentralasien heimisch. Er wird 9–15 m hoch und ist äußerst wuchsfreudig: Sogar abgeschnittene Ruten oder Stammstücke bilden leicht Wurzeln. Die graubraune, rissige Rinde wird als Heilmittel verwendet. Auch die Blätter anderer Weidenarten (z. B. *S. fragilis*) sollen Heilwirkung besitzen.

Geschichte und Volkswissen Die Rinde wird seit Jahrtausenden gegen Gelenk- und Kopfschmerzen, Gicht, Hexenschuss, Ischialgie, Entzündungen und Fieber verwendet. Erstmals erwähnt wird sie in ägyptischen Texten von ca. 1550 v. Chr. Hippokrates empfahl, sie zu kauen, Tee aus Weidenblättern zu trinken oder die Blätter mit Pfeffer zu stampfen und mit Wein zu mischen, um Fieber und Schmerzen zu lindern. Auch Plinius und Galen erwähnen sie als schmerzlinderndes und fiebersenkendes Mittel. Diese traditionelle Verwendung von Weidenrinde (und von Mädesüß, das ebenfalls Salicylsäure enthält), gab den Anstoß dafür, dass 1838 Salicin aus Weidenrinde isoliert und 1853 in Frankreich synthetisch hergestellt wurde. Aspirin (Acetylsalicylsäure) wurde erstmals 1897 von Bayer produziert.

Stand der Wissenschaft
Beim Menschen Im Vergleich zu Aspirin gibt es nur wenige kontrollierte klinische Studien über Weidenrinde. Diese zeigen lindernde Wirkung bei Rücken- und Gelenkschmerzen und bei Osteoarthritis. Eine davon ergab, dass Weidenrinde (standardisiert, 240 ml Salicin) ebenso wirksam ist wie das Medikament Rofexocib, aber nur halb so viel kostet. 114 Probanden mit Schmerzen im unteren Rücken wurden 6 Monate lang behandelt.
Im Labor Weidenrinde reguliert die Prostaglandinproduktion und hemmt verschiedene Entzündungsmediatoren (z. B. Cytokine und COX-2) ebenso gut wie Aspirin, wenn nicht sogar besser. Bei gleichen Gewichtsanteilen Salicin ist auch die antioxidative Wirkung überlegen.

Inhaltsstoffe Der Salicingehalt kommerzieller Weidenrinde-Produkte ist meist standardisiert. An der therapeutischen Wirkung sind auch andere Stoffe wie Salicylate und Polyphenole (z. B. Tannine und Flavonoide) beteiligt.

Anwendung Absud: 20 g getrocknete oder 40 g frische Weidenrinde fein gehackt auf 750 ml Wasser, auf 500 ml einkochen, dreimal täglich 120 ml. Die Rinde kann auch gekaut werden. Alternativ Tinkturen, Kapseln oder Tabletten (die Auszüge anderer Pflanzen enthalten können). Die Wirkung von Weidenrinde setzt langsamer ein als die von Aspirin, hält aber länger an. In Dänemark bereitet man Weidenschnaps aus den pollenschweren männlichen Kätzchen und Wodka zu.

Sicherheit Im Gegensatz zu Aspirin reizt Weidenrinde den Magen-Darm-Trakt nicht, weil das Salicin aus Weidenrinde nicht im Magen, sondern im Zwölffingerdarm absorbiert wird. Vorsicht bei Gerinnungshemmern mit mehr als 240 mg Salicin pro Tag. In geringeren Dosen besitzt Weidenrinde nicht dieselbe vorbeugende Wirkung gegen Herzinfarkt und Schlaganfall wie Aspirin (und ein Extrakt mit 240 mg Salicin wirkt sich nicht nennenswert auf die Blutgerinnung aus). Allergische Reaktionen auf Salicylsäure kommen vor. Nicht für Kinder, obwohl der Kommission E kein Nachweis für eine Kontraindikation von Weidenrinde bei kleinen Kindern vorliegt, weil die Salicylate anders verstoffwechselt werden als Aspirin. Vorsicht bei Einnahme anderer entzündungshemmender Medikamente: Theoretisch ist eine additive Wirkung möglich. In der Schwangerschaft wird von Salicylaten abgeraten.

Tanacetum parthenium

Mutterkraut

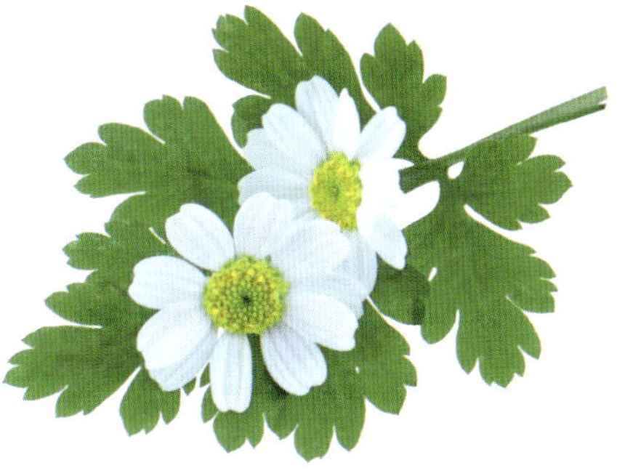

In Europa wird Mutterkraut seit Jahrhunderten gegen Migräne, Fieber und Arthritis eingesetzt. Klinische Studien zeigen nun, dass es sich zur Migräneprophylaxe eignet.

Botanik Mutterkraut wird bis 70 cm hoch und sieht mit den hellgrünen, ovalen Blättern und den weißen Blüten aus wie eine übergroße Kamille. Es stammt aus Asien, ist heute aber in Europa, Australien und Nordamerika verbreitet. Es bevorzugt Sonne und durchlässigen Boden und blüht den ganzen Sommer lang. Die Blätter werden während der Blüte geerntet.

Geschichte und Volkswissen Traditionell wird das Mutterkraut gegen Fieber und Schmerzen aller Art, auch rheumatische, sowie zur Migränevorbeugung verwendet. In den 1980er-Jahren begannen britische Forscher, sich mit der Pflanze zu beschäftigen. Nordamerikanische Ärzte verordneten das Kraut als Tonikum für Patienten, «die dem Opium übermäßig zugesprochen hatten».

Stand der Wissenschaft

Beim Menschen Mehrere kontrollierte klinische Versuche (aber nicht alle) zeigen die vorbeugende Wirkung gegen Migräne ohne Nebenwirkungen. Stichhaltiger sind spätere Studien mit standardisierten Extrakten und Dosierungen. Andere Studien zeigten, dass Mutterkraut in Kombination mit Ingwer bzw. mit Silber-Weide *(Salix alba)* Migräne lindert.

Im Labor Parthenolid, der wirksame Inhaltsstoff, ist ein selektiver Entzündungshemmer (NF-Kappa-Rezeptor B Aktivierung) und wirkt auch auf den Botenstoff Serotonin, der mit Migräne in Zusammenhang gebracht wird. Extrakte haben sich in mehreren Versuchen als entzündungshemmend erwiesen und hemmen zudem die Prostaglandinsynthese. Der Blütenextrakt wirkt analgetisch, lindert Entzündungen und neuropathische Schmerzen.

Inhaltsstoffe Parthenolid ist der relevante Wirkstoff. Er gehört zu den Sesquiterpenlactonen, die in allen Korbblütlern enthalten sind. Mutterkrautextrakt wirkt aber auch entzündungshemmend, wenn ihm dieser Stoff wegen seiner hautsensibilisierenden Wirkung entzogen wird. Unterschiedliche Versuchsergebnisse erklären sich eventuell dadurch, dass manche Mutterkrautarten reich an Parthenolid sind, während der Stoff in anderen fehlt. Enthält zudem weitere Sesquiterpene, Flavonoide und ein kampferartiges flüchtiges Öl.

Anwendung Der britische Heilpflanzenexperte Andrew Chevalier empfiehlt, zur Vorbeugung gegen Migräne täglich 2–3 frische Blätter zu zerkauen. Tinkturen und Kapseln, Umschläge bei Gelenkschmerzen.

Sicherheit Abgesehen von vereinzelten allergischen Reaktionen (Geschwüre im Mund) sind nur geringfügige und vorübergehende Nebenwirkungen dokumentiert. Parthenolide kann die Hautempfindlichkeit erhöhen. Keine Einwände gegen Langzeitanwendung. Eventuell Vorsicht bei Gerinnungshemmern, allerdings liegen dafür keine klinischen Belege vor. Nicht in der Schwangerschaft anwenden.

Aloe vera syn. *A. barbadensis*

Aloe vera

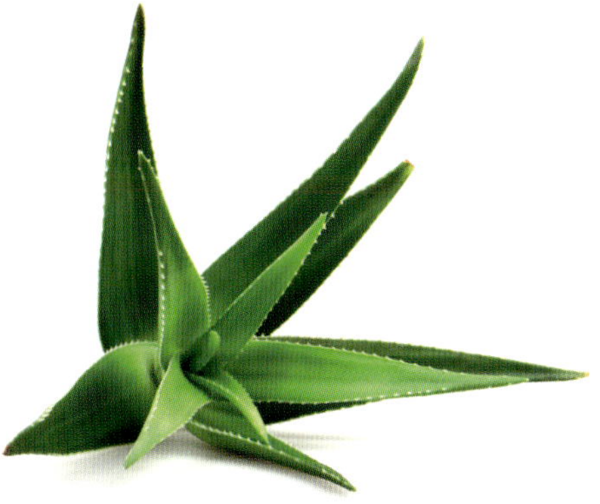

Die exotische Pflanze mit den fleischigen Blättern ist gut bekannt und wird vor allem bei entzündlichen Beschwerden der Haut eingesetzt.

Botanik Die ausdauernde Sukkulente stammt aus Ost- und Südafrika, wächst heute aber weltweit in den Tropen. Sie verträgt keinen Frost und kann in kühleren Gegenden als Zimmerpflanze kultiviert werden. Die fleischigen Blätter mit gezahnten Rändern bilden eine grundständige oder kurz gestielte Rosette. Die Aloe trägt Blüten in Gelb oder Orange auf hohen Stielen und vermehrt sich leicht durch neue Knospen. Die Heilwirkung von *A. saponaria* wurde ebenfalls untersucht.

Geschichte und Volkswissen Zu den ältesten Dokumenten über diese Heilpflanze zählt das Ebers Papyrus, eine altägyptische Schrift aus dem 16. Jahrhundert v. Chr. In der Umgebung von Mekka pflanzt man Aloe noch heute auf Gräbern. Ihr arabischer Name bedeutet Geduld und verweist auf die Zeit zwischen Tod und Auferstehung. In der heutigen Pflanzenheilkunde wird sie als entzündungshemmendes und schmerzlinderndes Mittel bei Arthritis, Gingivitis, Gicht, Dermatitis, Sonnenbrand und Magengeschwüren eingesetzt.

Stand der Wissenschaft
Beim Menschen Aloe-vera-Gel hat in kontrollierten Studien lindernde Wirkung bei Gewebeschäden und postoperativen Schmerzen gezeigt. Sie fördert die Wundheilung und ist wirksam bei Verbrennungen, Schuppenflechte, Windeldermatitis, Herpes und strahlungsbedingter Mukositis. Sie wirkt regulierend auf Blutzuckerspiegel und Blutfette und wird kosmetisch zur Faltenglättung eingesetzt.
Im Labor Entzündungshemmend, heilend bei neuropathischen und Gewebeschäden, antioxidativ, antimikrobiell und antitumoral.

Inhaltsstoffe Der Milchsaft enthält gelblich-braune, bittere Glucoside wie Anthrachinon, Aloin A (Barbaloin) und B (Isobarbaloin), außerdem Saponine, Lectine, Terpene und Alkaloide.

Anwendung Frisches Gel aus den Blättern äußerlich oder als Zusatz zu Salben und Lotionen, Shampoo und Rasiercreme. Zur innerlichen Anwendung wird der Saft aus dem Gel gepresst und an Lebensmittel (z. B. Joghurt) gegeben. Kommerziellem Saft werden die dunklen, bitteren Aloine entzogen. Aloe ist eine Zutat des italienischen Bitterlikörs Amaro.

Sicherheit Gilt bei äußerlicher Anwendung als sicher, jedoch nicht auf offene Wunden und schwere Verbrennungen auftragen. Bei innerlicher Anwendung kann es zu Nebenwirkungen (z. B. Krämpfen) kommen. Weil bei hoher Dosierung in Laborversuchen der Verdacht einer karzinogenen Wirkung aufkam, wird von der Langzeiteinnahme abgeraten. Wichtig ist, die richtige Art zu verwenden (es gibt über 500 Aloe-Arten, einige davon sind giftig). Nicht anwenden in Schwangerschaft oder Stillzeit.

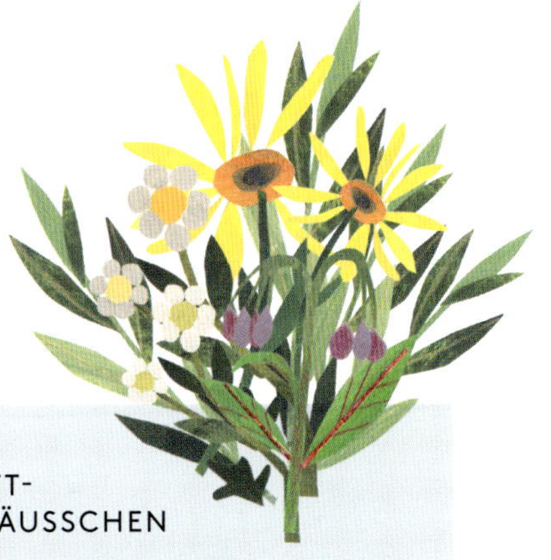

DUFT-STRÄUSSCHEN

Versuchen Sie einmal, sich bewusst von Schmerzen abzulenken. Konzentrieren Sie sich darauf, Heilpflanzen gegen Schmerzen zu pflücken und ein Sträußchen daraus zu binden: Arnika, Mutterkraut, Beinwell und Weide, vielleicht ergänzt durch leuchtende Chilischoten. Die Stiele auf 10–15 cm schneiden, die unteren Blätter abstreifen und die Stiele sofort in ein Glas Wasser stellen. Eine Blüte als Zentrum auswählen, in die Hand nehmen und die übrigen ringsherum arrangieren, sodass ein kompakter, kleiner Strauß entsteht.

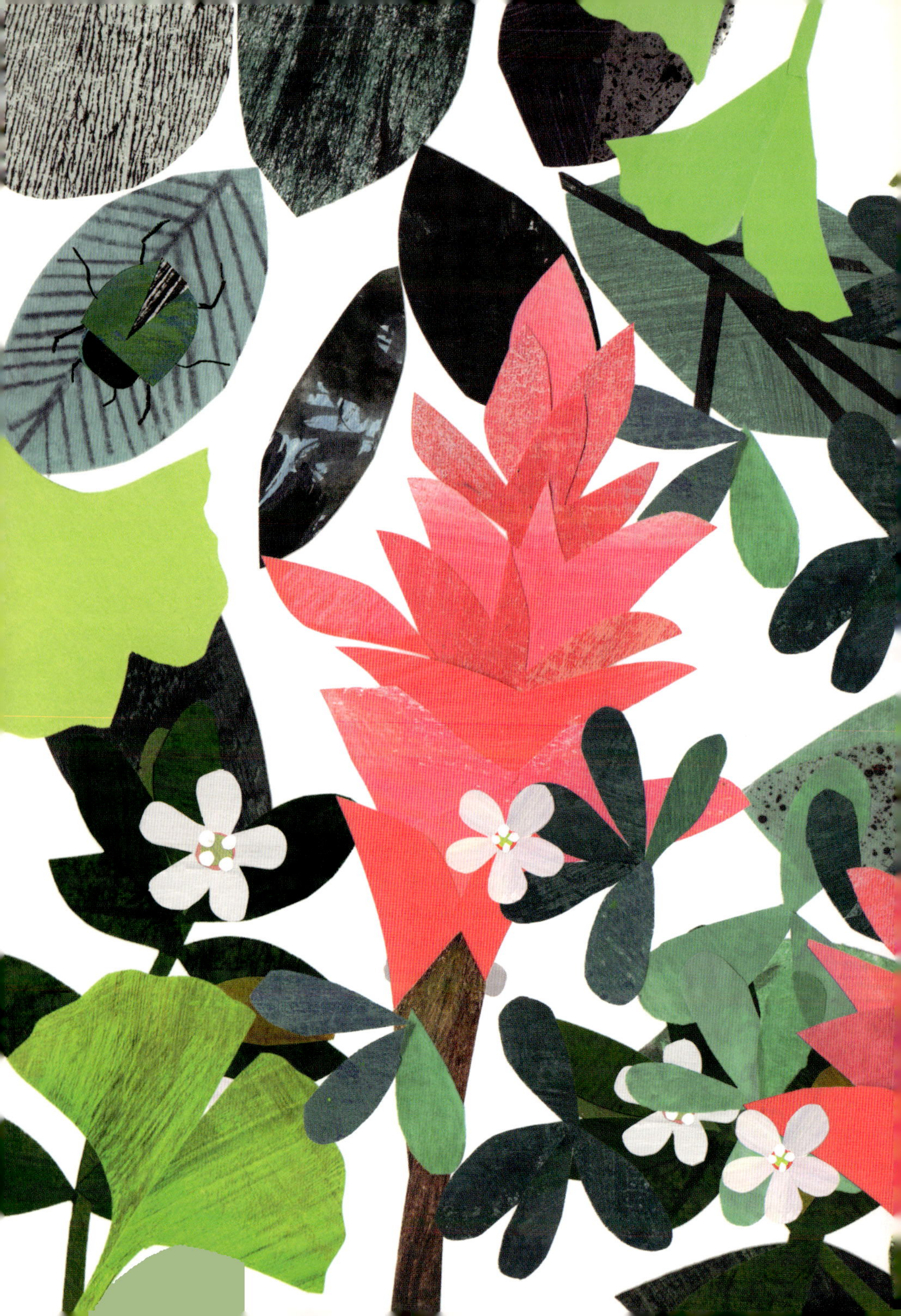

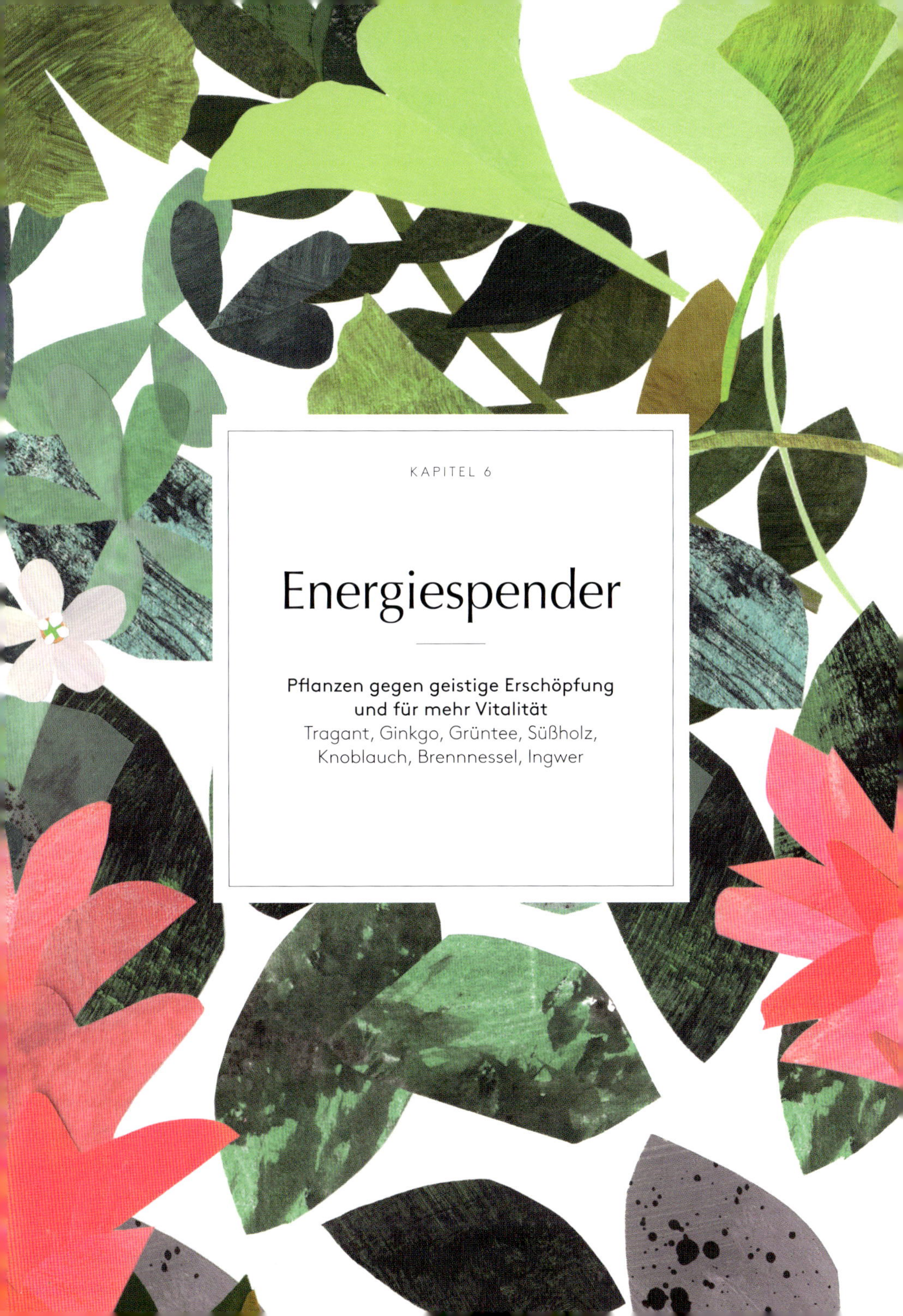

KAPITEL 6

Energiespender

Pflanzen gegen geistige Erschöpfung und für mehr Vitalität

Tragant, Ginkgo, Grüntee, Süßholz, Knoblauch, Brennnessel, Ingwer

Überforderung, enorme Anspannung und ständige Reizüberflutung sind Erscheinungen unserer Zeit, die bei vielen Menschen zu einer geistigen und körperlichen Ermüdung führen, Reizbarkeit und Stimmungsschwankungen nach sich ziehen, aber auch körperliche Symptome wie Kopfschmerzen und Magen-Darm-Probleme verursachen können. Es gibt jedoch Pflanzen, die helfen können, Körper und Geist mit neuer Energie zu versorgen.

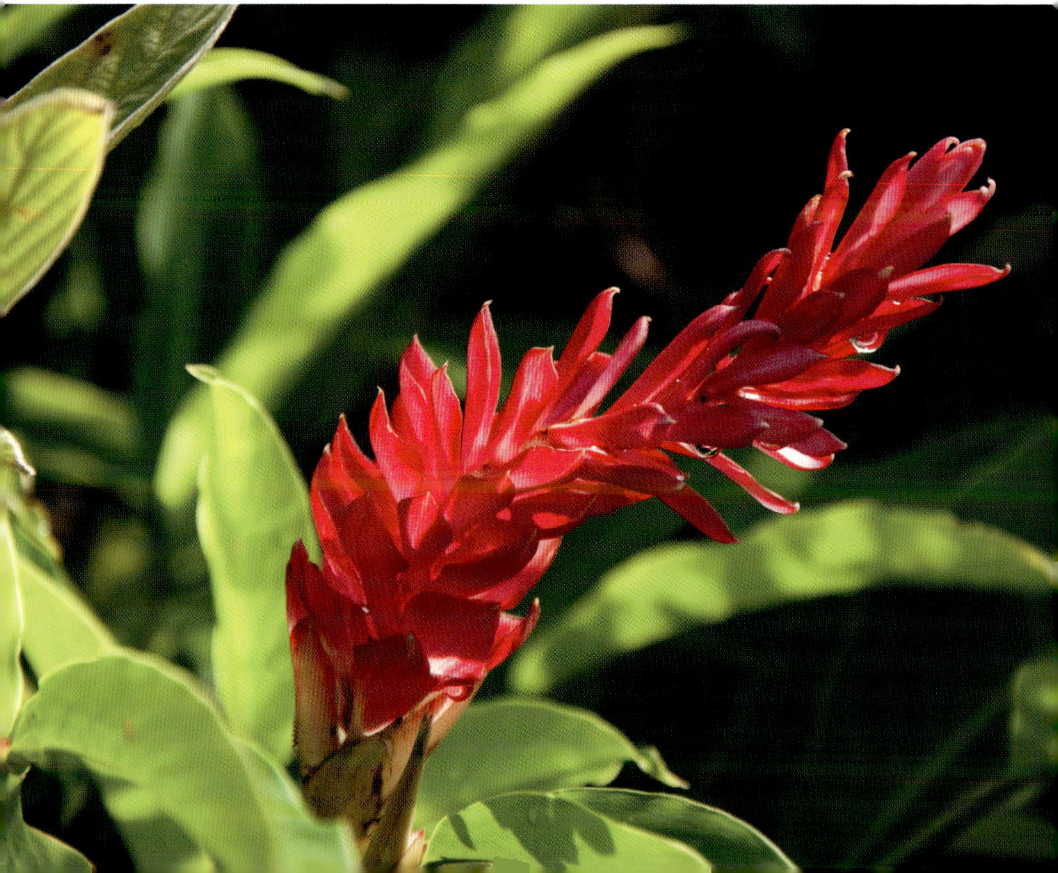

In diesem Kapitel geht es um Pflanzen, die die Nerven stärken, geistige Erschöpfung lindern und zu mehr geistiger Klarheit verhelfen. Dazu gehören Tragant und Ginkgo, zwei traditionelle Heilpflanzen aus China, außerdem Süßholz und Brennnessel aus Europa, den in China und Indien als Gewürz beliebten Ingwer, pikanten Knoblauch und grünen Tee, der neuerdings als «Superfood» in aller Munde ist. Außerdem präsentieren wir verschiedene Pflanzen, die im Gehirn hilfreiche Prozesse anregen und so der Gesundheit nützen. Manche Pflanzen verringern Müdigkeit und Erschöpfung, andere stärken bestimmte Körpersysteme, und wieder andere sind Adaptogene, die dem Körper helfen, sich besser auf Stresssituationen einzustellen. Bisher liegen nur wenige Studien an Menschen vor, Laborversuche zeigen aber, wie die Inhaltsstoffe von Pflanzen auf das Gehirn und das Nervensystem wirken können.

Es gibt noch andere Pflanzen, die Energie spenden und geistige Erschöpfung lindern. Ashwaghanda ist ein Adaptogen, das erwiesenermaßen Stimmung, Gedächtnis und Ausdauer verbessert. Kakao lindert Müdigkeit und Symptome des chronischen Erschöpfungssyndroms (CFS). Traditionelle Energiespender, mit denen sich die Forschung nun beschäftigt, sind Stieleiche *(Quercus robur)* und Heidelbeere *(Vaccinium myrtillus)*, Chinesische Engelwurz *(Angelica sinensis)* und die berühmte, aber bedrohte Alpenscharte *(Saussurea involucrata)* aus dem Himalaya und der Mongolei.

Gegenüber: Das Rhizom von Ingwer *(Zingiber officinale)* soll Vitalität spenden und verschiedene andere Heilwirkungen besitzen. **Oben:** Die Wurzel von Ginseng *(Panax ginseng)* wird in der chinesischen Heiltradition verwendet, um das *Qi* (Energie) wiederherzustellen.

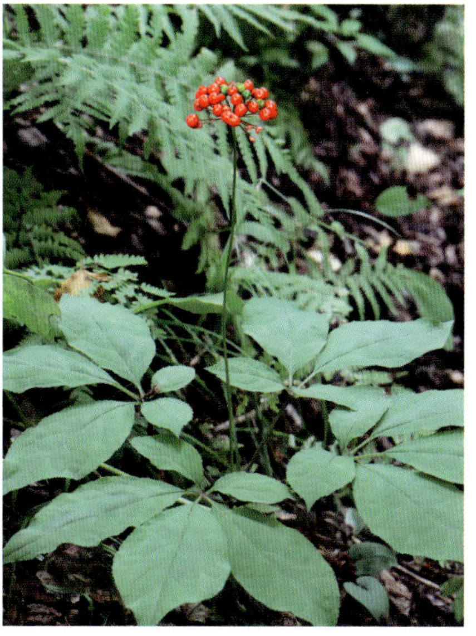

Traditionelle chinesische Heilpflanzen

In China wird die traditionelle Heilkunde (TCM) gleichwertig neben der konventionellen Schulmedizin praktiziert. In der TCM gilt die «Vitalität» als wesentliche Grundlage der Gesundheit und der Heilung. Dem chinesischen Verständnis nach hängt gute Gesundheit unmittelbar mit der Lebensenergie zusammen, die als *Qi* bezeichnet wird. Wird der Energiefluss gehemmt oder blockiert, führt dies zu einer Schwächung des Körpers.

Zur Wiederherstellung des gesunden Energieflusses werden in China Ginseng und Tragant verwendet. Interessant ist, wie sich die traditionellen Vorstellungen über diese beiden Pflanzen unterscheiden. Ginseng soll die «Vitalität nähren» und das Yang wiederherstellen. Er wird bei Schock eingesetzt und vor allem von Männern als Energiespender und Aphrodisiakum geschätzt. Tragant andererseits soll bei «äußerer Unsicherheit» stärken und Patienten helfen, mit geistiger Schwäche und schwächenden kör-

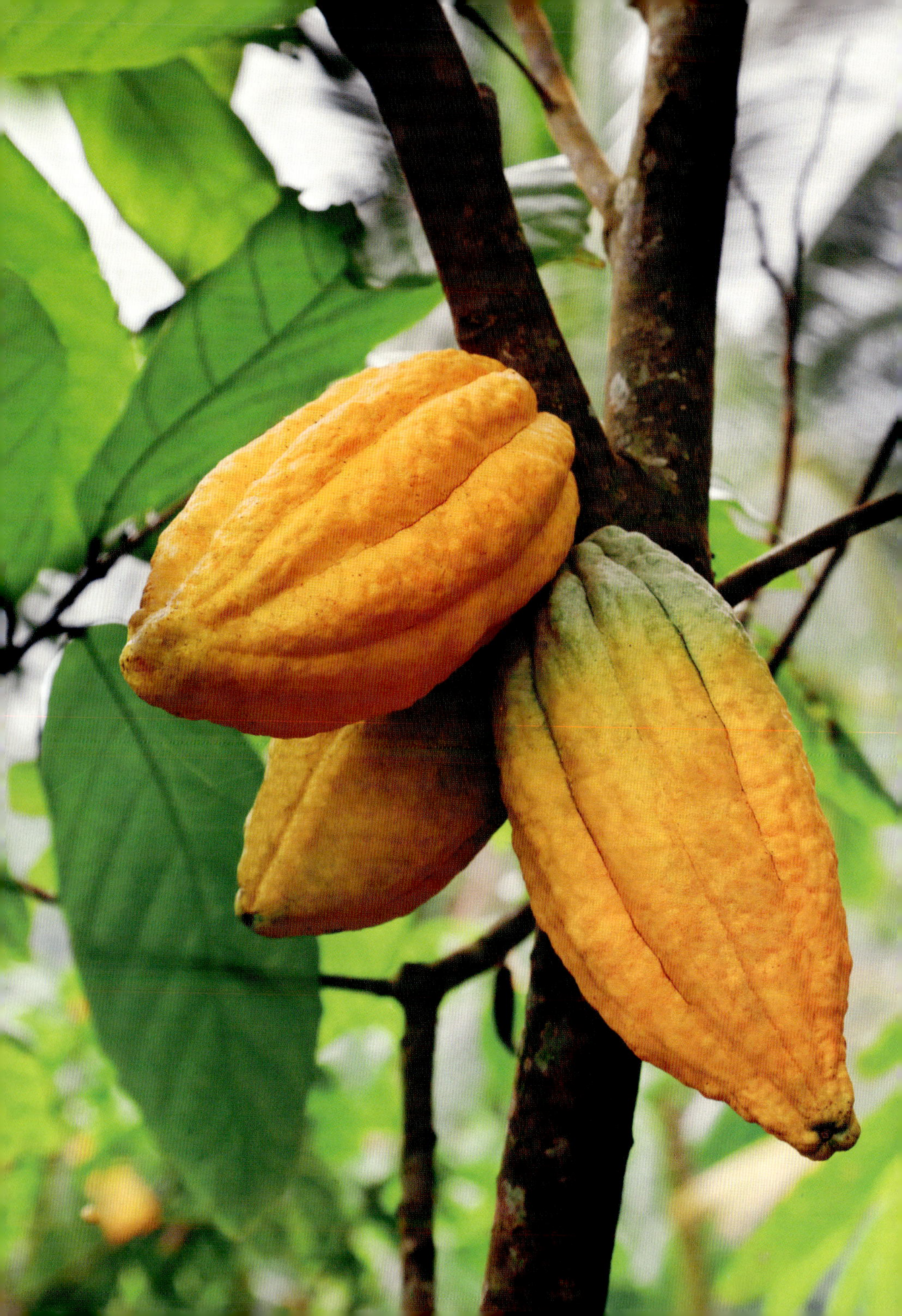

perlichen Beschwerden besser umzugehen. Er wird manchmal «Ginseng der Frauen» genannt und auch gegen Stress und Krankheiten eingesetzt.

Es ist nicht einfach, die biologische Wirkweise dieser Pflanzen aus dem Blickwinkel der westlichen Medizin zu verstehen. Sie könnten freie Radikale neutralisieren und so Gewebeschäden verhüten (Antioxidantien), die Durchblutung verbessern, Stressreaktionen der Nebenniere entgegenwirken oder die Hirnfunktion stärken. Wissenschaftlern zufolge bezieht sich die Wirkung der Pflanzen hauptsächlich auf das Gehirn und die Nervenzellen.

Gegenüber: Kakao *(Theobroma cacao)* enthält Koffein. Er regt an und vertreibt Müdigkeit, kann aber auch unangenehme Nebenwirkungen haben. **Unten:** Unserer Erfahrung nach besitzt Tee aus Brennnesseln *(Urtica urens)* eine belebende, stärkende Wirkung.

Eigene Forschungsergebnisse, die die belebende Wirkung der hier genannten Pflanzen bestätigen, können wir nicht vorlegen, aber wir schätzen viele Arten, die im Dilston Physic Garden wachsen. Wir finden, Brennnesseltee oder Brennnesselsuppe mit Bärlauch spenden Energie, lindern geistige Erschöpfung und schärfen den Geist. Das sind aber nur unsere subjektiven, ganz unwissenschaftlichen Beobachtungen.

Anregendes Koffein

Pflanzen, die aufgrund ihres Koffeingehalts anregend wirken, haben wir – mit Ausnahme des grünen Tees – nicht berücksichtigt. Das Alkaloid Koffein kommt natürlich in etwa 60 Pflanzenarten vor, darunter Kakaobohnen, Kolanüssen und Kaffeebohnen. Koffein hilft zwar, wach zu bleiben und einen klaren Kopf zu behalten (indem es den Botenstoff Adenosin hemmt), eignet sich – vor allem in großen Mengen – aber nicht für jeden. Bei

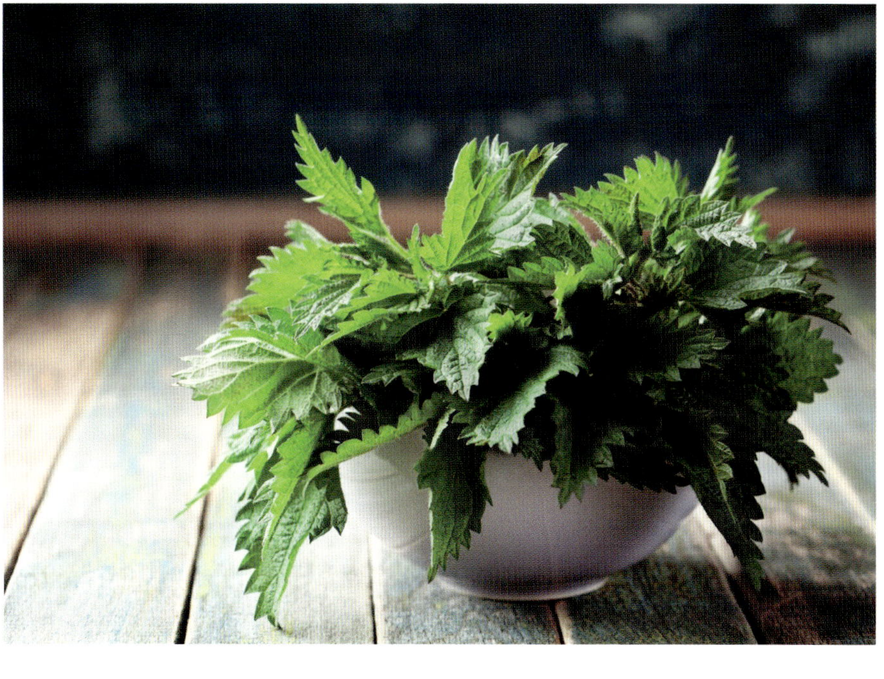

manchen Menschen kann es unerwünschte nervliche Beschwerden wie Schlaflosigkeit und Migräne oder auch Herzrhythmusstörungen verursachen.

Traditionelle Energiespender mit wissenschaftlichem Background

Zu den Pflanzen, die geistige und körperliche Ausdauer stärken sollen, gehören die Betelnuss *(Areca catechu)*, die in Indien nach dem Essen gekaut wird, Damiana *(Turnera diffusa)*, Gotu-Kola *(Centella Asientica)*, Noni *(Morinda citrifolia)*, eine Orchidee *(Dendrobium officinale)*, Spaltkörbchen (*Schisandra propinqua* subsp. *sinensis*), Stechwinde *(Smilax sarsaparilla)* und die Rinde der europäischen Rot-Ulme *(Ulmus rubra)*. Wir stellen zwei Pflanzen aus der traditionellen chinesischen Medizin vor, außerdem zwei, die im Westen bevorzugt werden.

Chinesische Engelwurz *(Angelica sinensis)* wird in der TCM als Energiespender verwendet. Laborversuchen zufolge fördert sie die körperliche Leistungsfähigkeit und beugt Ermüdung vor. Wie Tragant wird sie auch als Ginseng der Frauen bezeichnet, weil sie östrogenartige Eigenschaften besitzt. Für Männer ist sie nicht empfehlenswert.

Alpenscharte (*Saussurea involucrata, S. laniceps* und andere Arten) ist ein traditioneller Energiespender. Laborversuche zeigen, dass die hübsche, bedrohte Pflanzenart Müdigkeit und Stressbeschwerden lindert. In Tibet und China schreibt man ihr weitere Wirkungen zu. Labortests zufolge steigert der Extrakt die Ausdauer, wirkt antioxidativ, immunmodulierend, neuroprotektiv und beugt Alterungserscheinungen vor.

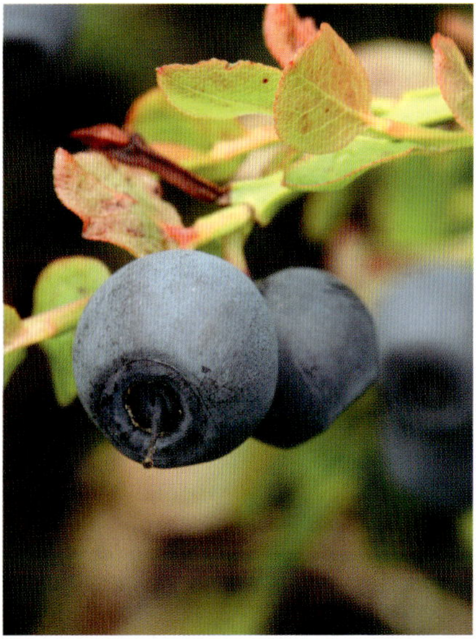

Die europäische Heidelbeere *(Vaccinium myrtillus)* ist eng mit der amerikanischen Art *(Vaccinium corymbosum)* verwandt. Sie wird im Westen bei chronischer Erschöpfung eingesetzt. Sie enthält das Flavonoid Anthocyanin, das Laborversuchen zufolge neuroprotektiv wirkt. Laborstudien legen nahe, dass Heidelbeeren und ihre Hauptinhaltsstoffe auch vor Schäden der Netzhautnerven schützen können.

Die Eiche *(Quercus robur)* war der heilige Baum der Druiden und wurde auch in der griechischen Antike hochgeschätzt. Für die Kelten, die aus Eiche Schiffe, Häuser und Möbel bauten, war sie ein Symbol der Stärke. Die Rinde wird als Tonikum eingesetzt und konnte in einem klinischen Versuch CFS-Symptome lindern.

Oben: Heidelbeere *(Vaccinium myrtillus)* und Eiche (*Quercus robur*, **gegenüber**) werden gegen das chronische Erschöpfungssyndrom verordnet.

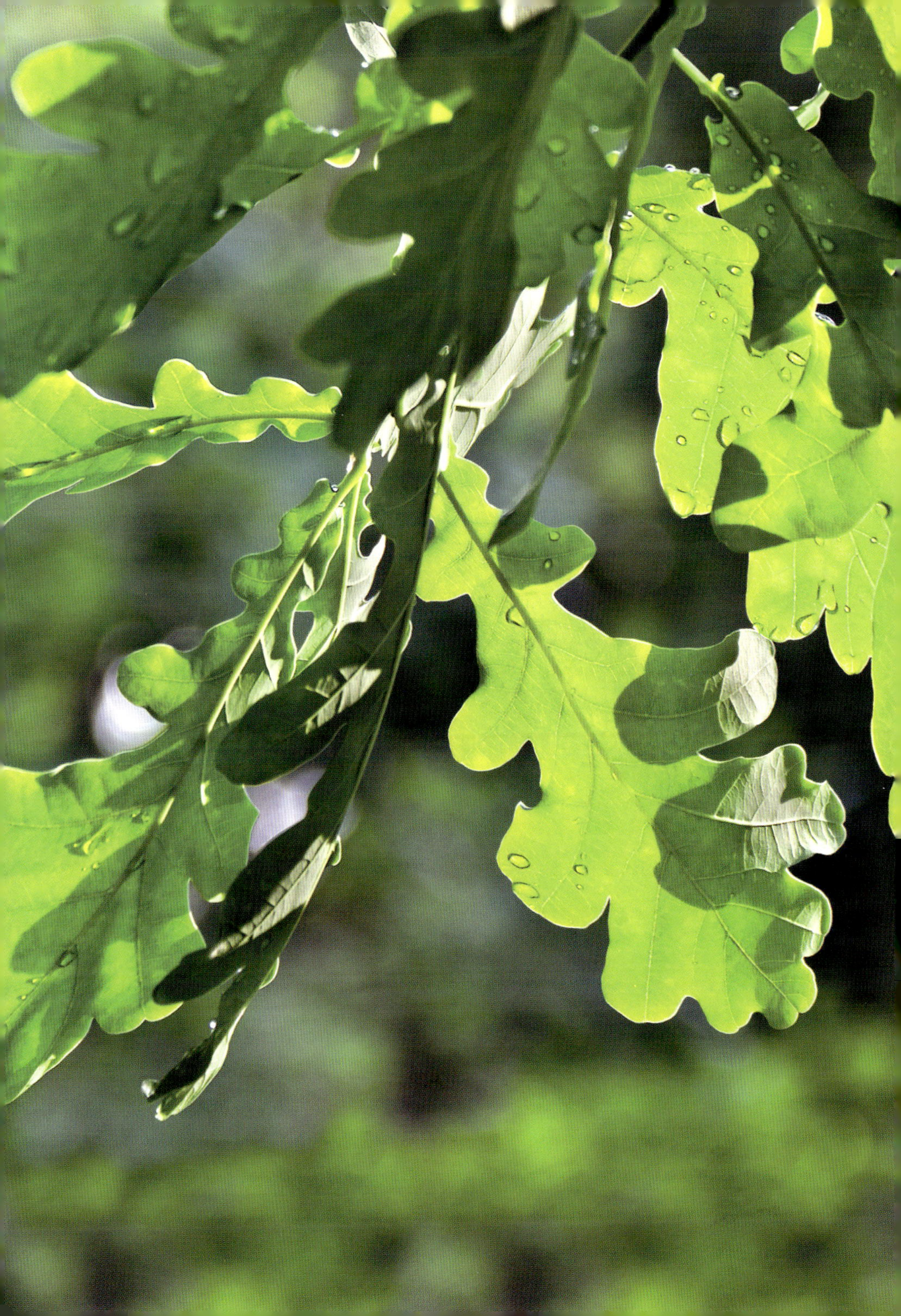

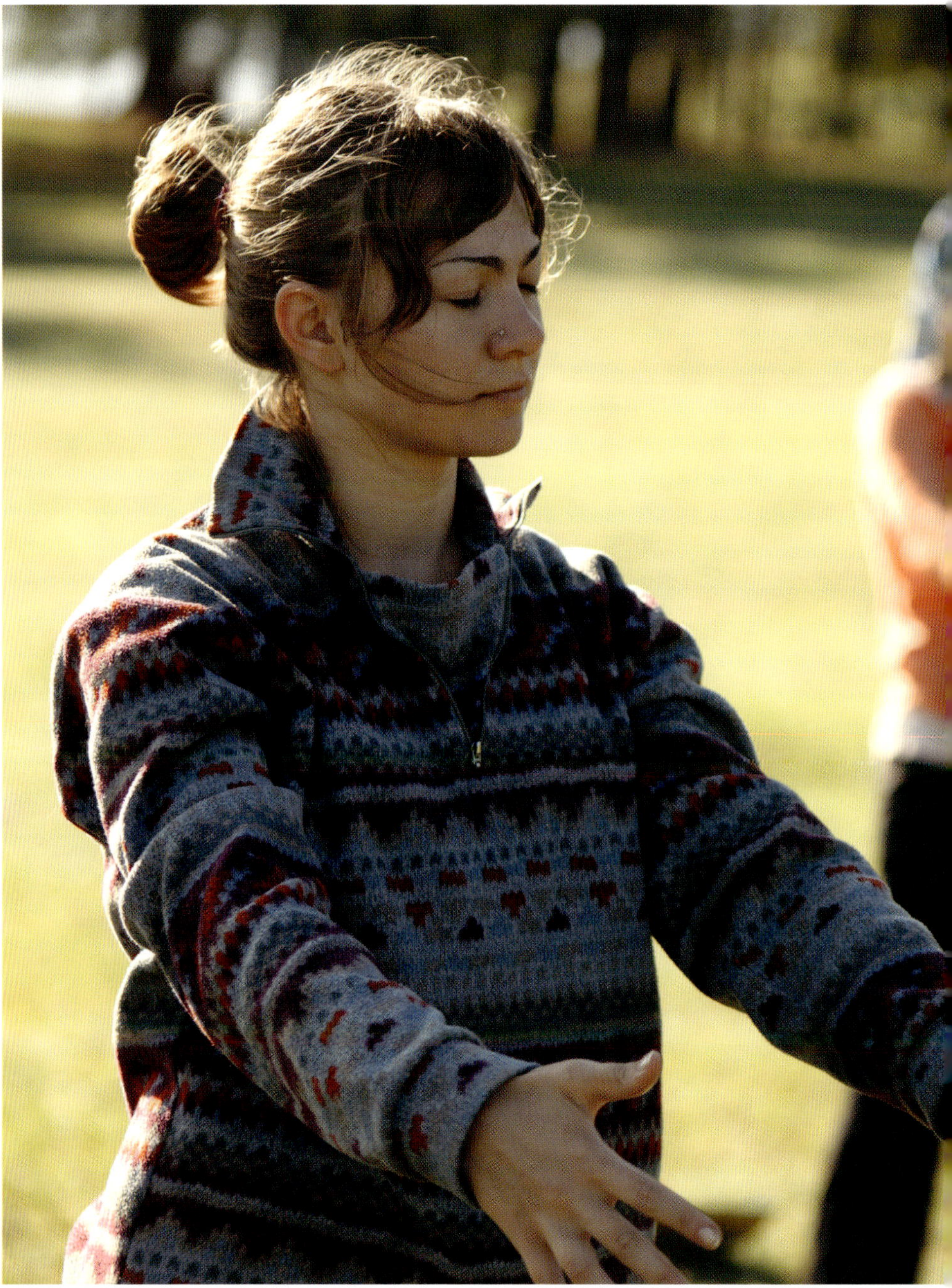

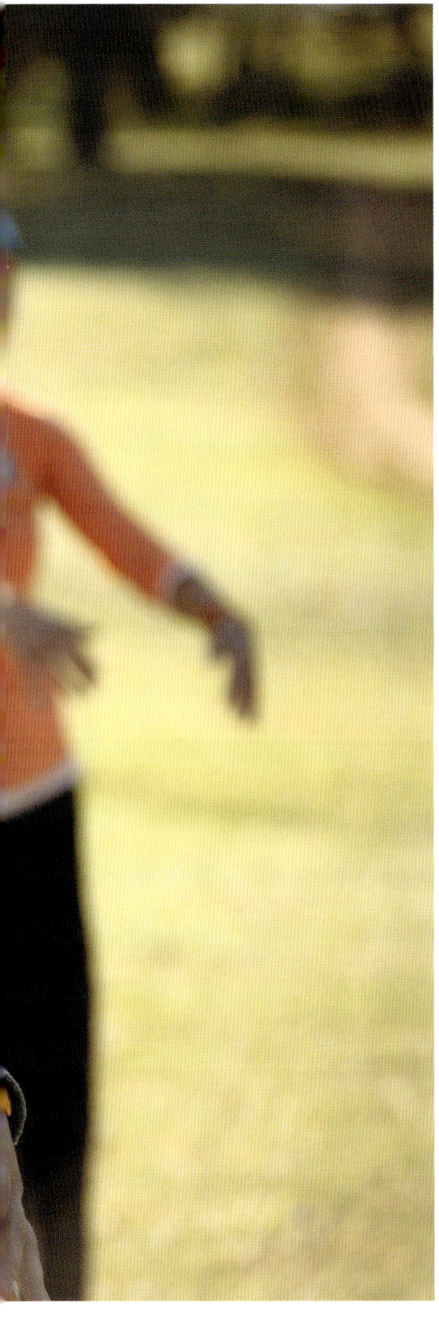

Qigong und Düfte

Qigong ist eine uralte chinesische Kombination aus Bewegung und Meditation, die oft in Gruppen ausgeübt wird und Gesundheit und Wohlbefinden verbessern soll, indem sie den «Energiefluss» verbessert. Sanfte Bewegungsabläufe werden mehrfach wiederholt, meist in einer festgelegten Abfolge. Sie sind langsam, graziös und ausbalanciert und beziehen den ganzen Körper ein.

Erste kontrollierte Studien zeigen, dass Qigong tatsächlich migräneartige Kopfschmerzen und andere Schmerzen, Stress und Depressionen lindern und das Immunsystem stärken kann.

Eine breit angelegte Bevölkerungsstudie und mehrere kontrollierte Versuche zur Beurteilung des allgemeinen Gesundheitsstatus zeigten die positive Wirkung von Qigong auf Körperfunktion, Lebensqualität, Immunsystem und andere Faktoren. Die Personen der Vergleichsgruppen trieben keinen oder einen anderen Sport. Offenbar gibt es über den Zusammenhang zwischen Energie und Gesundheit noch viel zu lernen.

Wer die Bewegungen des Qigong von einem qualifizierten Meister gelernt hat, sollte sie einmal neben einem Beet mit duftenden Pflanzen ausführen oder einige Tropfen ätherisches Öl auf den Kragen träufeln. Sie werden den Zuwachs geistiger und körperlicher Vitalität spüren.

Astragalus mongholicus syn. *A. membranaceus*

Tragant

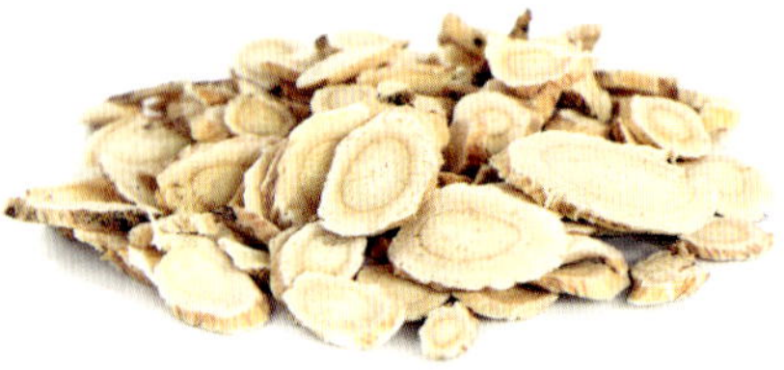

Diese Heilpflanze wird in China traditionell zur Wiederherstellung des Qi (Lebensenergie) eingesetzt. Studien belegen, dass sie das Immunsystem stärken und das Stresshormon Cortisol regulieren kann. In der westlichen Pflanzenheilkunde kennt man Tragant als Stärkungsmittel und Immunstimulans.

Botanik Medizinisch wird vor allem *Astragalus mongholicus* aus Korea, China und der Mongolei genutzt. Die ausdauernde Pflanze wird bis 40 cm hoch und trägt gelbe Blüten. Für Heilzwecke wird die Wurzel verwendet, die eine gelbliche, runzlige Schale hat.

Geschichte und Volkswissen Unter dem Namen huangqi wird Tragant in China seit 2000 Jahren verwendet. Schon im *Shen Nong Ben Cao Jing* (einem Werk über Ackerbau und Heilpflanzen, ca. 300 v. Chr.–200 n. Chr.) wird er als Mittel gegen Müdigkeit und Vitalitätsmangel vor allem bei jungen Menschen genannt. Li Shizen, ein berühmter Gelehrter der Ming-Dynastie, der als Vater der chinesischen Medizin gilt, beschrieb es als «bestes Tonikum von allen». William Turner, ein Arzt des 16. Jahrhunderts, nannte es «milk lentil» (Milchlinse), weil es «Blätter wie die Linse hat und die Kraft, viel Milch zu geben.»

Stand der Wissenschaft
Beim Menschen Erste kontrollierte klinische Studien aus China zeigen, dass Tragant chronische Müdigkeit und die Erschöpfung von Krebspatienten lindert sowie bei Schlaganfallpatienten die kognitive Leistung steigert. In einem Pilotversuch konnte es bei jungen Menschen mit ADHS den IQ anheben (ähnlich wie Ritalin). Es regt das Immunsystem an und erhöhte in kontrollierten Versuchen den Antioxidantienstatus.
Im Labor Astragalus wirkt neuroprotektiv, beugt Zellschäden durch toxische Mengen Glutamat vor und fördert die Regeneration von Nervenzellen. Mehreren Studien zufolge lindert es nervöse Anspannung, wirkt krampflösend, schützt vor Hirnschädigungen (wie bei Ischämie oder Ödemen) und verbessert das Gedächtnis. Es wirkt entzündungshemmend und antioxidativ, regt das Immunsystem an und enthält Flavonoide, die in mehreren Laborversuchen gegen das chronische Erschöpfungssyndrom Wirkung zeigten.

Inhaltsstoffe Saponine wie Astragaloside und Flavonoide, Phytosterole (z. B. Sitosterol), Amino- und Fettsäuren sowie ein ätherisches Öl.

Anwendung Ein Absud aus der getrockneten Wurzel (20 g auf 750 ml Wasser, auf 500 ml einkochen, täglich einnehmen) wird oft mit schwarzem Tee gemischt. Die Wurzel erinnert an Süßholz und wird in China in Scheiben geschnitten und als Gewürz an Huhn- und Fischgerichte gegeben. Erhältlich sind auch Flüssigextrakt, Tinktur, Pulver, Kapseln oder Tabletten.

Sicherheit Gilt generell als sicher. Vorsicht in Kombination mit Medikamenten, die das Immunsystem unterdrücken. Nicht bei akuten Infektionen. Ausreichende Informationen zur Verwendung in Schwangerschaft und Stillzeit liegen nicht vor. Tragant ist in China und Japan als Arznei anerkannt, wird ansonsten aber meist als Nahrungsergänzungsmittel verkauft.

Ginkgo biloba

Ginkgo

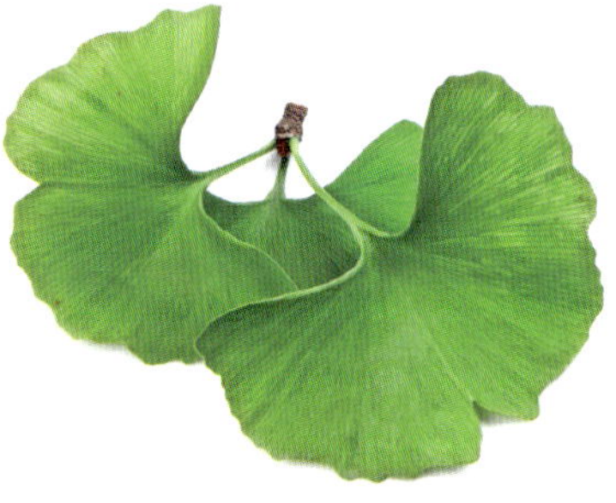

Ginkgo wird als lebendes Fossil bezeichnet, Funde aus dem Jura und der Kreidezeit belegen, dass es den Baum damals schon gab und er sich bis heute nicht verändert hat. In der chinesischen Heilkunde wird er traditionell gegen Müdigkeit und geistige «Umneblung» eingesetzt. Zudem soll er oxidativen Stress lindern und die Durchblutung fördern.

Botanik Der sommergrüne Baum aus Zentralchina kann bis 30 m hoch und mehrere Jahrtausende alt werden. Er gedeiht auch in kälterem Klima, trägt dort aber keine Früchte. Die gelblich-grünen Blätter haben eine zweilappige (daher *biloba*) Fächerform. In den unangenehm riechenden Früchten befinden sich Nüsse, deren Fleisch als wohlschmeckend, nährstoffreich und besonders heilwirksam gilt.

Geschichte und Volkswissen Im alten China war der Ginkgo ein Symbol für langes Leben und Vitalität. In seiner Zweihäusigkeit entsprach er dem Prinzip des Yin und Yang. In den Höfen vieler taoistischer Tempel stehen Ginkgobäume, die Tausende von Jahren alt sind. Medizinisch wurden sie in China zuerst im 10. Jahrhundert verwendet, in Deutschland ab den 1960er-Jahren. Heute wird Ginkgo in großem Stil kultiviert und ist eine der meistverkauften Heilpflanzen.

Stand der Wissenschaft
Beim Menschen Erste kontrollierte klinische Studien zeigen, dass Blattextrakte die Ausdauer bei aerobem Training erhöhen und bei älteren Menschen Erschöpfung und Depressionen lindern. Obwohl die Belege umstritten sind, können Extrakte die kognitive Leistung steigern (vermutlich bei höherer Dosierung) und bei Patienten mit CFS, MS oder Demenz die Lebensqualität verbessern. In einer Studie über vier Nahrungsergänzungsmittel (darunter Ginseng) zur Stärkung der geistigen Energie zeigte Ginkgo die beste Wirkung auf Aufmerksamkeit und Stimmung.
Im Labor Schützt vor Entzündungen und oxidativem Stress (z. B. durch freie Radikale) und wirkt gerinnungshemmend. Mehrere Laborversuche zeigen, dass Ginkgo neuroprotektiv wirkt, die Durchblutung und somit die Sauerstoffversorgung der Gewebe anregt, das Wohlbefinden und das Gedächtnis verbessert. Es fördert die Botenstoffe Dopamin, Serotonin (durch Hemmung von Monoaminooxidase) und Acetylcholin und interagiert mit den GABA-Rezeptoren.

Inhaltsstoffe Die Terpentrilactone Ginkgolid (A, B, C und J) und Bilobalid, außerdem Glycoside (und deren Produkte, z. B. Apigenin) sowie Proanthocynanidine.

Anwendung Meist Einnahme von Tabletten oder Tinkturen. Die Wirkung setzt manchmal erst nach sechs Monaten ein. Tee aus frischen oder getrockneten Blättern. Nüsse (maximal 5 am Tag) gelten in China als Delikatesse und werden als Küchenzutat verwendet.

Sicherheit Nicht mehr als 5 Nüsse pro Tag verzehren. Das Fruchtfleisch kann Reizungen verursachen. Die Blätter beeinflussen die Blutgerinnung und sollten nicht zusammen mit Gerinnungshemmern, Antidepressiva und Antikonvulsiva eingenommen werden. Nebenwirkungen wie Übelkeit, Ruhelosigkeit und erhöhte Blutungsneigung, darum im Umfeld von Operationen nicht empfehlenswert (wenngleich Studien zufolge die Blutgerinnung nicht verändert wird). Keine ausreichenden Informationen zur Anwendung in der Schwangerschaft.

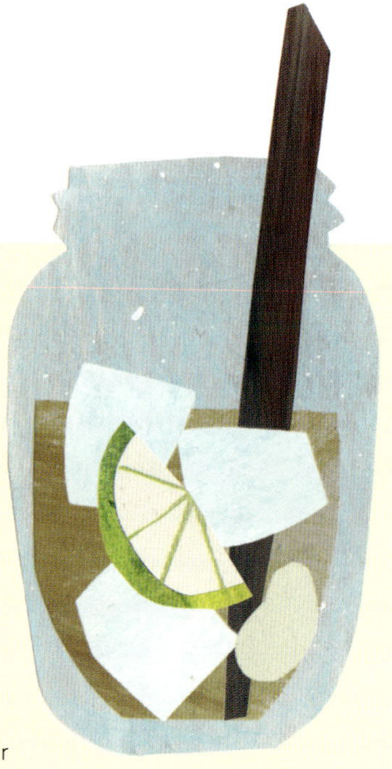

MOSCOW MULE

Ein Cocktail mit Pflanzen für mehr Energie

Eiswürfel

½ Limette

40 ml Wodka (darin einige Scheiben frischen Ingwer ohne Schale, Tragantwurzel und gehacktes Süßholz 1–2 Wochen ziehen lassen, täglich schütteln)

1 TL Agavendicksaft (bei Bedarf)

1 Flasche Ginger Ale

1 Stange Süßholz zum Umrühren

Ein großes Glas mit Eis füllen. Die Limette darüber ausdrücken, dann die Frucht ins Glas legen. Aromatisierten Wodka und Agavendicksaft (nach Geschmack) zugeben. Mit Ginger Ale auffüllen. Eine Scheibe frischen Ingwer und eine Süßholzstange zum Rühren ins Glas geben.

Camellia sinensis syn. *Thea sinensis*

Grüner Tee

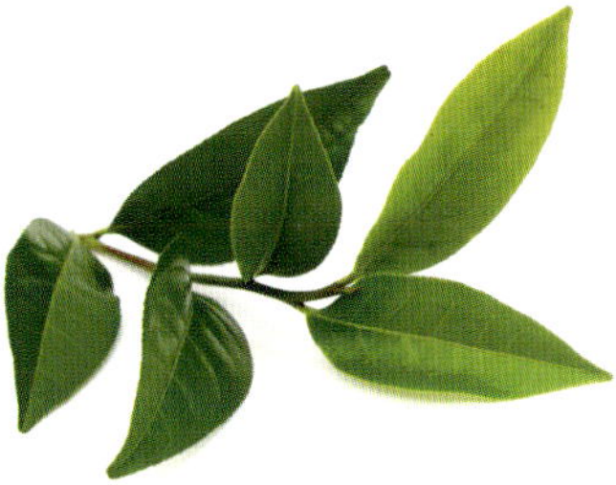

Neben vielen anderen Vorteilen für die Gesundheit stärkt grüner Tee die Gehirnfunktion und wirkt geistiger und körperlicher Müdigkeit entgegen.

Botanik Der immergrüne Strauch oder kleine Baum mit glänzenden Blättern und gelblich-weißen Blüten stammt aus China. Grüner Tee wird aus derselben Pflanze wie schwarzer Tee gewonnen, wobei beim grünen Tee aber keine Oxidation stattfindet, durch die sich die Blätter dunkel färben. Tee wird in tropischen und subtropischen Regionen angebaut, gedeiht aber auch in gemäßigtem Klima.

Geschichte und Volkswissen Vor über 3000 Jahren kaute man die Blätter in China zur Stärkung der Vitalität. Erstmals erwähnt wird er unter der Bezeichnung *cha* in Lu Yus Schrift *The Classics of Tea* aus dem Jahr 2737 v. Chr. Damals soll Kaiser Shennong (der beachtliche Kenntnisse der Heilkunde besaß), heißes Wasser getrunken haben, in das versehentlich *Camellia*-Blätter gefallen waren. Er fand das Getränk so erfrischend, dass er sich den Genuss zur Gewohnheit machte. Grüner Tee war die erste Zubereitungsform, und noch heute spielt Matcha oder *matsu-cha* (pulverisierter grüner Tee) in der japanischen Teezeremonie eine wichtige Rolle.

Stand der Wissenschaft

Beim Menschen Grünteeextrakt enthält Epigallocatechin-3-Gallat (EGCG), das bei jungen Menschen mit Down-Syndrom das kognitive Lernen verbessert und bei gesunden Erwachsenen Aufmerksamkeit und Entspannung fördert. Kontrollierte Versuche zeigen, dass die Aminosäure l-Theanin bei stressbelasteten Erwachsenen nervöse Anspannung lindert und den Blutdruck anhebt. Eine Pilotstudie zeigte positive Wirkung bei nervöser Anspannung, Schlafstörungen und kognitiver Beeinträchtigung durch schwere Depressionen. Grüner Tee und l-Theanin verbessern bei leichter kognitiver Einschränkung Gedächtnis und Aufmerksamkeit. Bei Alzheimer-Patienten stärken sie die kognitive Leistung und verringern oxidative Stressmarker im Blut. Eine epidemiologische Studie in Japan ergab, dass Personen, die grünen Tee trinken, seltener an psychologischem Stress leiden als Menschen, die ihn nicht konsumieren.

Im Labor Extrakte mit einem hohen Flavonoidgehalt (Catechine) lindern Müdigkeit bei CFS und stützen so die These, dass die Wirkung auf den Catechinen und nicht auf dem stimulierenden Koffein beruht. Sie verringern kognitive Dysfunktion und beeinflussen Cannabinoid-Signale. Grüner Tee wirkt zudem antioxidativ und entzündungshemmend.

Inhaltsstoffe Polyphenole, hauptsächlich Flavonoide wie Catechin und EGCG – neben der Aminosäure l-Theanin wahrscheinlich der wichtigste bioaktive Inhaltsstoff. Außerdem Koffein (1–5 %), Theobromin und Theophyllin (Xanthen-Alkaloide, die auch in Schokolade enthalten sind), Tannine und Vitamin C.

Anwendung Tee wird als Getränk seit Jahrtausenden geschätzt. Als medizinische Dosierung werden 8–10 Tassen täglich empfohlen. Er wird aber auch für Marinaden, Glasuren, Eiscreme und andere Süßspeisen verwendet. Die Blätter der rosa blühenden Sorte C. *sasanqua* ergeben ein Getränk, das wie japanischer Grüntee schmeckt. Der Geschmack ist am besten, wenn der Tee mit 60–90 °C heißem Wasser aufgebrüht wird. In Japan bereitet man aus den Blättern häufig mehrere Aufgüsse zu. Kapseln und Pulver sind ebenfalls erhältlich.

Sicherheit Mäßiger Konsum ist auch in der Schwangerschaft unbedenklich. Übermäßiger Konsum kann ungünstige Wirkung auf Darm und Leber haben und wegen des Tanningehalts die Absorption von Eisen behindern. Da der Koffeingehalt bei 100 mg pro Tasse liegt, wird bei Koffeinempfindlichkeit, Bluthochdruck, Herzrhythmusstörungen, nervöser Anspannung und Schlafstörungen entkoffeinierter Tee empfohlen. Bei übermäßigem Genuss sind Wechselwirkungen mit Gerinnungshemmern möglich.

Glycyrrhyza glabra syn. *Liquiritia officinalis*

Süßholz

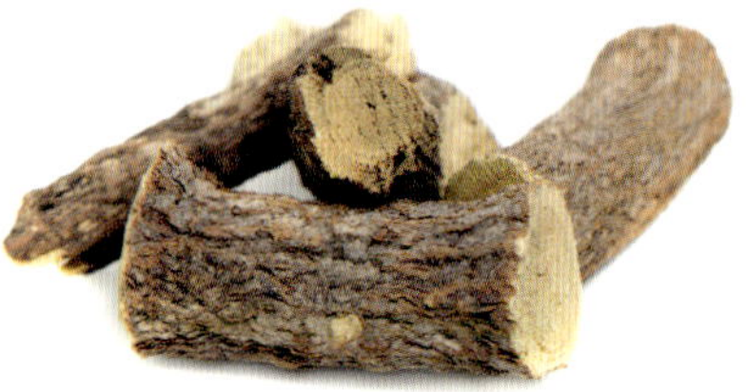

Süßholz zählt zu den beliebtesten Süßigkeiten der Welt. Es schützt die Gehirnzellen und wird gegen Müdigkeit und Nebennierenschwäche eingesetzt. Außerdem dient es dazu, den bitteren Geschmack von Heilpflanzen oder Medikamenten zu «versüßen».

Botanik Die ausdauernde Pflanze aus Eurasien, Nordamerika und Westasien braucht viel Sonne und ist in kälteren Gebieten nicht winterhart. Sie wird bis 1,5 m hoch, trägt gefiederte Blätter und blass rosa-violette Blüten. Die Wurzeln werden im Herbst geerntet und getrocknet.

Geschichte und Volkswissen Der botanische Name setzt sich aus den griechischen Begriffen für «süß» und «Wurzel» zusammen. Um 2000 v. Chr. kaute man in Ägypten die Wurzeln und bereitete daraus ein Getränk zu. Im 1. Jahrhundert empfahl der Arzt Dioskurides römischen Soldaten, die Wurzeln gegen Durst zu kauen. In der TCM nennt man Süßholz *gan cao* und verwendet es als harmonisierende Zutat in Mischungen. In der traditionellen japanischen Heilkunde und im Ayurveda wird Süßholz zur Verjüngung eingesetzt, in der westlichen Pflanzenheilkunde bei Niereninsuffizienz und als stärkendes Tonikum (es regt das Immunsystem an, wirkt entzündungshemmend, antiviral und antibakteriell). Seit den 1950er-Jahren wird die Wirkung bei Magen- und Zwölffingerdarmgeschwüren erforscht.

Stand der Wissenschaft
Beim Menschen Als Bestandteil einer traditionellen chinesischen Mischung *(Baoyuan Dahuang)* wird Süßholzextrakt bei Patienten mit Nierenkrankheiten gegen Müdigkeit eingesetzt. In kontrollierten Versuchen zeigte es bei Hitzewallungen in der Menopause bessere Wirkung als HRT. Zeigte in Fallstudien Erfolg bei CFS.
Im Labor Lindert Müdigkeit und stärkt das Gedächtnis, schützt vor oxidativem Stress und Entzündungen. Zeigte in Zellkultur und in Modellen von Gehirnverletzungen (z. B. gehemmter Blutfluss) neuroprotektive Wirkung. Verringert oxidativen Stress im Hippocampus (wichtig für das Gedächtnis), wirkt antidepressiv und fördert die Bildung neuer Nervenzellen.

Inhaltsstoffe Triterpenglycoside (Saponine) sind für den süßen Geschmack verantwortlich (bis zu 50-mal süßer als Zucker). Enthält Flavonoide (wie Liquiritin), die der Wurzel ihre gelbe Farbe geben, sowie Sterole, Coumarine und ein ätherisches Öl.

Anwendung Absud aus geschälter oder ungeschälter Wurzel (20 g auf 750 ml Wasser, auf 500 ml einkochen) zur täglichen Einnahme. Paste oder Stangen aus dem Saft frischer Wurzeln. Getrocknete Wurzel kann gekaut werden, aus frischer oder getrockneter Wurzel wird Tinktur und Likör hergestellt. Erhältlich als Kapseln. Als Zutat für Süßigkeiten ist die Süße weniger dominant als Zucker, hält länger an, schädigt die Zähne nicht (kann Kinderzähne sogar schützen) und lässt den Blutzuckerspiegel nicht hochschnellen.

Sicherheit Unbedenklich, wenn eine Tagesdosis von 600 mg des aktiven Inhaltsstoffs Glycyorrhizin nicht überschritten wird. Kontraindiziert bei Herzkrankheiten, Bluthochdruck, Wassereinlagerungen sowie bei Anwendung von Corticosterioiden (oral und äußerlich). Vorsicht bei Einnahme von Gerinnungshemmern und oralen Kontrazeptiva. Kann den Cortisolspiegel im Blut anheben. Vorsicht in der Schwangerschaft.

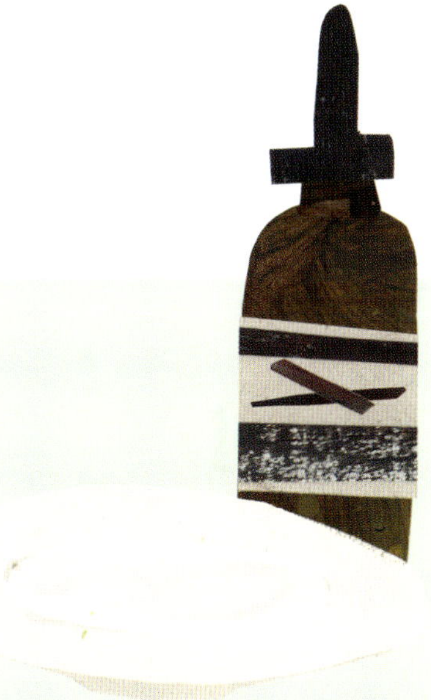

BLASEBALG-ATMUNG (BHASTRIKA)

Mehrere Studien haben sich mit der vorteilhaften Wirkung von Atemtechniken bei körperlichen und geistigen Beschwerden wie Müdigkeit beschäftigt. Diese Atemtechnik soll Energie spenden.

10 Tropfen ätherisches Süßholz- oder Ingweröl auf eine Untertasse geben und diese auf den Schoß stellen. Bequem sitzen, die Wirbelsäule strecken, das Kinn anheben.

Tief und gleichmäßig jeweils eine Sekunde lang durch beide Nasenlöcher ein- und ausatmen. Zehnmal wiederholen, dann einatmen, die Luft eine bis fünf Sekunden anhalten und danach vollständig ausatmen. Fünfmal oder öfter wiederholen, zwischendurch jeweils eine Pause einlegen.

Brennnesselsuppe mit Bärlauch

Für 3–4 Personen

etwas Butter, Olivenöl oder Kokosöl

1 Zwiebel, fein gehackt

1 Karotte, fein gehackt

1 Stange Sellerie, fein gehackt

2–3 kleine Kartoffeln, in Scheiben geschnitten

1 TL frisch gehackter Ingwer (nach Belieben)

1–2 TL frisch gehackte Kurkuma (ersatzweise getrocknete)

1 l Gemüsebrühe

400 g junge Brennnessel- und Bärlauchblätter, gehackt

Salz und Pfeffer nach Geschmack

Diese köstliche, kräftigende Suppe servieren wir in Dilston den ehrenamtlichen Helfern, die im Frühling bei den Vorbereitungen für die Besuchersaison mitwirken. Brennnesseln und Bärlauch treiben im Frühling aus. Die ganz jungen Blätter und Triebspitzen werden (am besten mit Handschuhen) geerntet, bevor die Pflanzen 30 cm hoch sind.

Butter, Olivenöl oder Kokosöl in einem großen Topf bei mittlerer Temperatur erhitzen. Zwiebel, Karotte, Sellerie, Kartoffeln und Ingwer (falls verwendet) in dem Fett 10 Minuten dünsten.

Kurkuma und Gemüsebrühe zufügen und 10–15 Minuten köcheln lassen, bis die Kartoffeln weich sind.

Brennnessel- und Bärlauchblätter zugeben und weitere 5 Minuten köcheln lassen.

Vom Herd nehmen, mit einem Mixer glatt pürieren und mit Salz und frisch gemahlenem Pfeffer abschmecken.

Etwas Sahne oder Parmesan auf die Suppe geben und mit Bärlauchblättern und -blüten garnieren.

Allium sativum

Knoblauch

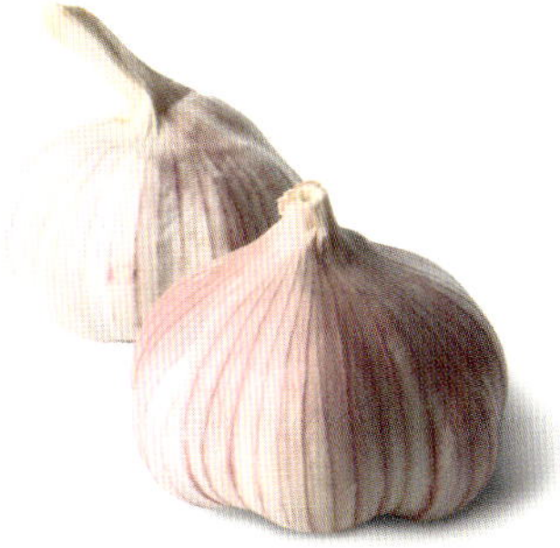

Dass Knoblauch gesund ist, ist allgemein bekannt. Es wirkt antibakteriell und reguliert den Cholesterinspiegel, beugt vorzeitiger Alterung vor und soll Studien zufolge Müdigkeit besser bekämpfen als viele andere pflanzliche Energiespender.

Botanik Die 30–100 cm hohe, ausdauernde Pflanze stammt aus Zentralasien. Sie hat schmale Blätter, weiße oder rötliche Blüten und in Zehen geteilte Knollen. Sie ist mit dem Bärlauch *(A. ursinum)* verwandt, der im Frühling die Waldböden Nordeuropas bedeckt.

Geschichte und Volkswissen Knoblauch wurde lange zum Schutz gegen böse Geister verwendet (vielleicht wegen des Mundgeruchs oder seiner antibiotischen Wirkung). Weil ihm aphrodisierende Wirkung zugeschrieben wurde, verzichteten Mönche mehrerer Orden auf Knoblauch. Seine Heilwirkung ist seit über 7000 Jahren bekannt. Im 2. Jahrhundert beschrieb der griechische Arzt Galen es als Allheilmittel. Gerard war skeptisch, und einer islamischen Legende zufolge soll Knoblauch gewachsen sein, nachdem der Teufel aus dem Garten Eden geflohen war. Wegen der stärkenden Wirkung verabreichten die Ägypter den Sklaven beim Bau der Pyramiden Knoblauch. Er stärkte ihre Widerstandskraft gegen Krankheiten und bekämpfte Müdigkeit. Knoblauchmangel führte sogar zu einem Sklavenaufstand. In der heutigen Pflanzenheilkunde wird Knoblauch gegen Erschöpfung eingesetzt. Er soll vitalisieren und die Lebenserwartung erhöhen.

Stand der Wissenschaft

Beim Menschen Knoblauch wirkt antioxidativ, antibiotisch, reguliert Blutdruck und Cholesterinspiegel. Viele klinische Studien bestätigen seinen Wert für die Herzgesundheit. Dass er körperliche Erschöpfung, beispielsweise nach Erkältung oder Grippe, lindert, legt nahe, dass er allgemein gegen Müdigkeit wirksam ist. In japanischen Studien an tausend Probanden konnten durch Knoblauchextrakt (mit Vitaminen) Beschwerden wie Müdigkeit, Depressionen und nervöse Anspannung weitgehend gelindert werden. Dieselbe Kombination zeigte auch bei Stressbeschwerden wie allgemeiner Erschöpfung, Kopfschmerzen, Schwindel und Appetitlosigkeit Erfolg.

Im Labor Extrakte wirken auf Rezeptoren für das Hormon Angiotensin, das Stressreaktionen und Blutdruck steuert. In anderen Versuchen verbesserte Knoblauch die Ausdauer beim Sport. Es wirkt antibiotisch, antioxidativ und neuroprotektiv. Extrakte sowie der Inhaltsstoff Allicin verbessern das Gedächtnis.

Inhaltsstoffe Vitamine, Mineralien (vor allem Selen), Schwefelverbindungen, ein flüchtiges Öl (mit instabilen Bestandteilen wie Alliin, das beim Schneiden oder Zerdrücken in Allicin umgewandelt wird), außerdem Aminosäuren (wie Tryptophan und Arginin), Saponine und Flavonoide.

Anwendung Zur allgemeinen Gesunderhaltung 1–3 Zehen (10–30 g ohne Haut und Wurzeln), roh zerdrückt, alternativ geräuchert oder eingelegt (milderer Geschmack). Für Saucen, Eintöpfe und andere Gerichte auch in medizinisch relevanten Mengen. Frische Blätter, Blüten und Samen von Bärlauch (ähnliche Vorzüge wie *A. sativum*, allerdings noch weniger erforscht) für Salate, Pesto und Suppen. Die Zubereitungsweise soll Einfluss auf die Wirkung gegen Müdigkeit haben. Empfohlen wird, die Knollen einige Wochen in einer Wasser-Äthanol-Mischung einzulegen. Kapseln und Tabletten sind erhältlich.

Sicherheit Gut verträglich, aus zahlreichen klinischen Studien sind nur wenige Nebenwirkungen bekannt. Vorsicht bei Einnahme von Gerinnungshemmern, Cholesterinsenkern sowie Medikamenten gegen Bluthochdruck.

Urtica urens

Brennnessel

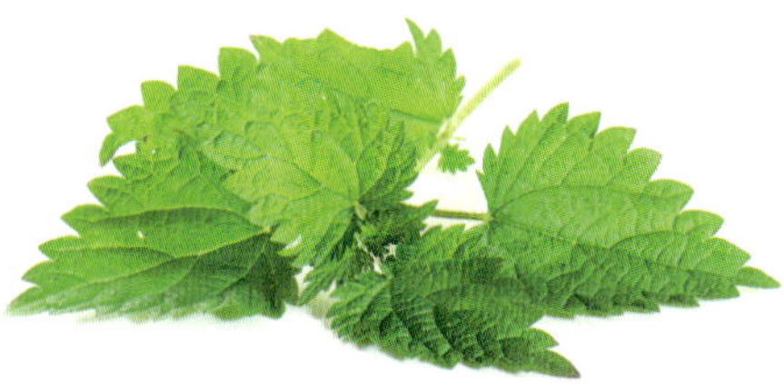

Tee und Suppe aus jungen Brennnesselblättern sind so wohltuend, dass es sich lohnt, die Abneigung gegen dieses Unkraut zu hinterfragen. Seit Urzeiten wird die Brennnessel als Tonikum verwendet. Jetzt belegen Laborstudien, dass sie das Gedächtnis stärkt, stimmungsaufhellend und neuroregenerativ wirkt.

Botanik Die Brennnessel stammt aus Russland, Skandinavien, Europa und Nordafrika und kann zum Leidwesen vieler Gärtner über 1 m hoch werden. Die ausdauernde Pflanze hat herzförmige Blätter und grünliche, unvollständige Blüten. Die Große Brennnessel *(U. urens)* wird als Heilpflanze ähnlich verwendet.

Geschichte und Volkswissen Der botanische Name leitete sich von dem lateinischen Wort *uro* (ich brenne) ab. Angeblich brachten römische Soldaten eine Brennnesselart *(U. pilulifera)* mit nach England, um sich bei Kälte die Beine damit abzureiben, denn das Nesselgift fördert die Durchblutung. J.H. Clarke schreibt in *A Dictionary of Practical Materia Medica,* Dioskurides habe empfohlen, sie mit Immergrün zu kochen und zu verzehren, da sie reinigend auf den Körper wirke. Der griechische Philosoph Plato (ca. 400 n. Chr.) riet, «Kälte nach Verbrennungen» mit Brennnessel zu behandeln (wobei mit Verbrennungen hier wahrscheinlich Schock gemeint ist). Die Brennnessel ist ein Bestandteil des angelsächsischen «Neun-Kräuter-Zaubers» gegen «Gifte» (Infektionen). Heute wird sie als anregendes Tonikum und zur Entlastung der Nebennieren verwendet. Einige Experten empfehlen sie bei «Burnout»-Symptomen wie schwerer Erschöpfung, Konzentrationsschwäche, chronischen Schmerzen, Depressionen und starker nervöser Anspannung. Junge Triebe können gekocht werden. Sie schmecken wie Spinat.

Stand der Wissenschaft
Beim Menschen Klinische Studien zur Wirkung auf den Geist liegen noch nicht vor. Andere traditionelle Anwendungsgebiete wie Regulierung des Blutfettspiegels oder die Wirkung bei Gelenkschmerzen, Infektionen und oxidativem Stress bei Diabetikern sind jedoch bestätigt.

Im Labor Versuche zeigen, dass Brennnessel oxidativen Stress bei körperlicher Belastung reduziert, Depressionen lindern und die kognitive Leistung steigern kann. Brennnessel erhöht die Zahl der Nervenzellen im Hippocampus (verantwortlich für das Gedächtnis) und der Gliazellen, die das Stützgewebe der Nervenzellen bilden. Brennnessel zeigte sich in Zellkulturen antibiotisch, entzündungshemmend und neuroprotektiv.

Inhaltsstoffe Flavonol-Glycoside (z. B. Rutin), Carotinoide und Histamin, Serotonin und Acetylcholin. Ameisensäure in den Nesselhärchen und das Coumarin Scopolecin in der Wurzel. Reich an Vitamin C und K, Kalzium, Kalium und anderen Mineralien.

Anwendung Zur inneren Anwendung die Blätter vor der Blüte für Tee sammeln (5–12 g frisch oder 2–6 g getrocknet auf 240 ml Wasser). Frische Blätter für Presssaft, Salate (sehr jung, bevor sich Nesselhärchen bilden), Suppen, Pesto, Pastagerichte, aber auch Bier, Wein und Likör. Tinkturen, Kapseln und getrocknete Wurzeln können ebenfalls verwendet werden. Äußerlich in Hautcremes und Haarpflegemitteln, bei Schmerzen (z. B. Arthritis), wenn die Nesselwirkung erwünscht ist.

Sicherheit Abgesehen von der Nesselwirkung und eventuellen Allergien keine Kontraindikation, sollte aber in der Stillzeit vermieden werden. Als Nahrungsergänzungspräparat frei verkäuflich.

FRISCHER BRENNNESSELTEE

Brennnesseln im Frühling vor der Blüte sammeln. Handschuhe tragen und mit einer Schere das obere Drittel gesunder, belaubter Stiele abschneiden. Für Tee werden nur die Blätter verwendet.

Für 500 ml Wasser werden etwa 30 g Blätter benötigt. Diese in einem Sieb mit kaltem Wasser gründlich abspülen, um Schmutz und Insekten zu entfernen, dann mit frischem, kochendem Wasser überbrühen und die belebende Wirkung genießen.

Zingiber officinale

Ingwer

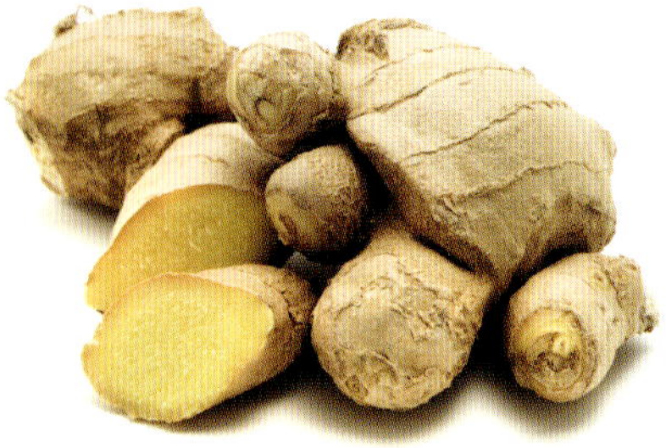

Die Wurzel gilt in der chinesischen Heilkunde als «Gewürz des Lebens» und wird wegen ihrer vielfältigen Wirkung geschätzt. Sie soll Vitalität schenken und die Verdauung stärken.

Botanik Die ausdauernde Pflanze stammt aus Indien, Süd- und Zentralchina, wächst aber überall in den Tropen. Sie wird bis 60 cm hoch, hat aufrechte, lanzettliche Blätter und attraktive rosa Knospen, die sich zu gelben Blüten entfalten. Das gelbliche Rhizom wird im Herbst geerntet. Die Pflanze braucht Temperaturen über 20 °C und feuchten Boden, sie gedeiht auch in Kübeln. Die Heilwirkung von Arten wie *Z. montanum* syn. *Z. purpureum* wurde ebenfalls untersucht. Kurkuma und winterharte Zierformen gehören zur gleichen Pflanzenfamilie, den Zingiberaceae.

Geschichte und Volkswissen Die Wurzel wird seit Jahrtausenden in vielen Kulturen verzehrt und gilt in Indien als Universalheilmittel. Es wird empfohlen, frischen Ingwer direkt vor Mahlzeiten zu essen, um die Verdauung anzuregen. Der chinesischen Tradition zufolge soll Ingwer ein «gestörtes Yang» wieder herstellen und Müdigkeit, Antriebslosigkeit und Frieren bekämpfen. Allerdings werden frischer und getrockneter Ingwer für verschiedene Zwecke eingesetzt. In vielen Kulturen gilt Ingwer als Aphrodisiakum. So empfahl auch die berühmte medizinische Fakultät der Universität von Salerno: «Iss Ingwer, und du wirst lieben und geliebt werden wie in jungen Jahren.» Heute wird Ingwer gegen CFS und allgemeine Erschöpfung angewandt, gegen Muskelverspannungen, zur Förderung von Durchblutung, Gedächtnis, Aufmerksamkeit, Appetit und Libido.

Stand der Wissenschaft
Beim Menschen Viele klinische Studien belegen die Wirkung gegen Übelkeit und Erbrechen sowie zur äußerlichen Schmerzlinderung. Zur Wirkung auf das Gehirn liegen noch wenige Studien vor. Eine zeigt aber, dass Ingwer das Gedächtnis bei 60 Frauen mittleren Alters im Vergleich zu einer Kontrollgruppe verbesserte.
Im Labor Die antioxidative, entzündungshemmende, neuroprotektive und antibiotische Wirkung konnte in zahlreichen Versuchen bestätigt werden. *Zingiber officinale* (und *Z. purpureum*) beugt oxidativen Schäden an Gehirnzellen vor, auch bei Alzheimer, verbessert das Lernen und kann altersbedingtem Gedächtnisverlust vorbeugen (möglicherweise aufgrund eines Nervenwachstumsfaktors, der die normale Entwicklung des Gehirns beeinflusst). In Kombination mit Ginkgo *(Ginkgo biloba)* lindert Ingwer nervöse Anspannung, ähnlich wie Diazepam. Die Phenolverbindung Dehydrozingeron wirkt antidepressiv, indem sie den stimmungsaufhellenden Botenstoff Serotonin verstärkt.

Inhaltsstoffe Ein Harz (Oleoresin) mit zwei scharfen Bestandteilen: Sesquiterpenen wie Zingiberen sowie Phenolen wie Ingwerolen, die beim Trocknen zu Shogaolen zerfallen. Außerdem Curcumin, Beta-Bisabolen und ein ätherisches Öl (mit Geranial und Cineol).

Anwendung Das Rhizom (bis zu 3 g) roh in Scheiben essen (bei Bedarf mit Salz und Essig) oder für Tee verwenden (häufig mit Zitrone und Kurkuma). Liköre, Wein, Bier, Sirup, außerdem Smoothies, eingelegtes Gemüse, Konfekt und als Zutat zu süßen und herzhaften Gerichten. Tinktur und Kapseln. Ingwer ist eine Zutat vieler Heilpflanzenmischungen.

Sicherheit Generell unbedenklich, kann aber Sodbrennen und Völlegefühl verursachen. Vorsicht bei Gerinnungshemmern, Gallensteinen, Magengeschwüren oder Reflux. In vielen Zubereitungsformen frei verkäuflich.

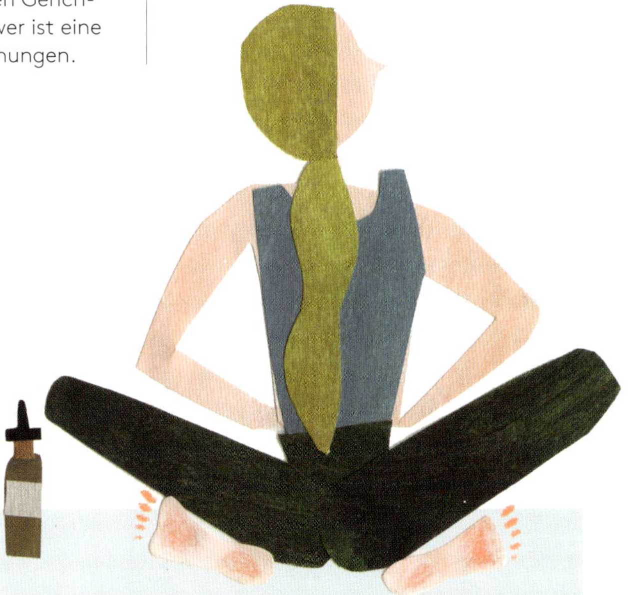

RECHTE NASENLOCHATMUNG (BEDHI)

Es ist bekannt, dass Atemtechniken aus dem Yoga belebend wirken. Das ist schon deshalb plausibel, weil durch effektive Atmung das Blut mit Sauerstoff angereichert wird. Dies ist eine Übung gegen Müdigkeit.

10 Tropfen ätherisches Ingweröl auf ein Papiertuch geben und auf den Schoß legen oder in den Kragen stecken. Aufrecht mit gekreuzten Beinen auf einem Stuhl sitzen. Die Wirbelsäule strecken und das Kinn anheben, sodass Wirbelsäule und Kopf eine Linie bilden.

Fünfmal tief und langsam durch die Nase ein- und ausatmen, dann das linke Nasenloch zuhalten und langsam und tief nur durch das rechte Nasenloch atmen.

Zehnmal wiederholen, dann tief einatmen, die Luft eine bis fünf Sekunden anhalten und vollständig ausatmen. Bis zu 15 Minuten lang wiederholen.

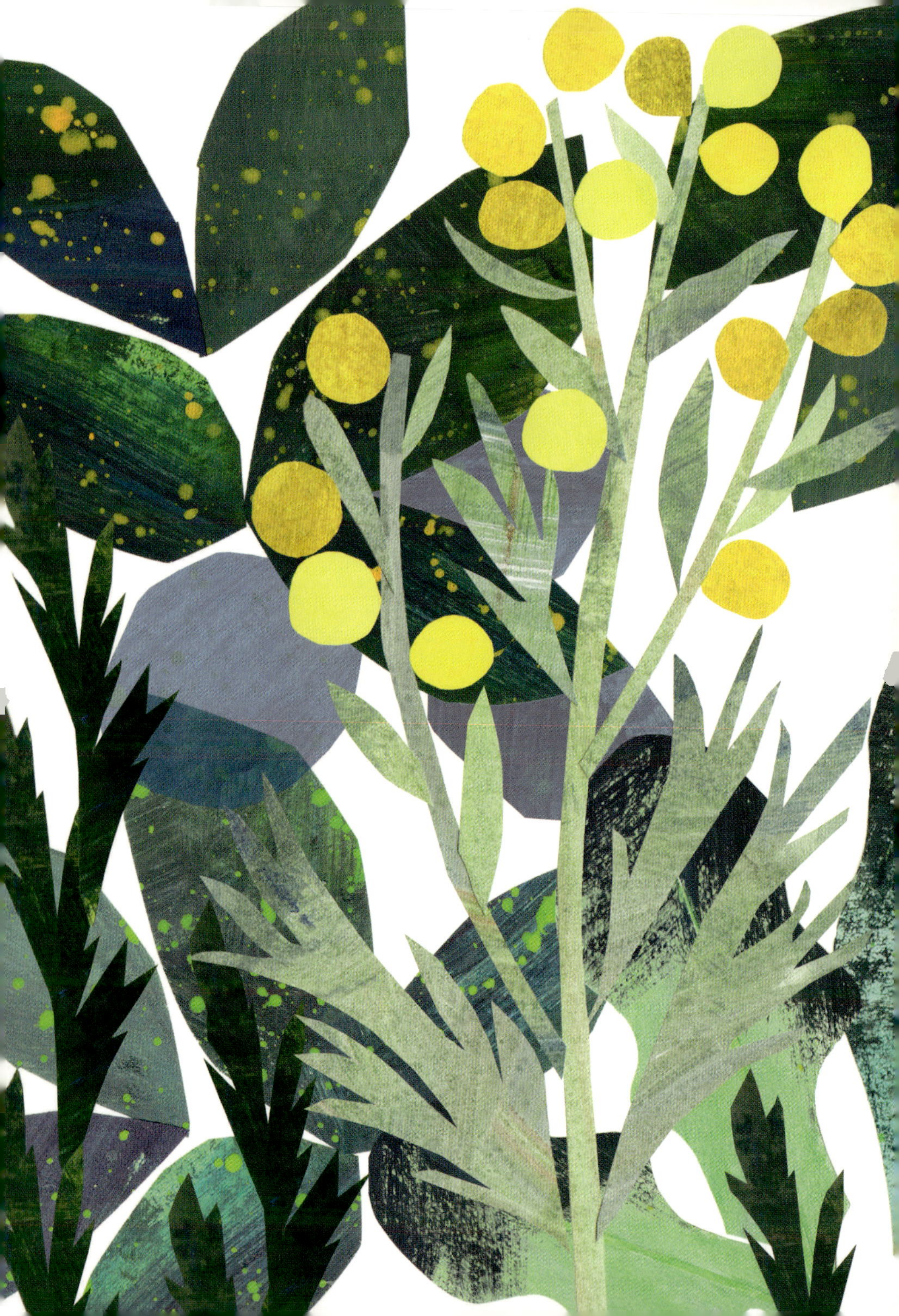

KAPITEL 7

Bewusstseins-verändernde Pflanzen

Pflanzen, die unser bewusstes Erleben positiv beeinflussen

Zitrusfrüchte, Weihrauch, Beifuß, Katzenminze, Echter Wermut, Wilder Lattich, Azteken-Salbei

Viele Menschen wünschen sich Hochgefühle und inspirative Momente. Es gibt eine Reihe von Pflanzen, mit denen sich dieser Wunsch gefahrlos (und legal) erfüllen lässt. Manche Wissenschaftler meinen, dass solche Pflanzen zur Entwicklung des kreativen Bewusstseins beigetragen haben, und dass Kreativität für das Überleben der Menschheit entscheidend war. Die bewusstseinsverändernde Wirkung ist noch wenig erforscht, wohl aber die Wirkung solcher Pflanzen auf das Gehirn. Daraus ergeben sich Hinweise darauf, wie sie unser Erleben beeinflussen.

Im Dilston Physic Garden unterteilen wir bewusstseinsverändernde Pflanzen in drei Gruppen: sehr starke, die nicht verwendet werden dürfen; starke, die nur unter Aufsicht angewandt werden sollten; und milde, gegen die bei sachgemäßer Anwendung keine Bedenken bestehen.

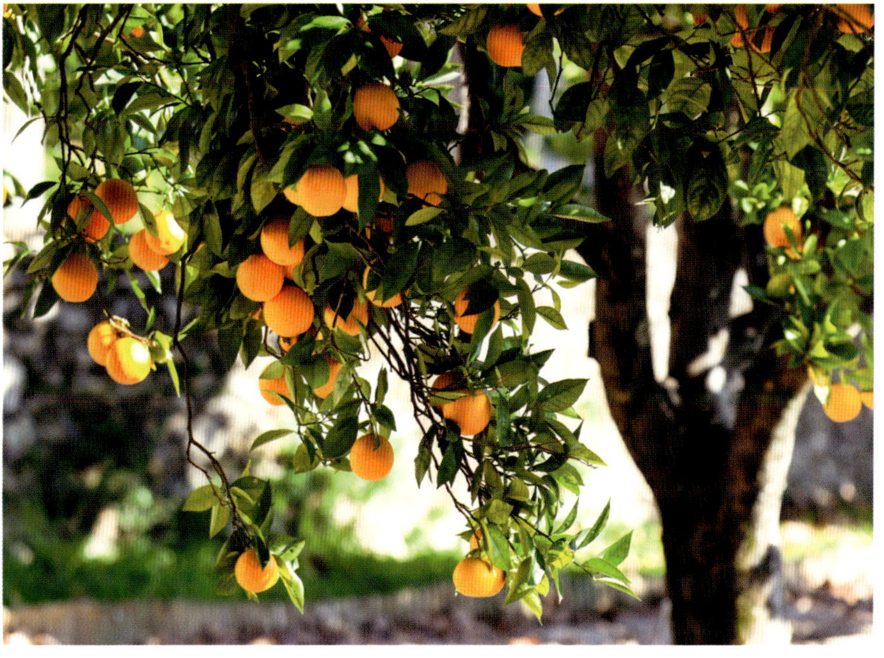

Wie unser Interesse erwachte

In den 1990er-Jahren nahm unsere Forschung an der Universität von Newcastle eine unerwartete Wendung: Patienten erlebten visuelle Halluzinationen, die man als Lewy-Körperchen-Demenz bezeichnet. Wir suchten nach möglichen Auslösern im Gehirn und fanden Pflanzen, die in Ritualen eingesetzt wurden, beispielsweise Alraune und Tollkirsche. Beide enthalten eine Chemikalie, die den für das Gedächtnis zuständigen Botenstoff Acetylcholin blockiert. Es war klar, dass die Halluzinationen der Demenzpatienten durch das Fehlen dieses Botenstoffs verursacht wurden. So erfuhren wir mehr über die Behandlung solcher Patienten, aber auch über das Bewusstsein selbst und die Inhaltsstoffe von Pflanzen. Weil uns auch der Volksglaube faszinierte, der sich um solche Pflanzen rankt, sammelten wir andere, weniger gefährliche, bewusstseinsverändernde Arten und kultivierten sie im Dilston Physic Garden.

Bewusstseinsverändernde Gehirnsignale

Die meisten bewusstseinsverändernden Pflanzen haben mit Wohlbefinden (Serotonin, Dopamin und Noradrenalin), Schmerz und Wahrnehmung (Opioide und Cannabinoide) oder beruhigenden Signalen (GABA) zu tun, manchmal auch mit Aufmerksamkeit (Acetylcholin). Wahrscheinlich gibt es weitere Wirkungen auf Signale im Gehirn, die noch unerforscht sind. So wurde erst kürzlich die Wirkung von Incensol (aus Weihrauch) auf die mit Belohnung assoziierten Vanilloid-RTP3-Rezeptoren entdeckt.

Die sieben von uns ausgewählten Pflanzen wirken auf diese Signale ein. Das spricht für eine leicht bewusstseinsverändernde Wirkung, beweist sie aber nicht. Studien im Labor und an Menschen stehen zu bewusstseinsverändernden Pflanzen (mit Ausnahme von Azteken-Salbei) noch aus, es gibt aber viele Studien, die sich mit Schmerz und Beruhigung befasst haben und Hinweise auf Stoffe geben, die an der bewusstseinsverändernden Wirkung beteiligt sein könnten (z. B. Opioide und Cannabinoide). Einige Studien haben sich mit dem Verhalten beschäftigt, dass Katzenminze bei Katzen auslöst.

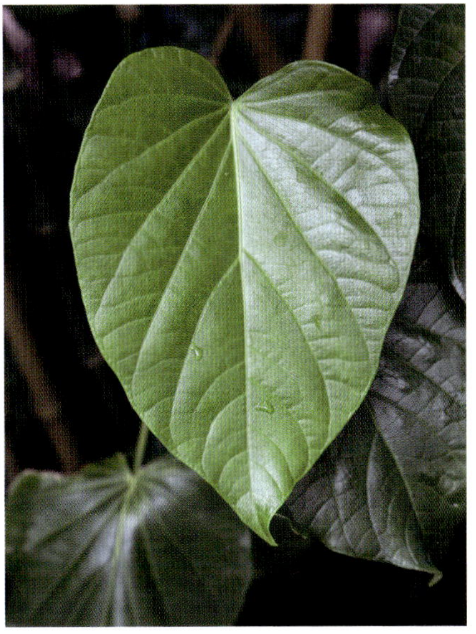

Oben: Kava-Kava *(Piper methysticum)* ist ein sanfter, ungefährlicher Stimmungsaufheller.
Gegenüber: Die Entdeckung, dass einige Zitruspflanzen Dimethyltryptamine enthalten, wirft Fragen zur Wohlfühlwirkung dieser Früchte auf.

Pflanzen der Götter

Seit Jahrtausenden setzen die Menschen bewusstseinsverändernde Pflanzen ein, um ihre Stimmung oder ihre Wahrnehmung zu beeinflussen. Jeder möchte ab und zu der Wirklichkeit entfliehen, und tatsächlich gibt es Pflanzen, die die Perspektive verändern und dadurch das Gesamtbefinden verbessern können. Allerdings kann die Verwendung stärkerer psychedelischer Pflanzen als «Freizeitdrogen» durchaus gefährlich sein.

Weil wir Informationen zu Wirkweise und sicherer Anwendung dieser Pflanzen für sehr wichtig halten, bieten wir im Dilston Physic Garden Workshops an. Einer ist nach dem faszinierenden Buch *Pflanzen der Götter* von dem Ethnobotaniker Richard Schultes und dem Chemiker Albert Hofmann benannt. Hofmann stellte während seiner Tätigkeit für das Schweizer Unternehmen Sandoz LSD her, probierte es und verglich die Wirkung mit Magic Mushrooms (*Psilocybe* spp.), die einen ähnlichen Stoff enthalten. Damit war eine Verbindung zwischen dem pflanzlichen und dem chemischen «High» hergestellt.

Unsere Auswahl

Die stärkste Pflanze in diesem Kapitel ist Azteken-Salbei *(Salvia divinorum)*. Mexikanische und südamerikanische Schamanen betrachten sie auch für Unbeleckte als relativ ungefährlich. Es ist die einzige Pflanze unserer Auswahl, deren psychedelische Wirkung beim Menschen wissenschaftlich untersucht wurde. Für alle anderen liegen nur Laborversuche vor, die sich mit ihren aktiven Inhaltsstoffen beschäftigt haben. Zu ihnen gehören Zitrusfrüchte und Weihrauch, aber auch weniger bekannte, wie Katzenminze, Wilder Lattich und Beifuß. Indischer Hanf, Kava-Kava, Hopfen und Johanniskraut gehören ebenfalls zu den sanften, sicheren Stimmungsaufhellern.

Die Dosierungsangaben basieren auf der Verwendung als Heilpflanzen. Wir empfehlen, mit der geringsten Dosierung zu beginnen und die Hinweise zu Kontraindikationen bei bestimmten Erkrankungen und Medikamenten zu beachten. Das Kapitel beginnt mit den schwächsten und

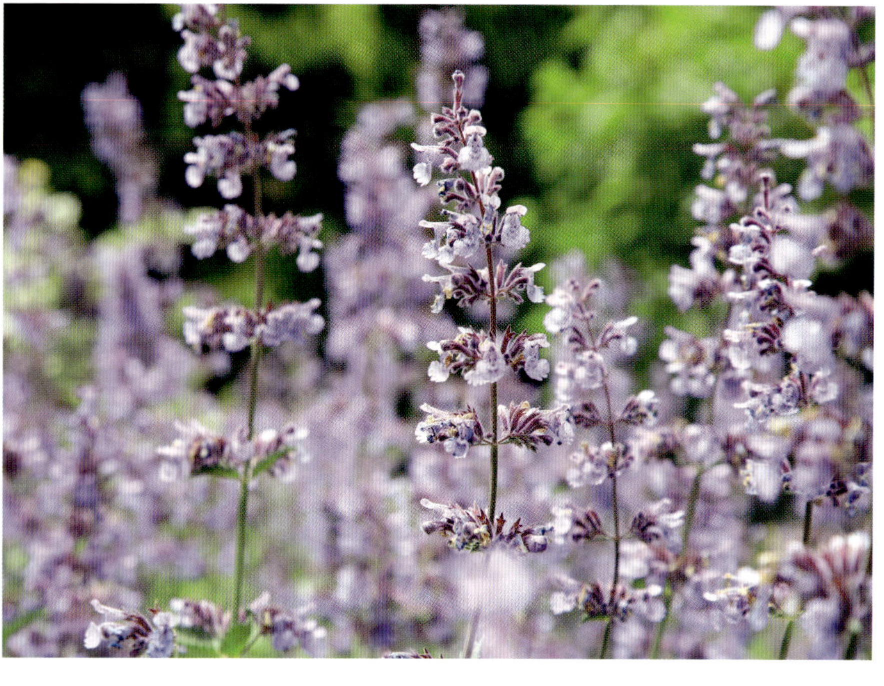

endet mit den stärksten Pflanzen: Zitrusfrüchte, Weihrauch, Beifuß, Katzenminze, Wermut, Wilder Lattich und schließlich der Azteken-Salbei.

Stärkere bewusstseinsverändernde Pflanzen

Andere traditionelle und teilweise erforschte bewusstseinsverändernde Pflanzen sind Betelnuss *(Areca catechu)*, Kathstrauch *(Catha edulis)* und Peyote *(Lophophora williamsii)*. Sie sind stärker und in manchen Ländern illegal. Aus solchen Pflanzen werden mit verschiedenen Methoden synthetische Drogen hergestellt, die wiederum stärker als die natürlichen Pflanzen sind.

Der blühende afrikanische Kathstrauch *(Catha edulis)* enthält Alkaloide, die Amphetaminen ähneln. In manchen afrikanischen Ländern ist die Verwendung üblich, und für seine seit Urzeiten bekannte schmerzlindernde und leicht euphorisierende Wirkung liegen inzwischen erste klinische Belege vor. Dennoch ist er in den meisten Ländern der Welt verboten, weil Gewöhnung und Missbrauch Probleme nach sich ziehen, und weil er als Rohstoff für starke synthetische Drogen dienen kann.

Der meskalinhaltige Peyote *(Lophophora williamsii)* aus Mexiko wird von vielen Ureinwohnern konsumiert. Kalmus *(Acorus calamus)* enthält den Wirkstoff Asaron, dessen euphorisierende, antidepressive und sedierende Wirkung durch Laborversuche bestätigt wird. Beide Pflanzen können in höheren Dosen Halluzinationen auslö-

Unten: Bekannte Gartenpflanzen wie Johanniskraut *(Hypericum perforatum)* und Katzenminze *(Nepeta cataria*, **gegenüber**) heben die Stimmung ohne nennenswerte Risiken.

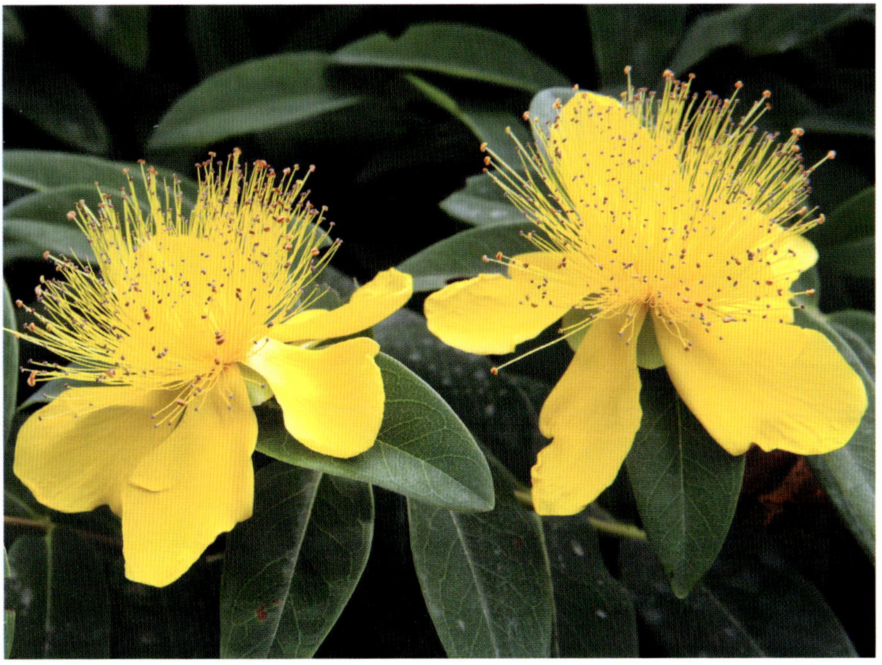

sen, ebenso wie beispielsweise die Muskatnuss *(Myristica fragrans)*, die gelegentlich als Freizeitdroge ge- (und miss-) braucht wird. Ihre neuroprotektive und gedächtnisstärkende Wirkung wird in Indonesien geschätzt und durch Laborstudien untermauert. Ihr aktiver Inhaltsstoff Myristicin (in geringen Mengen auch in Basilikum, Petersilie und Karotte) kann bei hoher Dosierung unangenehme Erfahrungen auslösen und Psychosen verursachen.

Der tropische Kratombaum *(Mitragyna speciosa)* ist mit dem Kaffee verwandt und wird im ländlichen Südostasien in kleinen Mengen als Tee gegen Müdigkeit und zur Leistungssteigerung verwendet. Seine Wirkweise ähnelt der von Azteken-Salbei, und obwohl er keine Opiate enthält, kann er bei hoher Dosierung opiat-ähnliche (schmerzlindernde und schlaffördernde) Wirkung zeigen. In vielen Ländern ist er verboten. In den USA ist die Pflanze als Schmerzmittel allgemein anerkannt und ein Verbot konnte bisher nicht durchgesetzt werden.

Zur psychoaktiven Wirkung von Ginster *(Cytisus scoparius)* liegen praktisch keine Studien vor. Der verwandte Färber-Ginster *(Genista tinctoria)* kommt in schamanischen Ritualen beispielsweise im Norden Mexikos zum Einsatz. Beide enthalten das Alkaloid Cytisin, das mit dem Nikotin verwandt ist. Weitere neurowissenschaftliche Daten liegen noch nicht vor.

Vorgänge im Gehirn und in neuronalen Netzwerken

Bei psychisch gesunden Freiwilligen konnte nachgewiesen werden, dass Psilocybin aus Magic Mushrooms *(Psilocybe species)* den Botenstoff Serotonin verstärkt und die Stimmung aufhellt. Eine einzige Dosis kann (in kontrolliertem, medizinischem Rahmen) beträchtliche Veränderungen bewirken und Menschen helfen, wieder einen Lebenssinn zu finden. Psilocybin und andere bewusstseinsverändernde Alkaloide (Tryptamine) wie Dimethyltryptamine (DMT) aus *Psychotria viridis* (einer Zutat von Ayahuasca) und Ibogain aus *Tabernanthe iboga* beeinflussen den stimmungsaufhellenden Botenstoff Serotonin und können bei psychischen Störungen und Sucht hilfreich sein. Erste Studien legen nahe, dass ihre psychoaktive Wirkung auf der Bildung neuer Verbindungen zwischen Gehirnbereichen beruhen könnte, die normalerweise nicht interagieren. Professor Seth vom Sackler Centre for Consciousness Science an der Universität Sussex folgert, dass die Alkaloide zu einer höheren elektrischen Aktivität als im normalen Wachzustand führen und dadurch Bewusstseinsveränderungen verursachen.

Gegenüber: Grapefruit *(Citrus × paradisi)*, stammt aus Barbados und ist eine von vielen Zitrus-Hybriden – wahrscheinlich eine Kreuzung zwischen Orange *(C. sinensis)* und Pomelo *(C. maxima)*.

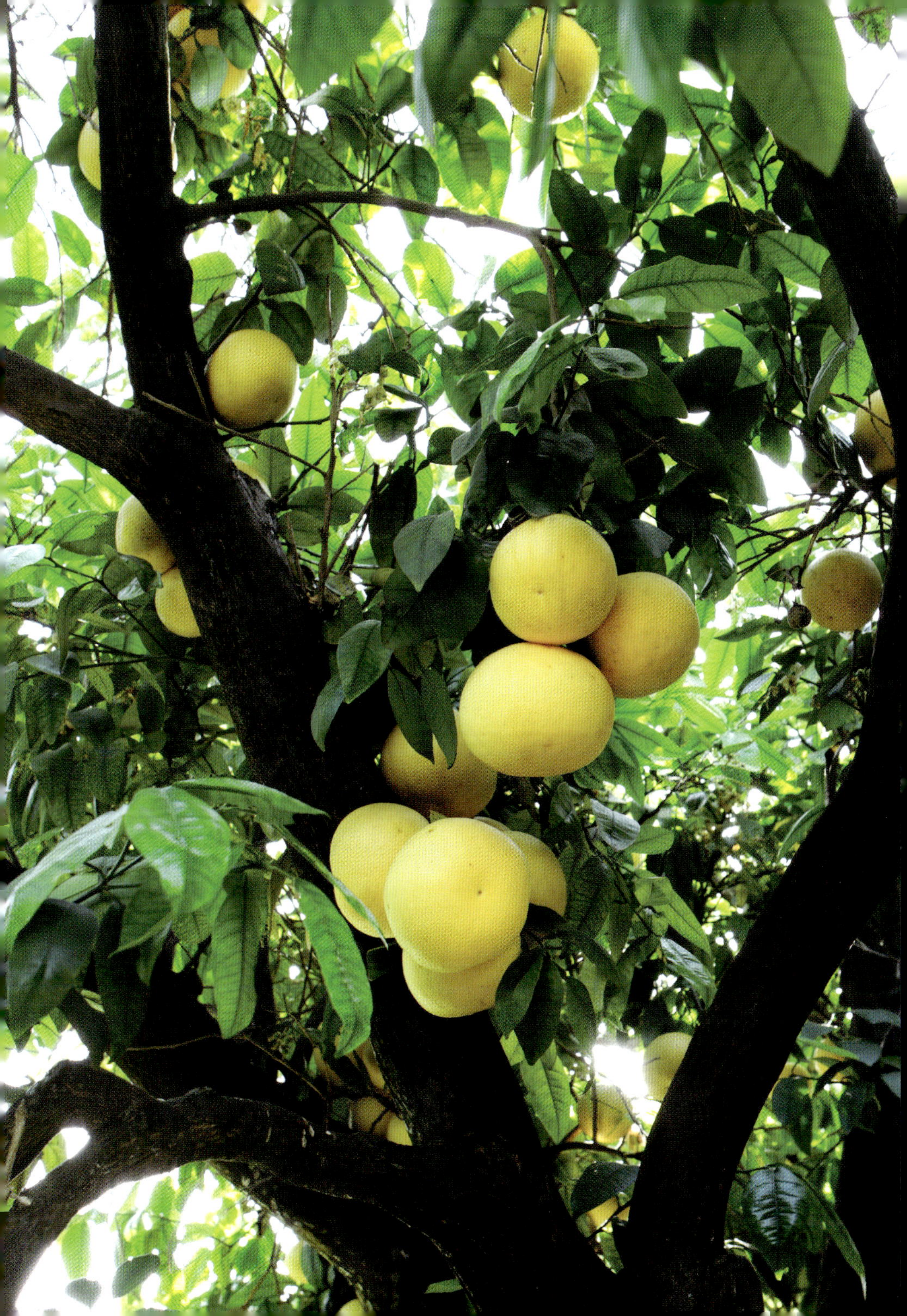

Zitrusfrüchte

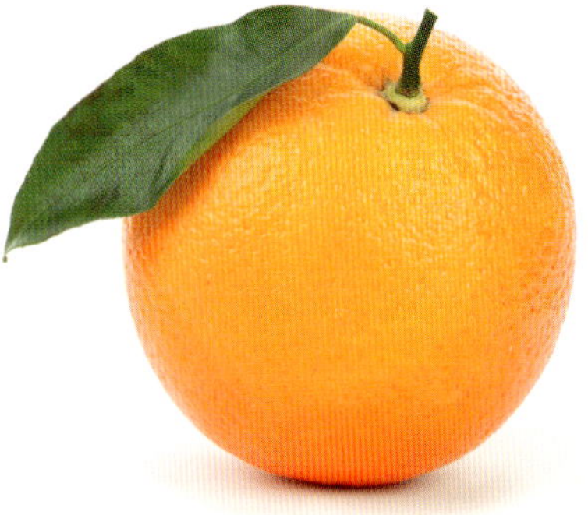

Die positive Wirkung von Zitrusfrüchten auf das Gehirn ist bereits bekannt. Die Entdeckung, dass einige Arten den bewusstseinsverändernden Stoff Dimethyltryptamin (DMT) enthalten, wirft interessante neue Fragen über die «Wohlfühlwirkung» von Orangen und Zitronen auf. Neroli (Bergamotte-Blüten) und Zitrone werden in der Aromatherapie gegen nervöse Anspannung und Schlaflosigkeit eingesetzt. Viele Menschen stellen eine stimmungsaufhellende Wirkung fest, manche sogar eine leicht euphorisierende (jedoch nicht halluzinogene).

Botanik Orangen, Zitronen, Limetten, Grapefruit und andere essbare Zitrusfrüchte sind bestens bekannt. Die Bergamotte wird zum Aromatisieren von Earl-Grey-Tee verwendet.

Geschichte und Volkswissen In der griechischen Antike legte man Zitronenblätter unter das Kopfkissen, um schöne Träume heraufzubeschwören. Die Spanier schrieben Zitronen zahlreiche Heilwirkungen zu, und die große indische Frucht *Citrus medica* spielt in buddhistischen Opfern eine Rolle. Die Grapefruit (*Citrus × paradisi*) stammt aus Barbados, wo sie als «verbotene Frucht» bekannt war.

Stand der Wissenschaft
Beim Menschen Untersucht wurden Extrakte der Früchte, ihre Flavonoide (z. B. Apigenin) und ihre ätherischen Öle. Klinische Studien zeigen, dass sie die Durchblutung des Gehirns fördern und somit Schlaganfall und Parkinson vorbeugen. Es gibt zunehmend Belege dafür, dass sie die kognitive Leistung verbessern.
Im Labor Extrakte und ihre Inhaltsstoffe (wie Naringen und Hesperidin) fördern die Bildung neuer Neuronenverbindungen (Neuroplastizität) und haben u. a. bei Alzheimer neuroprotektive Wirkung gezeigt. Verschiedene Zitrusarten und ihre Inhaltsstoffe (Terpene und Flavonoide) zeigen positive Wirkung auf Signale für Wohlbefinden (Dopamin), Zufriedenheit (Serotonin), Beruhigung (GABA) und Gedächtnis (Acetylcholin). Es wird vermutet, dass Stoffe aus Zitrusfrüchten Nebenwirkungen von medizinischem Cannabis entgegenwirken.

Inhaltsstoffe DMT und Flavonoide wie Quercetin, Nobiletin, Naringen und Hesperiden. Sedierendes Limonen sowie Citral, das in Laborversuchen gedächtnisverbessernde Wirkung gezeigt hat. Beide beeinflussen Belohnungs- und Zufriedenheitssignale (Dopamin und Serotonin). Ätherisches Öl aus Zitronenschale verstärkt den Gedächtnis-Botenstoff Acetylcholin und enthält ähnliche Stoffe wie spanischer Salbei *(Salvia lavandulaefolia)*, die dasselbe bewirken.

Anwendung Frisch gepresster Saft, Tee aus Scheiben der Früchte (mit frischem Ingwer oder Kurkuma, beide verstärken die Wirkung von DMT), Marmelade oder ätherische Öle (auf der Haut nur verdünnt anwenden). Keine Maximalmengen für Früchte und Saft, jedoch für die Verdünnung der ätherischen Öle, da manche auf der Haut fototoxisch wirken: Bergamotte (0,4 %), Zitronen (2 %), Limette (0,7 %) und Grapefruit (4 %).

Sicherheit Vor allem Grapefruits, aber auch andere Zitrusfrüchte enthalten Furanocoumarine, die Wechselwirkungen mit vielen Medikamenten aufweisen. Sie hemmen das Enzym Cytochrom P450 3A4 und verlängern oder verstärken so die Wirkung von Medikamenten. Das kann gefährlich sein. Ätherische Öle können Allergien verursachen und fototoxisch wirken. Gesetzliche Einschränkungen gibt es nicht, obwohl manche Produkte wegen des hohen DMT-Gehalts umstritten sind.

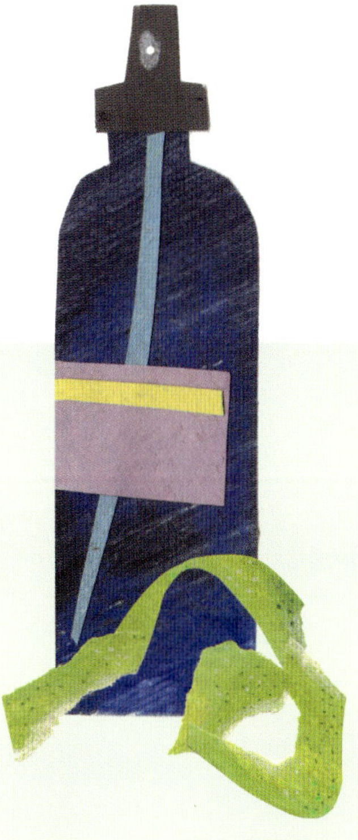

STIMMUNGSHEBENDES SPRAY

Aus ätherischen Ölen von Zitruspflanzen kann man ein Spray für Handgelenke und Hals mischen, das sofort die Stimmung hebt. Öle aus Dampfdestillation sind sehr konzentriert. Sie können das Öl aber auch selbst aus Limetten, Zitronen und vielleicht exotischeren Arten herstellen. Die Schalen waschen, raspeln und in einem Basisöl (z. B. Kokosöl) ziehen lassen. Ähnliche Düfte von Zitronenmelisse oder anderen Pflanzen runden die Duftkomposition ab.

Unsere Lieblingsmischung besteht aus gleichen Teilen Zitrone, Orange und Mandarine sowie ätherischem Öl von may chang *(Itsea cubeba)*, das nicht zur Zitrusfamilie gehört, aber gleichwohl Wirkung zeigt. Für ein leichtes, nicht fettendes Spray einfach einige Tropfen (maximal 1 % der Gesamtmenge) mit kosmetischem Alkohol mischen und in eine dunkle Zerstäuberflasche aus Glas füllen. Zitrusöle sind nicht so lange haltbar wie andere Öle. Bergamotte und Limette können fototoxisch wirken und sollten nicht auf der Haut verwendet werden.

Boswellia sacra, B. serrata

Weihrauch

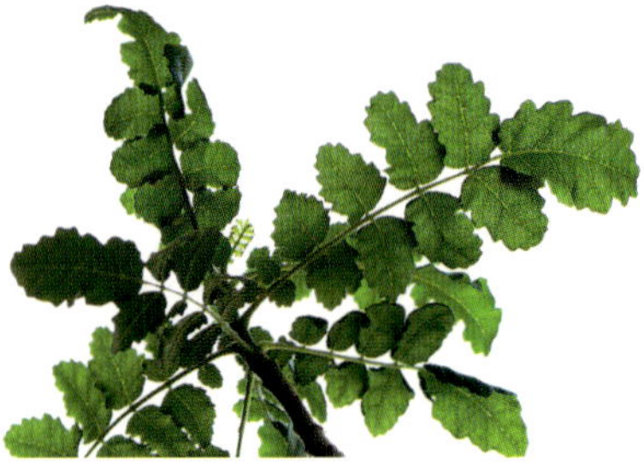

Aus dem Harz dieses Baums wird Weihrauch für religiöse und andere Rituale gewonnen. Es duftet herrlich, lindert nervöse Anspannung und Depressionen und kann empfängliche Menschen in Hochstimmung versetzen.

Botanik *Boswellia sacra* ist ein bis 4,5 m hoher Baum aus Äthiopien, Somalia, Jemen und Oman, der Gruppen von Blättern an den Spitzen der miteinander verschlungenen Äste trägt. Er wächst in Gebirgswäldern und sogar auf nackten Felsen. *B. sacra* und andere der über 20 Arten liefern das Harz, das Weihrauch oder Olibanum genannt wird. Die papierartige Rinde wird angeritzt, sodass das Harz austritt, trocknet und spröde, gelblich-transparente Tropfen mit pfeffrig-zitronigem Duft bildet. Diese werden ganzjährig gesammelt.

Geschichte und Volkswissen Weihrauch wird seit Jahrtausenden in Ritualen von Christentum, Judentum und vielen anderen Religionen verwendet. 3000 Jahre alter Weihrauch wurde in Tutenchamuns Grab gefunden, heute zählt die katholische Kirche zu den größten Verbrauchern. Im Ayurveda wird er Sallaki genannt und vor allem zur Behandlung nervlicher Beschwerden sowie emotionaler und psychischer Störungen eingesetzt. Außerdem dient er als Meditationshilfe, weil er geistige Ruhe, Entspannung und Zufriedenheitsgefühle schenken soll. Vereinzelt kommt er als Freizeitdroge zum Einsatz.

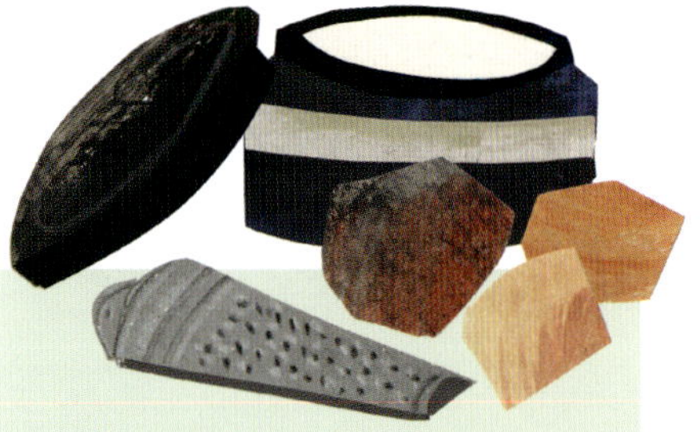

WEIHRAUCH-GESICHTSCREME

Die Grundlage dieser Creme bietet ein handelsübliches Pflegeprodukt, am besten mit natürlichen oder Bio-Zutaten. Ätherisches Weihrauchöl – maximal 1 % der Gesamtmenge – unterrühren und die Creme großzügig auftragen, damit der Körper ausreichend Wirkstoffe aufnehmen kann. Nach Belieben kann etwas reines Bio-Weihrauchharz fein gerieben unter die Creme gerührt werden. In dunkle Gläser füllen und beschriften. Die Creme ist lange haltbar – unsere haben wir schon mehrere Jahre.

Stand der Wissenschaft

Beim Menschen *B. serrata* ist die am besten erforschte Art. Massagen mit dem ätherischen Öl (mit Bergamotte und Lavendel) lindern nervöse Anspannung und Depressionen. Einige klinische Studien zeigen eine Verbesserung der kognitiven Leistung und einen Rückgang von Gehirn-Ödemen. Klinischen Tests zufolge birgt die entzündungshemmende Wirkung in der Behandlung weniger Risiken als Corticosteroide.

Im Labor Der Inhaltsstoff Incensolacetat aktiviert über den TRPV3-Rezeptor (Vanilloid) Proteine im Gehirn, die vermutlich mit emotionalen Belohnungsempfindungen in Zusammenhang stehen und auf der Haut ein Wärmegefühl erzeugen. Dies ist die erste Studie (von 2008), die mögliche Erklärungen für die emotionale und eventuell spirituelle Wirkung des Harzes liefert. Laborversuchen zufolge wirken Weihrauch und Boswelliasäure neuroprotektiv, fördern Bildung und Verzweigung von Gehirnzellen, die Verbindungen zu anderen Zellen schaffen, verbessern bei jungen und alten Menschen das Gedächtnis und reduzieren depressives Verhalten.

Inhaltsstoffe Die schmerzlindernde und antidepressive Wirkung beruht wahrscheinlich auf Boswelliasäuren und Incensolacetat. Das Harz enthält bis zu 10 % ätherisches Öl, dessen Hauptinhaltsstoff Alpha-Pinen ist. Dieser Stoff ist in unterschiedlichen Mengen in verschiedenen ätherischen Ölen enthalten. Er wirkt beruhigend (Einfluss auf GABA und Glutamat), stärkt das Gedächtnis (Acetylcholin), wirkt antidepressiv und beeinflusst die Botenstoffe Serotonin (stimmungsaufhellend), Dopamin (Belohnung) und Noradrenalin (Flucht und Kampf).

Anwendung Kapseln mit Harz oder Harzextrakt werden häufig eingenommen. Frisches und getrocknetes Harz kann eingenommen oder mit Holzkohle verbrannt werden, um den Rauch zu inhalieren. Das ätherische Öl kommt in der Aromatherapie zum Einsatz.

Sicherheit Nebenwirkungen und Kontraindikationen sind nicht dokumentiert. Dem europäischen Arzneibuch zufolge muss der Extrakt 1 % von zwei Boswelliasäuren enthalten. Rechtliche Beschränkungen bestehen zurzeit nicht.

Artemisia vulgaris

Beifuß

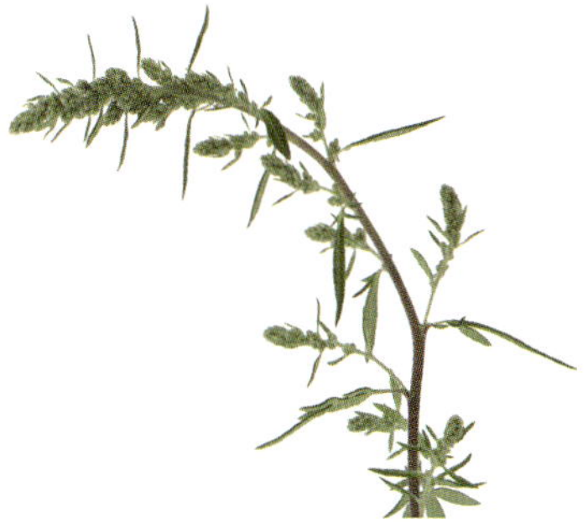

Die alten Kelten verwendeten Beifuß in Ritualen, und einige Dokumente legen nahe, dass es auch für Zeremonien der Druiden zum Einsatz kam. Besucher des Dilston Physic Garden fasziniert vor allem die Wirkung, die diese Pflanze dem Volksglauben nach auf Träume haben soll.

Botanik Beifuß trägt spitze grüne Blätter mit silbriger, behaarter Unterseite und Gruppen kleiner, rötlicher Blüten. Er stammt aus Asien, Nordafrika und Europa und kann bis 1,8 m hoch werden. Chinesischer Beifuß (*A. argyi* und *A. verlotorum*) wächst, wie *A. vulgaris,* in gemäßigtem Klima und entfaltet im Tee ein noch angenehmeres Aroma.

Geschichte und Volkswissen In keltischer Zeit wurde *A. vulgaris* wegen seiner bewusstseinsverändernden Wirkung in Ritualen eingesetzt. Bei den germanischen Völkern war er eins der neun heiligen Kräuter, die vor Krankheiten schützen sollten. Römische Soldaten stopften Beifuß in ihre Sandalen, um «high» zu werden und lange Fußmärsche besser durchzustehen. In China wird Beifuß seit Jahrtausenden verwendet, unter anderem zur Moxibustion (Stimulation von Akupunkturpunkten mit erhitzten Beifußstängeln). Traditionell wird das Kraut als Schmerzmittel und Sedativum, gegen Bluthochdruck und Zittern bei Parkinson sowie im frühen 19. Jahrhundert in England gegen Epilepsie eingesetzt. Der mexikanische Beifuß *(A. mexikana)* soll, wie Cannabis, eine leicht euphorisierende Wirkung haben und leichte Bewusstseinsveränderungen wie intensivere Farbwahrnehmung bewirken. Er wird gelegentlich als Cannabis-Ersatz verwendet, soll lebhafte und angenehme Träume fördern

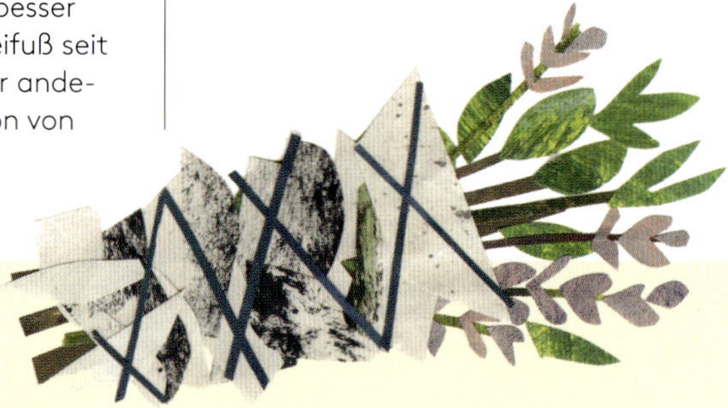

RAUCHZEREMONIE

Die Rauchzeremonie der amerikanischen Ureinwohner soll Hindernisse aus dem Weg räumen und einen Ort für heilige Rituale vorbereiten. Möglicherweise hatte der duftende Rauch von Zweigbündeln, oft von *Salvia apiana,* durch Beeinflussung der Cannabinoidrezeptoren eine bewusstseinsverändernde Wirkung. Ersatzweise können andere in diesem Kapitel beschrieben werden, vor allem Chinesischer Beifuß *(Artemisia argyi),* der gut in gemäßigtem Klima gedeiht. Wichtig ist, dass das Pflanzenmaterial längere Zeit glimmt und Rauch entwickelt. Für eine Rauchzeremonie Triebspitzen von Beifuß vor der Blüte pflücken und in einem kühlen, gut belüfteten, schattigen Raum zum Trocknen aufhängen. Nach zwei Wochen die Blätter abstreifen und in braunen Papiertüten verstauen (oder getrocknete Beifußblätter kaufen). Die Blätter mit etwas Holz oder Bambus-Holzkohle mischen, anzünden und kurze Zeit brennen lassen. Dann die Flamme löschen, die Mischung muss aber noch glimmen. Den Rauch mit einer Feder oder mit der Hand im Raum verteilen.

Dem traditionellen Ritual zufolge wird der Rauch zuerst um den Kopf jedes Anwesenden gefächelt, dann über und unter ihn und in alle vier Himmelsrichtungen (Norden, Süden, Osten und Westen). Um eine stärkere Wirkung zu erleben, kann der Rauch direkt inhaliert werden.

und auch Klarträume begünstigen, die im halbbewussten Zustand erlebt werden und beeinflussbar sind. Freiwillige Helfer im Dilston Physic Garden berichteten, sie hätten sich nach dem Jäten im Beifußbeet «entrückt» und entspannt gefühlt.

Stand der Wissenschaft

Beim Menschen Studien zufolge kann die Stimulation von Akupunkturpunkten mit Beifuß wirksam bei Bluthochdruck sein.
Im Labor Der Inhaltsstoff Thujon (auch in Salbei) beeinflusst beruhigende Botenstoffe (GABA), Gedächtnis und Aufmerksamkeit (Acetylcholin). Die psychotrope Wirkung beruht wahrscheinlich auf Veränderungen der Serotonin- und Cannabinoid-Signale, die Reaktion ist aber anders als bei Cannabis. *A. maderaspatana* verstärkt das Gedächtsnissignal (Acetylcholin), indem es seinen Abbau hemmt.

Inhaltsstoffe Enthält ähnliche Flavonoide, Tannine und Bitterglycoside wie Echter Wermut. Ätherisches Öl enthält Thujon (wie Echter Wermut), Borneol, Cineol, Kampfer und Pinene, die alle auch in Salbei und anderen aromatischen Pflanzen vorkommen. Sie beeinflussen verschiedene Gehirnsignale (Gedächtnis, Ruhe, Erregung).

Anwendung Tee, frisch (3–5 g) oder getrocknet (2–3 g) auf 240 ml Wasser dreimal täglich (kann bitter schmecken). Tinktur ist gebräuchlich. Kann geraucht und an Wok-Gerichte gegeben werden.

Sicherheit Nicht anwenden in der Schwangerschaft. Vorsicht bei Epilepsie. Kann allergische Reaktionen auslösen. Nicht zur regelmäßigen Anwendung. Das ätherische Öl ist toxisch.

Nepeta cataria und andere Arten

Katzenminze

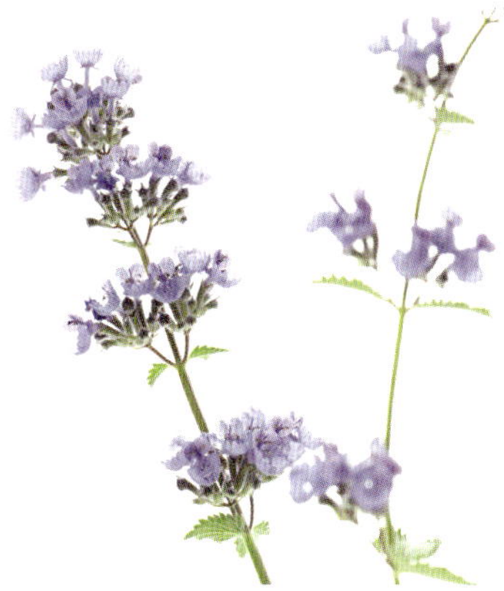

Katzen lieben diese Pflanze, weil sie ihnen Wohlgefühle schenkt. Auch auf manche Menschen hat sie eine leicht stimmungsaufhellende Wirkung.

Botanik

Die Gattung *Nepeta* umfasst etwa 250 Arten. Sie wachsen wild in nördlich-gemäßigten Regionen mit kalkigem Boden und werden für den Haustierbedarf auch kultiviert. Katzenminze hat weißlich-grüne, herzförmige Blätter und weiße oder hellblaue Blüten. Sie kann bis 1 m hoch werden und gedeiht auch in Kübeln (praktisch, um zu vermeiden, dass Katzen sich darin wälzen).

Geschichte und Volkswissen Früher galt Katzenminze als Arme-Leute-Ersatz für chinesischen Tee. Sie galt als wohlschmeckend und gesund. Ihre entspannend-euphorisierende und aphrodisierende Wirkung auf Hauskatzen, aber auch auf Luchse, Leoparden und andere ist seit Langem bekannt. Katzenminze riecht ähnlich wie die Pheromone im Urin männlicher Tiere. Schon die Ägypter verwöhnten ihre Katzen, die als Inkarnationen der Götter galten, mit dem Kraut. In der traditionellen Heilkunde Europas und Asiens wurde sie gegen Albträume und Migräne eingesetzt. Katzen können durch Katzenminze buchstäblich high werden. Es wird gelegentlich als Freizeitdroge verwendet, meist aber als Heilkraut, das durch mild bewusstseinsverändernde Wirkung ein Wohlgefühl vermittelt. Einige Menschen berichten von leichten Rauschzuständen und gelegentlichen Halluzinationen.

Stand der Wissenschaft
Beim Menschen Iranische Katzenminze *(N. menthoides)* lindert kontrollierten klinischen Studien zufolge nervöse Anspannung, Depression und Gedächtnisabbau. **Im Labor** *N. cataria* wirkt leicht sedierend, *N. bracteata* hat krampflösende Eigenschaften und einige Arten (z. B. *N. caesarea*) wirken durch Beeinflussung der Opiatrezeptoren sedierend und schmerzlindernd, ohne süchtig zu machen. Katzenminze hebt das Wohlbefinden (Dopamin), wirkt aphrodisierend und amphetaminähnlich. Laborversuchen zufolge beugt *N. menthoides* Morphinabhängigkeit vor und stärkt das Gedächtnis. Die ätherischen Öle einiger Arten enthalten Cineol und Diterpene. Sie verstärken den Gedächtnisbotenstoff (Acetylcholin) ebenso wirkungsvoll wie verschreibungspflichtige Medikamente.

Inhaltsstoffe Nepetalacton wirkt auf Geruchssignale, euphorisiert Katzen und vertreibt Fliegen. Nepethalat und Ursolsäure wirken sedierend, Ursolsäure verstärkt durch Beeinflussung von Opioidrezeptoren das Gedächtnissignal. Das ätherische Öl enthält Citronellol und Geraniol, die auf den Menschen beruhigend wirken, sowie Pulegon, das anregt und nervöse Anspannung lindert. Zitronen-Katzenminze (*N. cataria* var. *citriodora*) enthält ähnliche antioxidative und entzündungshemmende Flavonoide wie Zitronenmelisse: Luteolin und Apigenin gegen nervöse Anspannung sowie Rosmarinsäure für das Gedächtnis.

Anwendung Tee aus Blüten und Blättern, frisch (2–4 g) oder getrocknet (1–2 g) auf 240 ml Wasser dreimal täglich schmeckt köstlich. Tee und Blätter zum Aromatisieren von Schnaps, zum Rauchen oder Verräuchern. Ätherisches Öl für Dampfinhalationen oder zum Beduften von Räumen.

Sicherheit Gilt allgemein als unbedenkliches Heilkraut, Kontraindikationen sind nicht bekannt. Bei hoher Dosierung kann Übelkeit auftreten. Das ätherische Öl kann die Haut reizen. Fällt seit 2016 unter das in England gültige Verbot für psychoaktive Pflanzen, das sich aber schwer durchsetzen lässt, da die Pflanze in vielen Gärten wächst und in Gartencentern verkauft wird. In den meisten anderen Ländern keine gesetzlichen Beschränkungen.

Artemisia absinthium

Echter Wermut

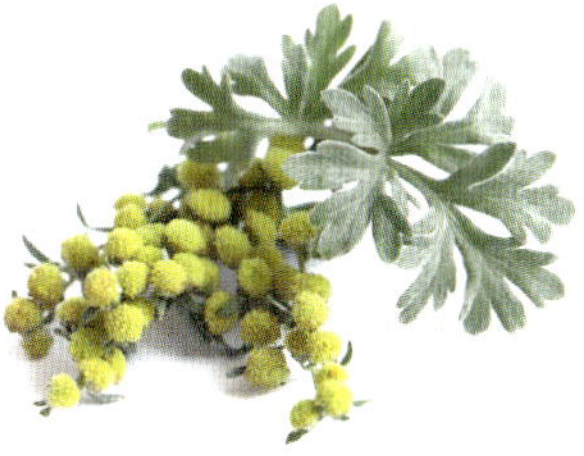

Berühmt wurde Wermut als Zutat für den Absinth, den bewusstseinsverändernden Schnaps, dem viele Künstler des 19. Jahrhunderts verfallen waren. Weniger bekannt ist seine Wirkung gegen Darmparasiten.

Botanik Die hohe, ausdauernde Pflanze aus der Familie der Korbblütler hat fiedrige, silbrig-grüne Blätter und kleine, gelbe Blütenköpfe. Der Duft ist scharf-würzig, der Geschmack bitter. Auch die mildere Art *(A. annua)* wurde in klinischen Studien untersucht.

Geschichte und Volkswissen Der Name «grüne Fee» bezieht sich darauf, dass die meisten Absinthgetränke grün eingefärbt waren. Gab man Wasser dazu, färbten sie sich milchig-weißlich. In der Bibel taucht der Wermut als Symbol der Sünde auf. Er wuchs in der Spur der Schlange, die aus dem Garten Eden kroch. Die alten Ägypter nutzten ihn als Aphrodisiakum, und in der heutigen Kräuterheilkunde wird er als aufbauendes Tonikum bei geistiger Schwäche und zur Beruhigung bei Nervenleiden eingesetzt. Das ätherische Öl dient zum Aromatisieren von Pernod und ähnlichen Getränken. Van Gogh und andere Absinthtrinker berichteten von Halluzinationen, die aber eher auf den Alkohol zurückzuführen sind als auf die Pflanze. Nach heutigen Kenntnissen wirkt sie nicht halluzinogen, sondern mild sedierend und kann lebhafte Träume verursachen (Wermut gehört zur gleichen Gattung wie der Beifuß). Die appetitanregende und verdauungsfördernde Wirkung des Wermut schlug sich zweifellos im Absinth nieder.

Stand der Wissenschaft
Beim Menschen Studien haben sich hauptsächlich auf die Wirkung auf den Darm (Morbus Crohn) und die Schmerzlinderung bei Arthritis konzentriert.
Im Labor Beeinflusst Aufmerksamkeit und Gedächtnis. Der Inhaltsstoff Thujon hemmt die Wirkung von Nikotin (Nikotinrezeptor) und den Abbau des Gedächtnis-Botenstoffs (Acetylcholin). Thujon wirkt anregend, indem es beruhigende Signale (GABA) blockiert. Es beeinflusst im Gehirn Moleküle, die Cannabinoide und Serotonin binden. Echter Wermut wirkt zudem neuroprotektiv und hemmt entzündliche Prozesse im Gehirn.

Inhaltsstoffe Enthält Betathujon, Sabinylacetat und beruhigendes Beta-Pinen, außerdem Sesquiterpenlactone wie Absinthin und bittere Glycoside (Flavonoide).

Anwendung Bitterer Tee aus Blättern, frisch (4–6 g) oder getrocknet (2–3 g) auf 240 ml Wasser dreimal täglich. Kann geraucht, als Tinktur oder Absinth konsumiert werden(der traditionell auch Zitronenmelisse und Ysop enthält).

Sicherheit Wegen des hohen Thujongehalts nicht geeignet bei Epilepsie, in der Schwangerschaft (Abortivum) und für die Aromatherapie. Sonstige Kontraindikationen sind nicht bekannt. Pflanze und Absinth unterliegen keinen gesetzlichen Einschränkungen. Wie Beifuß nicht regelmäßig verwenden.

ABSINTH

Geschmacksgeber von Absinth sind neben Wermut auch andere Pflanzen mit bitterem oder anisartigem Geschmack. Es lohnt sich, verschiedene Kombinationen auszuprobieren. Traditionell wird Absinth destilliert, aber man kann die Kräuter auch in Alkohol ziehen lassen.

Für unser Lieblingsrezept brauchen Sie auf einen Liter Wodka oder Obstbrand drei Handvoll frische Wermutblätter, je eine Handvoll Eberraute *(Artemisia abrotanum)*, Beifuß, russischen Estragon (*A. dracunculus* var. *inodora*), Fenchel *(Foeniculum vulgare)* und Süßdolde *(Myrrhis odorata)* sowie je einen Teelöffel Fenchelsamen, Süßdolde-Samen und Sternanis (alle gemahlen). Mit etwas Zitronenmelisse, Engelwurz oder Muskatnuss wird der Geschmack milder.

Zucker kann jetzt zugegeben werden oder erst beim Servieren.

Je länger die Mischung zieht, desto bitterer schmeckt sie. Abseihen, in eine dunkle Flasche füllen und wieder ruhen lassen – dadurch wird der Geschmack milder. Manche Absinth-Arten enthalten 70 % (oder mehr) Alkohol. Hier liegt der Alkoholgehalt bei etwa 30 %. Trotzdem genügt ein kleines Glas.

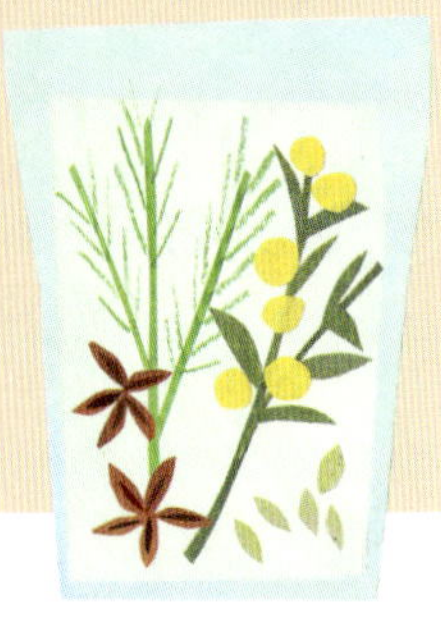

Lactuca virosa

Wilder Lattich

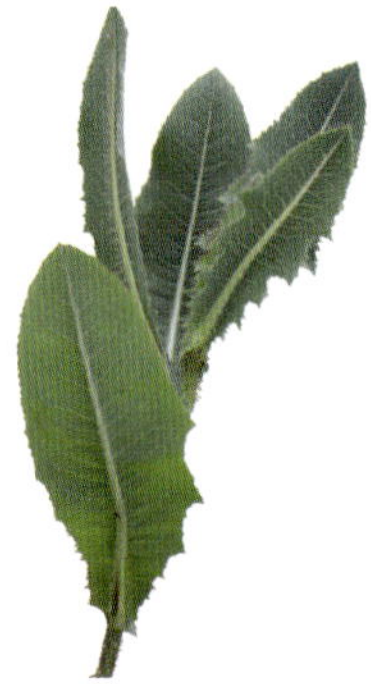

Von dieser Wildpflanze stammt der essbare Gartensalat ab. Dass sie im Volksmund auch Giftlattich heißt, sagt etwas über ihre bewusstseinsverändernde Wirkung aus.

Botanik Die Pflanze mit den tief gelappten, breiten Blättern und den hohlen Stielen kann etwa 1 m hoch werden. Aus gelblichen Blüten entwickeln sich duftige Samenstände mit Samen, die sich wie Löwenzahn mit «Fallschirmen» weit verbreiten. Lattich wächst wild überall in Europa und enthält in allen Teilen einen herben Milchsaft. Geerntet wird vor der Blüte.

Geschichte und Volkswissen Die psychoaktive Wirkung ist in altägyptischen Schriften dokumentiert. Im 1. Jahrhundert n. Chr. verglich der griechische Arzt die Wirkung mit dem Schlafmohn *(Papaver somniferum)*. Vielleicht wird der Wilde Lattich darum auch bei normaler Dosierung manchmal als giftig beschrieben. Im 19. Jahrhundert setzten Ärzte ihn als Ersatz für Opium ein und stellten fest, dass er die Nebenwirkungen von Opium nicht aufwies. Traditionell wird er als Sedati-

vum und zur Beruhigung von überaktiven oder überreizten Kindern und Erwachsenen verwendet, außerdem zur Schmerzlinderung und zur Reduzierung der Libido (Anaphrodisiakum). Gartensalat *(Lactuca sativa)* enthält ähnliche Stoffe. Seine Stiele wirken mild euphorisierend und einschläfernd.
Der getrocknete Milchsaft (Lactucarium) wurde im britischen Arzneibuch von 1885 als mildes Hypnotikum geführt. Ausgereifte Blätter und Stiele verursachen, wenn sie getrocknet und geraucht werden, leichte Euphorie und Entrückung. Lattich soll zudem meditative, tranceartige Zustände und Träume fördern.

Stand der Wissenschaft
Beim Menschen Berichten zufolge soll Wilder Lattich bei Überdosierung toxisch wirken. Klinische Studien liegen nicht vor. Öl aus den Samen von *L. sativa* hat sich bei älteren Menschen mit nervöser Anspannung und Schlafschwierigkeiten als wirksam erwiesen. Suchtgefahr besteht nicht, weil Lattich anders wirkt als klassische Opioide (z. B. Morphin).
Im Labor Die Inhaltsstoffe wirken beruhigend (GABA) und haben eine ähnlich hypnotische Wirkung wie Pentobarbital, ohne jedoch toxisch zu sein. Sie lindern Schmerzen, verbessern Aufmerksamkeit und Gedächtnis, indem sie den Abbau von Acetylcholin hemmen, und regulieren den Schlaf (Adenosin).

Inhaltsstoffe Sesquiterpenlactone wie Lactucin und das verwandte Lactucopicrin wirken schmerzlindernd (ähnlich wie Ibuprofen) und kommen auch in der Wegwarte *(Cichorium intybus)* vor.

Anwendung Die beste Wirkung sollen Tabletten oder Kapseln mit getrocknetem Milchsaft (Lactucarium) besitzen, Einnahme gemäß Dosierungsanweisung. Tinkturen, kann auch geraucht werden. Tee enthält kaum aktive Inhaltsstoffe, weil der Milchsaft nicht wasserlöslich ist.

Sicherheit Unbedenklich nur bei empfohlener Dosierung. Bei höherer Dosierung Schläfrigkeit. Nebenwirkungen wie Schwindel, Tachykardie (Herzrasen) und verringerte Libido kommen vor. Wegen der Verwendung als Freizeitdroge besteht Gefahr de Überdosierung, die toxisch sein kann. Keine Kontraindikationen bekannt. In den meisten Ländern keine gesetzlichen Beschränkungen.

Salvia divinorum

Azteken-Salbei

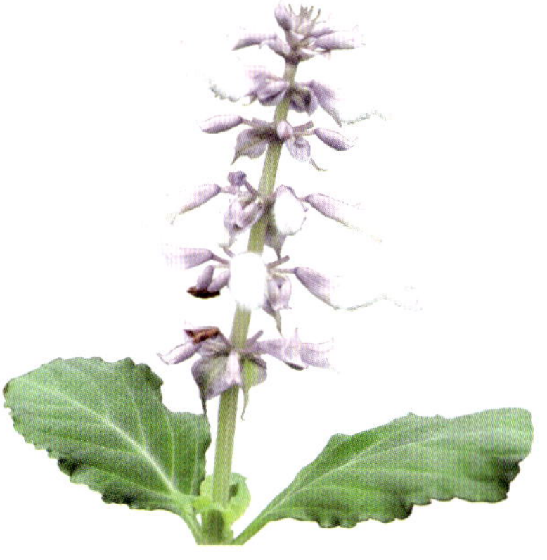

Südamerikanische Schamanen nutzen Azteken-Salbei, um «Geistreisen» zu unternehmen. Weltweit wird die Pflanze gelegentlich als Freizeitdroge ge- (und miss-) braucht. Viele Studien widmen sich der Pflanze und ihren Inhaltsstoffen.

Botanik Die relativ seltene Pflanze gehört zu den Lippenblütlern. Sie hat lange, fleischige Stiele und große, minzeähnliche Blätter ohne Duft. Sie gedeiht in warmem Klima. In gemäßigten Regionen kann sie im Haus an einem sonnigen Platz kultiviert werden, bildet aber selten Blüten.

Geschichte und Volkswissen Seit Jahrhunderten wird die Pflanze in Südamerika für Wahrsage- und Heilungszeremonien verwendet, aber auch als Heilkraut. Das Volk de Mazatec in Oaxaca (Mexiko) nennt sie *ska Maria pastora* («Blätter der Jungfrau Maria, der Hirtin»). Als Freizeitdroge ist sie auch als «Magic Mint» bekannt. Nutzer beschreiben Erheiterung, das Gefühl, mit der Umgebung zu verschmelzen, und interessante Visionen. Bei Verwendung der Blätter in korrekter Dosierung besteht keine Gefahr. Sie verursachen eine friedliche Euphorie, die eine bis zwei Stunden anhält. Berichte über lindernde Wirkung bei Depressionen haben eher anekdotischen Wert.

Stand der Wissenschaft
Beim Menschen Einatmen des Rauchs bewirkt schnell einsetzende und intensive, meist kurzzeitige und zumeist angenehme Erfahrungen, z. B. verstärktes Seh- und Hörempfinden. Nutzer berichten auch, sich selbst und ihrer Umgebung weniger bewusst zu sein. Anhaltende Wirkungen sind nicht klinisch erforscht, scheinen aber nicht vorhanden zu sein. Suchtpotenzial und Toxizität werden als gering eingeschätzt. Der Medikamentenwirkstoff Naloxon, der die Opioidrezeptoren blockiert, unterbindet die Wirkung. Zurzeit wird erforscht, ob sich *S. divinorum* zur Behandlung von Depressionen eignet. Untersuchungen des aktiven Inhaltsstoffs (Salvinorin A, wegen der Stärke nicht empfohlen) deuten auf eine sehr schnelle Wirkung (Minuten nach der Inhalation) und ähnliche Wahrnehmungsveränderungen wie durch die ganze Pflanze hin.
Im Labor Salvinorin A (ca. 0,2 % der Pflanze) wirkt im Gehirn auf denselben Kappa-Rezeptor wie Opium. Da dieser sich vom M-Opioid-Rezeptor, der mit Sucht in Zusammenhang steht, unterscheidet, wird zurzeit seine Eignung für die Suchttherapie untersucht. Kappa-Rezeptoren finden sich vor allem im Claustrum, einer Gehirnregion mit Verbindungen zu vielen Zellen des zerebralen Cortex (Sitz der höheren Intelligenz) und des Bewusstseins. Salvinorin A wirkt auf Belohnungssignale (Dopamin), beruhigt, lindert nervöse Anspannung, Depressionen und zeigte sich in Laborversuchen hemmend für Lernen und Gedächtnis.

Inhaltsstoffe Diterpene, die Salvinorine genannt werden. Studien konzentrieren sich auf Salvinorin A, ein flüchtiges psychoaktives Terpen, das die Erkennung von Opioidsignalen verstärkt (Kappa-Rezeptoren).

Anwendung Traditionell wird eine Portion Blätter wie Tabak gekaut und nicht geschluckt, dabei bleibt der Speichel möglichst lange im Mund. Wichtig ist die richtige Dosierung: Mit einer kleinen Menge beginnen, nicht überdosieren. Empfohlen werden etwa 7 g (1–2 große) frische Blätter oder 3–8 g getrocknete. Die Wirkung kann bis zu zwei Stunden anhalten. Da die Blätter bitter schmecken, werden sie meist geraucht. Dabei soll die bewusstseinsverändernde Wirkung stärker sein.

Sicherheit Gilt bei korrekter Dosierung als unbedenklich. Wegen der starken bewusstseinsverändernden Wirkung Missbrauchsgefahr und negative psychologische Auswirkungen, aber nicht gravierender als bei Cannabis und Alkohol. Manchmal wird empfohlen, wegen möglicher Desorientierung nur im Beisein

einer anderen Person zu konsumieren. Nicht zusammen mit Alkohol konsumieren. Vorsicht bei Herz-Kreislauf-Erkrankungen: Kann den Puls beschleunigen. Salvinorin A in reiner Form niemals in Eigenregie anwenden. Es ist hochwirksam und kann gefährlich sein.
Labile Menschen oder Personen mit psychischen Erkrankungen sollten *S. divinorum* nur unter Aufsicht anwenden. Die Pflanze ist in vielen Ländern legal, es werden aber zunehmend Beschränkungen eingeführt, hauptsächlich wegen des Konsums konzentrierter, aus der Pflanze gewonnener Stoffe und der Zucht von Pflanzen mit höherem Wirkstoffgehalt. Ähnlich kam es zu Verboten von Cannabis, allerdings werden traditionelle Sorten mit natürlichem Wirkstoffgehalt in manchen Ländern inzwischen wieder legalisiert.

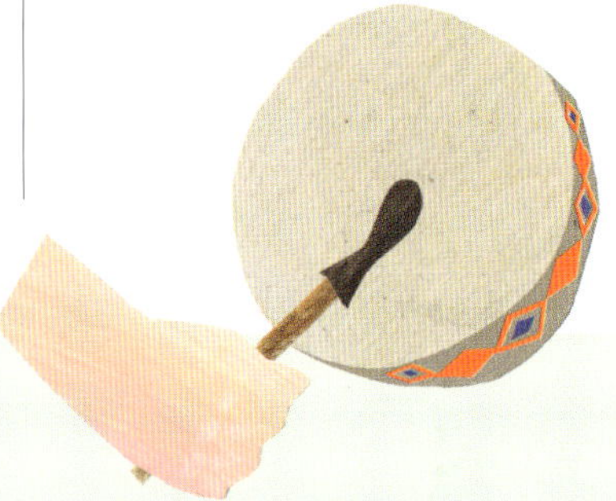

SCHAMANISCHE REISE AM LAGERFEUER

Schamanische Praktiken dienen hauptsächlich der Heilung. Der Schamane unternimmt eine «Reise in die Geisterwelt», um Zugang zu Intuition, Unterbewusstsein und Kreativität zu finden. Im Westen sind vor allem Rituale aus dem Amazonasgebiet bekannt, bei denen die halluzinogene Pflanzenmischung Ayahuasca zum Einsatz kommt.

Eine andere Form der Reise basiert auf Trommelschlägen und «magischen Worten». Die Führung übernimmt ein erfahrener Schamane. Die Teilnehmer können sich am Lagerfeuer versammeln und vielleicht einen Tee aus einer Pflanze aus diesem Kapitel genießen.

Zunächst etwa 20 Minuten ruhig sitzen. Die Trommel wird langsam geschlagen.

Dann lassen Sie sich in eine «Unterwelt» mit angenehmen Bildern und Geräuschen führen. Stellen Sie sich vor, durch die Landschaft zu gehen und in einen Tunnel zu treten (vergleichbar mit Alice im Wunderland und dem Kaninchenloch).

Stellen Sie sich Ihren persönlichen Geist – meist ein Tier – bildlich vor und hören Sie, was er Ihnen zu sagen hat.

Stellen Sie sich den Rückweg zum Sitzplatz vor. Dabei wird die Trommel schneller geschlagen und hört dann auf.

Reflektieren Sie das Erlebnis. Sie können darüber mit den anderen sprechen, müssen es aber nicht.

Da alle neuen mentalen Erfahrungen auch negative Aspekte haben können, sollte zumindest bei den ersten Geistreisen eine ausgebildete Person anwesend sein. Die Bezeichnung «Schamane» dürfen eigentlich nur Menschen tragen, die von einem traditionellen Schamanen ausgebildet wurden. Nachfragen lohnt sich.

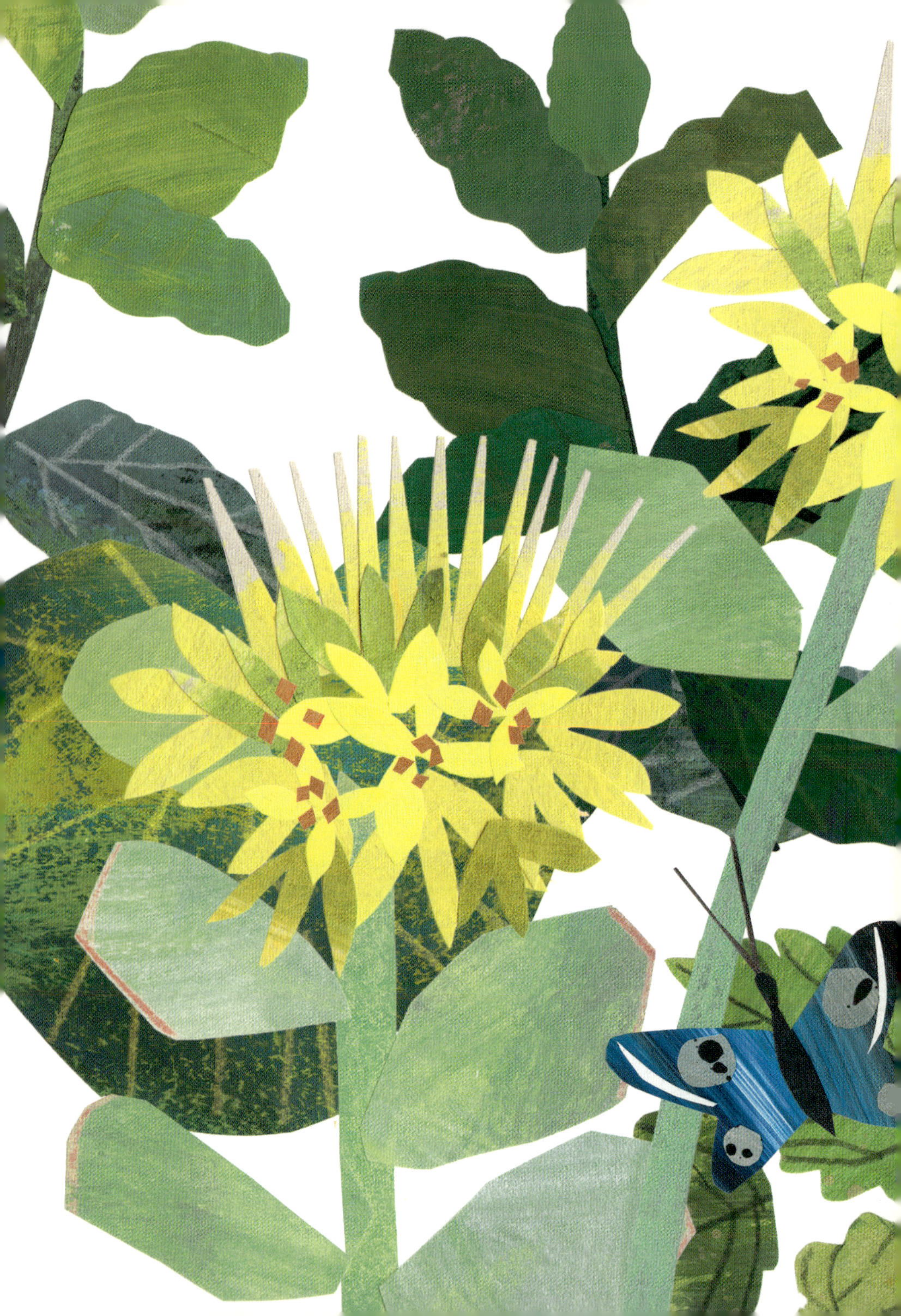

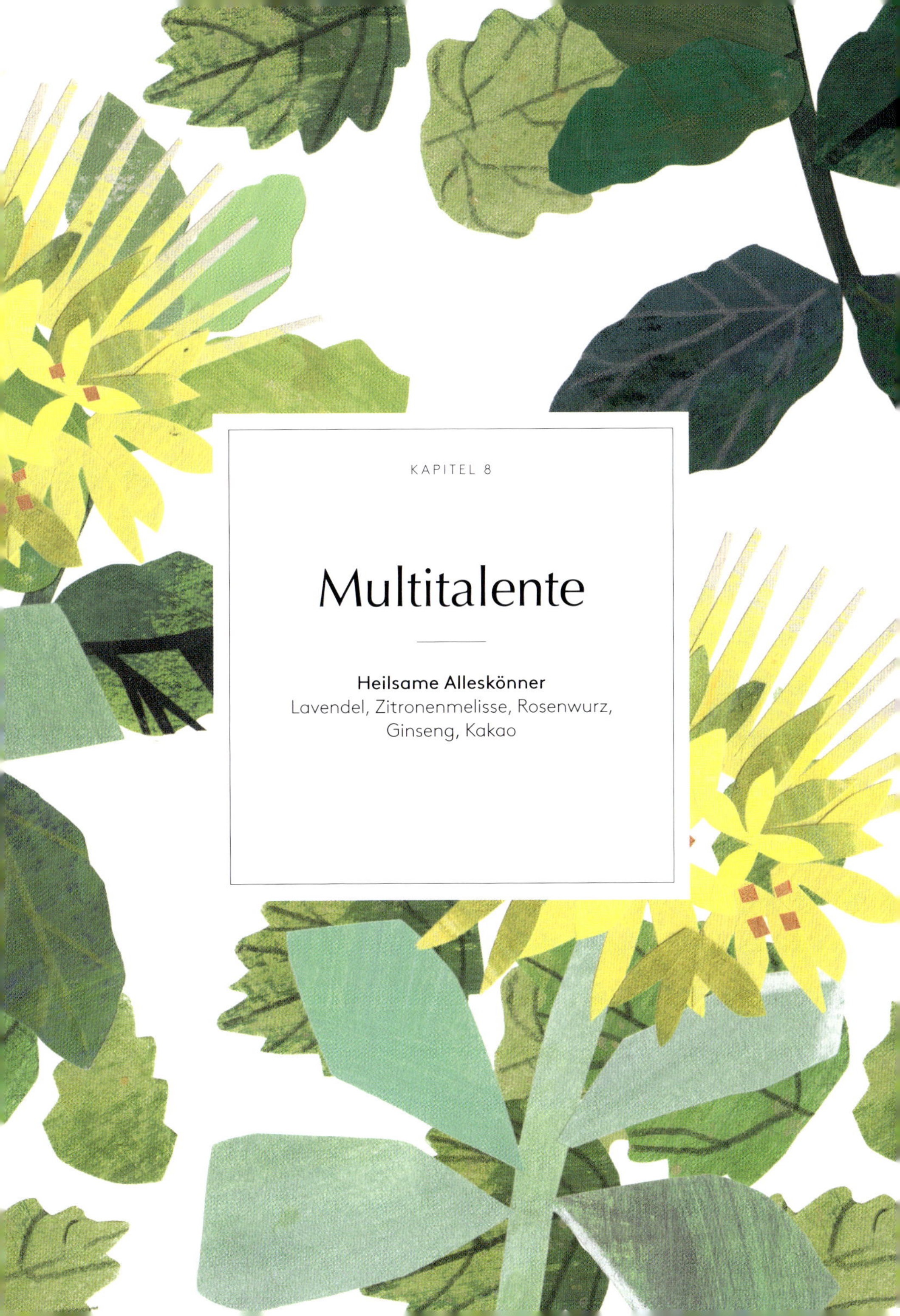

KAPITEL 8

Multitalente

Heilsame Alleskönner
Lavendel, Zitronenmelisse, Rosenwurz, Ginseng, Kakao

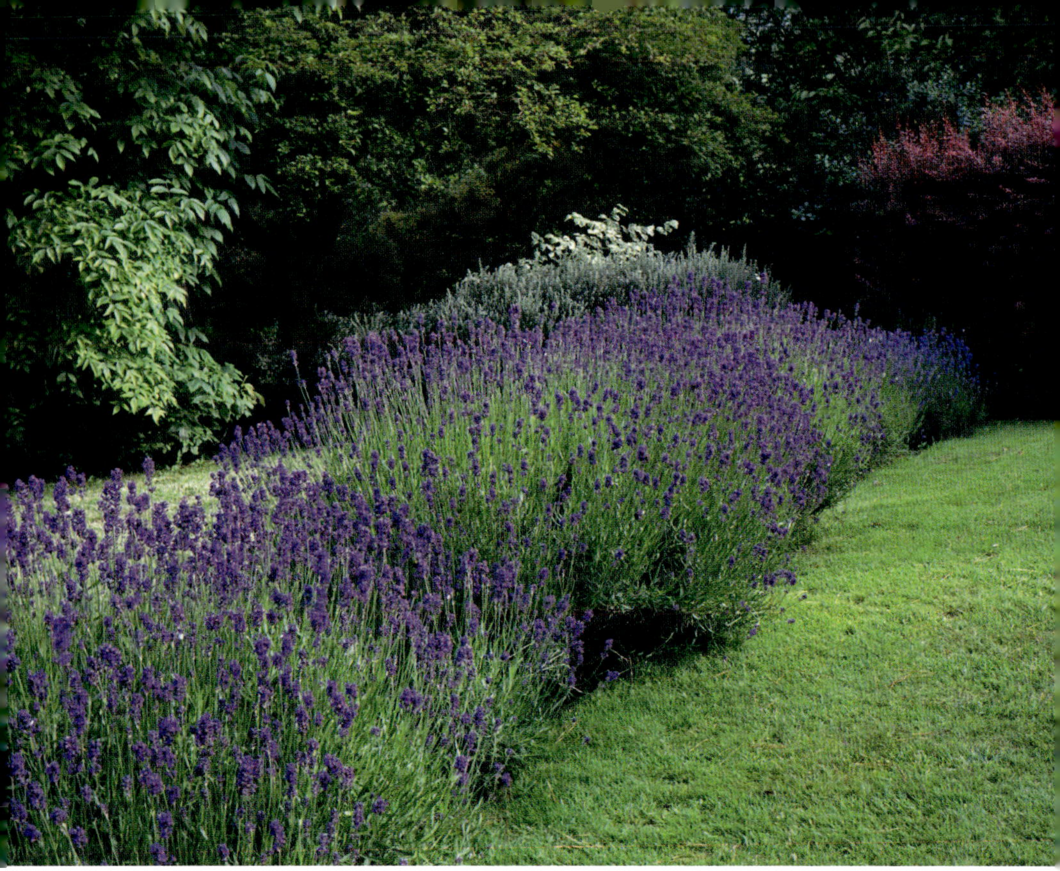

Das Buch neigt sich dem Ende zu, aber zwei der bekanntesten Heilpflanzen kamen noch nicht zur Sprache: Lavendel und Ginseng. Sie und auch andere wie Rosenwurz lassen sich in kein Kapitel einordnen, weil ihre Wirkungen auf Geist und Stimmung so vielfältig sind. Darum widmen wir ihnen das letzte Kapitel.

Lavendel ist als pflanzliches Multitalent gut bekannt. Er fördert den Schlaf, lindert Schmerzen und kann sogar das Gedächtnis verbessern. Rosenwurz ist wirksam bei nervöser Anspannung, Niedergeschlagenheit und Müdigkeit. Die fünf Gewächse im folgenden Kapitel gehören zu den wirkungsvollsten Pflanzen, die zur Behandlung häufiger Beschwerden von Körper und Geist zur Verfügung stehen.

Eine Pflanze, viele Wirkungen

Dass sich die Wirkung von Heilpflanzen auf mehr als ein Symptom oder Körpersystem erstreckt, ist plausibel. Erstens enthält eine Pflanze mehrere aktive Inhaltsstoffe, die auf verschiedene Systeme wirken können. Zweitens hat der Gesundheitszustand eines Körperteils immer Einfluss auf andere. Die Beziehung zwischen Herz und Geist ist dafür nur ein Beispiel.

Das Gehirn besteht nicht aus Schubladen. Es ist ein vernetztes, lebendes System, und jede Funktion wird von anderen beeinflusst. Stress oder Schlafmangel können die kognitive Leistung verringern, nervöse Anspannung kann das Gedächtnis oder das Schmerzempfinden verändern.

Multimedikation

In der Schulmedizin werden einzelne Symptome immer öfter mit separaten Medikamenten behandelt. So sind mehrere Medikamente nötig, um den Organismus eines Patienten ins Lot zu bringen, beispielsweise die Kombination von Blutdrucksenkern und Blutverdünnern. Heilpflanzen stellen wegen des Synergieeffekts ihrer Inhaltsstoffe eine Alternative dar. Sie besitzen mehrere Wirkungen, aber weniger Nebenwirkungen. Ein Beispiel ist der Weißdorn. Seine roten Beeren enthalten verschiedene bioaktive Stoffe, deren Sicherheit durch klinische Studien bestätigt ist, und die durch unterschiedliche Wirkweisen hilfreich bei Herzbeschwerden sind. In Laborstudien lässt sich die ganzheitliche Wirkung der Inhaltsstoffe einer Pflanze auf Körper und Gehirn zwar nachweisen, aber Studien am Menschen erfordern zusätzlich intensive Prüfungen von Sicherheit und Dosierung.

In der Kräuterheilkunde werden auch Pflanzenkombinationen als «Einzelmedikament» eingesetzt. Eine Kombination aus Salbei, Rosmarin und Zitronenmelisse beispielsweise stärkt das Gedächtnis. Auf den folgenden Seiten geht es aber um einzelne Pflanzen, die sich wegen ihrer Vielfachwirkung nicht in die vorherigen Kapitel einordnen lassen.

WEISSDORN FÜR DIE GESUNDHEIT

Klinisch belegt ist, dass Weißdorn (*Crataegus* spp.) Bluthochdruck, Artheriosklerose und anderen Risikofaktoren für Herzerkrankungen entgegenwirkt, den Sauerstoffverbrauch des Herzens senkt sowie Kurzatmigkeit und Müdigkeit lindert. Dafür sind verschiedene bioaktive Stoffe verantwortlich. Das Flavonoid Hyperosid verbessert den Blutstrom in den Herzkranzgefäßen, Oleanolsäure hemmt die ACE-Aktivität und senkt den Cholesterinspiegel, Proanthocyanidine erweitern die Gefäße und Epicatechin schützt das Herz.

Pflanzliche Allheilmittel?

Einige Pflanzen sind bereits für ihre Vielfachwirkung bekannt. Ashwagandha (Schlafbeere) und Kava-Kava beispielsweise beruhigen, verbessern Ausdauer und Gedächtnis und beugen Alterungserscheinungen vor. Salbei stärkt die kognitive Leistung, beruhigt, hebt die Stimmung und lindert Müdigkeit. Schwarzkümmel lindert nervöse Anspannung, verbessert die kognitive Leistung und die Stimmung.

Gegenüber: Lavendel *(Lavandula officinalis)* wirkt in vielfacher Weise positiv auf Gehirn und Gemüt.

Fünf Allrounder

Wir haben fünf Pflanzen ausgewählt, die von den Bereichen Beruhigung, Gedächtnis, Stimmung, Schlaf, Schmerz und Energie mindestens vier abdecken. Ihre Wirkung ist durch klinische Studien und Laborversuche bestätigt. Wir beginnen mit zwei Lippenblütlern aus Europa – Lavendel und Zitronenmelisse. Der Wirkung der Zitronenmelisse auf Stimmung und Gedächtnis haben wir viel Forschungsarbeit gewidmet. Danach folgt die Rosenwurz, die Müdigkeit lindert und positiv auf die kognitiven Funktionen wirkt. Dann folgt Ginseng aus China, der zu den bekanntesten Heilpflanzen gehört, und Kakao aus Südamerika, dem auch bewusstseinserweiternde Wirkung zugeschrieben wird.

Ganzheitliche Wirkung

Mehr als andere Körperteile ist das Gehirn auf eine geregelte Versorgung mit Sauerstoff und Energie angewiesen. Diese wird durch Herz, Darm und Stoffwechsel gewährleistet. Unsere «Allheilmittel» wirken auf Körpersysteme, die die Gehirnfunktion beeinflussen. Laborversuche zeigen, dass Lavendel regulierend auf den Blutzuckerspiegel wirkt und vor bakterieller Colitis schützt. Zitronenmelisse verbessert die Gefäßfunktion, reguliert Blutfette und Herzrhythmusstörungen. Rosenwurz verbessert die Leistung bei aerober Belastung, lindert Symptome ischämischer Herzkrankheit, verbessert einer Meta-Analyse zufolge die Herzfunktion bei Angina-Patienten und reguliert Blutfett- und Glycogenspiegel. Ginseng und Kakao verbessern als Adaptogene die Stressresistenz. Einige kontrollierte Studien zeigen, dass Ginseng die Herzfunktion verbessert, den Blutzuckerspiegel reguliert und positive Wirkung gegen Alterung, auf das Immunsystem und gegen Krebs besitzt. Kakao schließlich senkt den Blutdruck, beugt Herzkrankheiten und Schlaganfällen vor und kann sogar die Stoffwechselfunktion verbessern (Blutzucker-Regulierung). Es gibt aber noch keine Belege für einen direkten Zusammenhang dieser Wirkungen auf den Körper und die Gehirnfunktion.

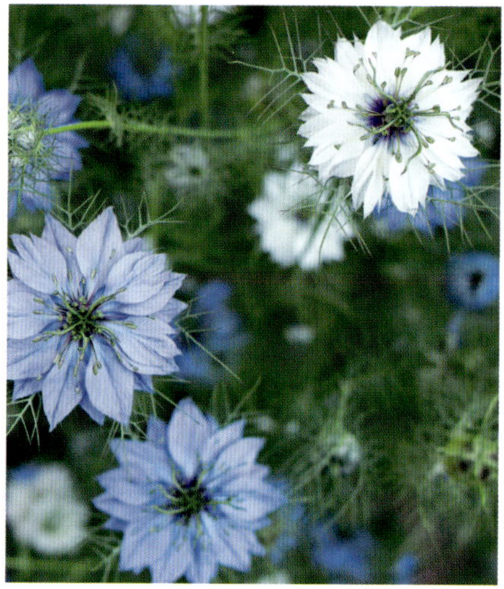

Oben: Schwarzkümmel *(Nigella sativa)* lindert nervöse Anspannung, wirkt stimmungsaufhellend und stärkt die kognitiven Funktionen.
Gegenüber: Zitronenmelisse *(Melissa officinalis)* ist in ihrer Vielfachwirkung ein «Ausnahmetalent».

Melissa offcinalis, das Multitalent

Zitronenmelisse *(Melissa offcinalis)* hat uns bei unseren Studien überrascht. Sie verbesserte bei jungen Menschen das Gedächtnis, wirkte bei älteren beruhigend und konnte bei Demenzpatienten die Lebensqualität erhöhen. Nach unseren Versuchen erfuhren wir, dass sich Zitronenmelisse in anderen Studien als schmerzlindernd und schlaffördernd erwiesen hatte. Forscher der Universität Durham versuchen, in Laborversuchen herauszufinden, welcher Stoff für die beruhigende Wirkung verantwortlich ist, und wie Extrakte oder Inhaltsstoffe der Pflanze die elektrischen Impulse in Nervenzellen reduzieren. Es ist noch unklar, ob die ver-

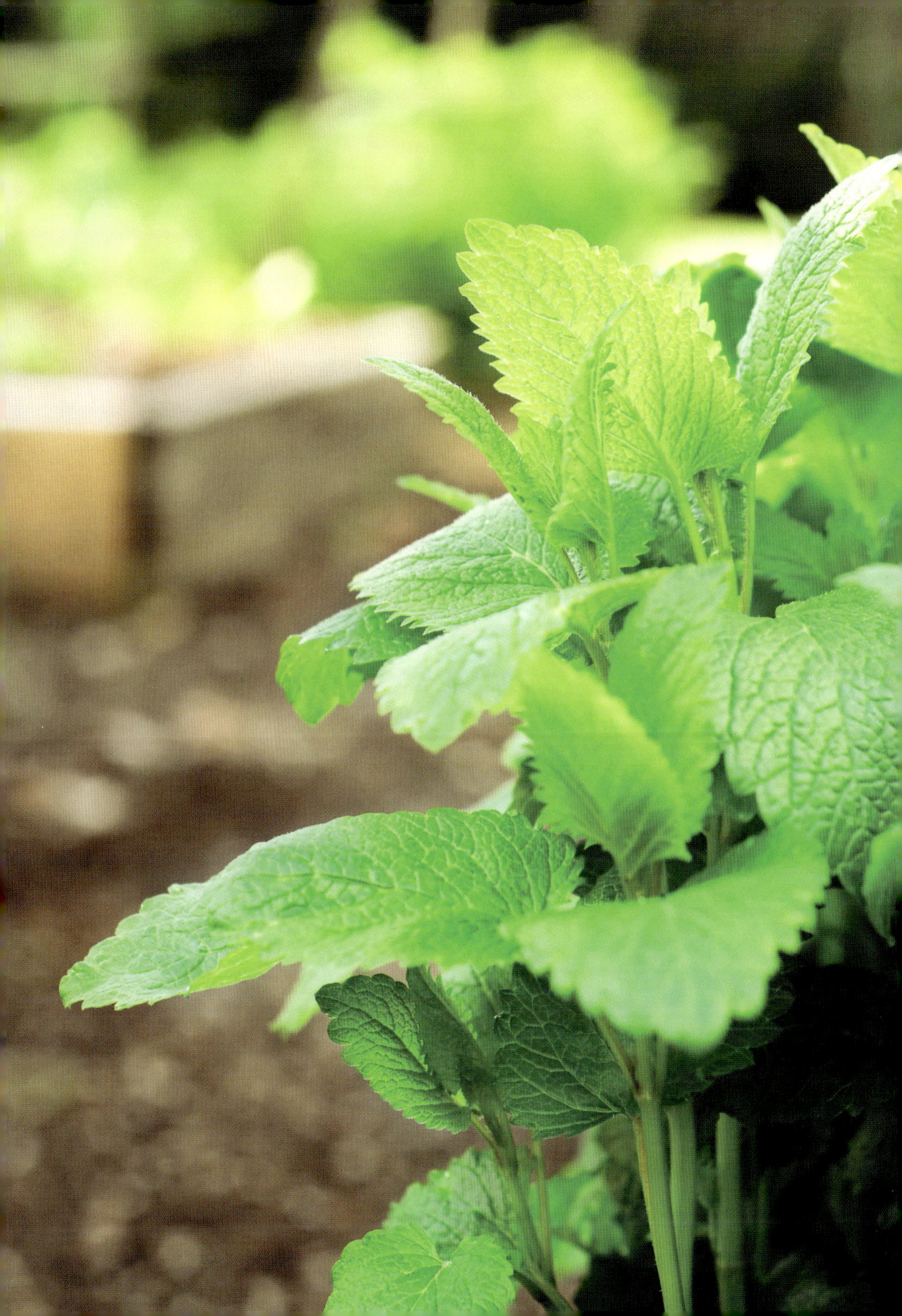

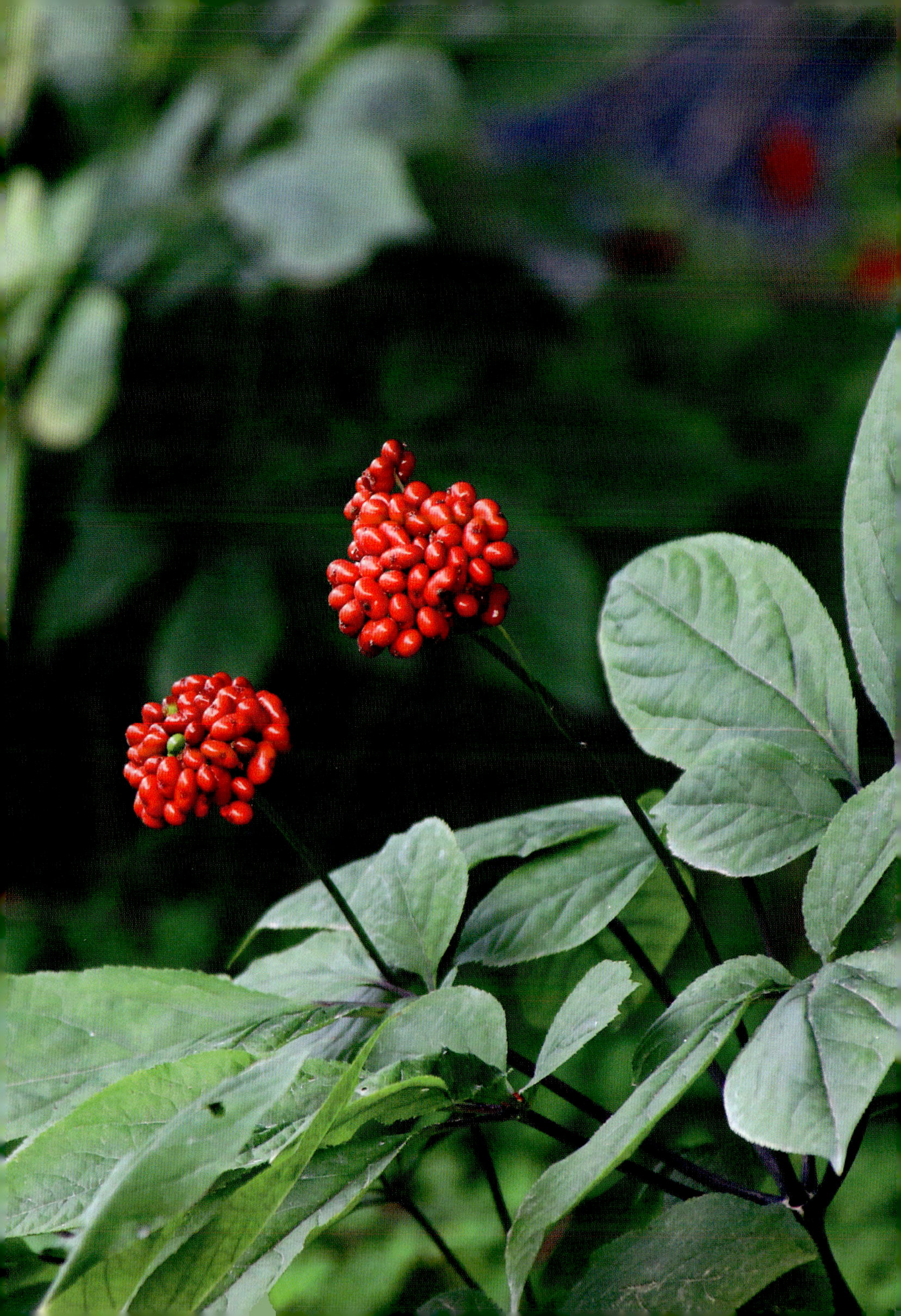

schiedenen Wirkungen der Zitronenmelisse auf einem einzelnen Inhaltsstoff beruhen. Andererseits ist das Medikament Aspirin ein Beleg dafür, dass ein einfaches Molekül viele verschiedene positive Wirkungen besitzen kann.

Skepsis im Westen

Ginseng wird in der TCM hoch geschätzt und ist Gegenstand vieler Studien, im Labor wie am Menschen. Dennoch werden die Ergebnisse von westlichen Wissenschaftlern oft mit Skepsis betrachtet. Folglich müssen sich Patienten zwischen der westlichen und der östlichen Sicht entscheiden. Die Kluft ist (noch) schwer zu überbrücken. Ginseng ist aber ein Beispiel für ein Problem, das sich durch viele unserer Pflanzenporträts zieht. Ergebnisse klinischer Studien bestätigen oft die traditionelle Verwendung, genügen aber nicht den strengen qualitativen und quantitativen Kriterien, die bei Medikamentenstudien angelegt werden. Da für pflanzliche Heilmittel keine Patente erteilt werden können, sind die vorhandenen Studien bislang die besten Belege – neben den Erfahrungen aus oft jahrhundertelanger traditioneller Verwendung.

Gegenüber: Ginseng *(Panax quinquefolius)* und Kakao (*Theobroma cacao*, **unten**) besitzen vielfache positive Wirkungen auf die Gesundheit.

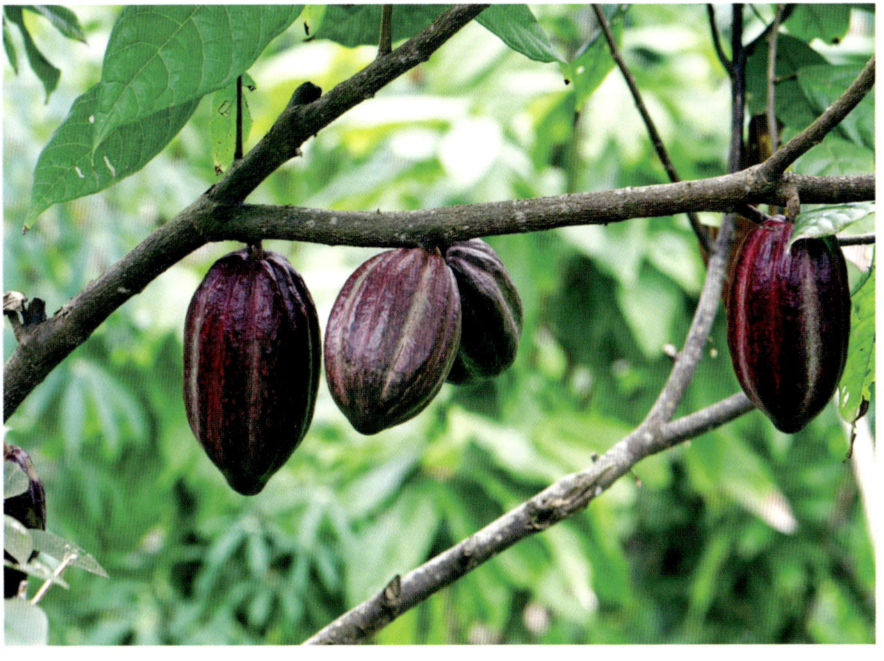

Lavandula officinalis syn. *L. angustifolia*

Lavendel

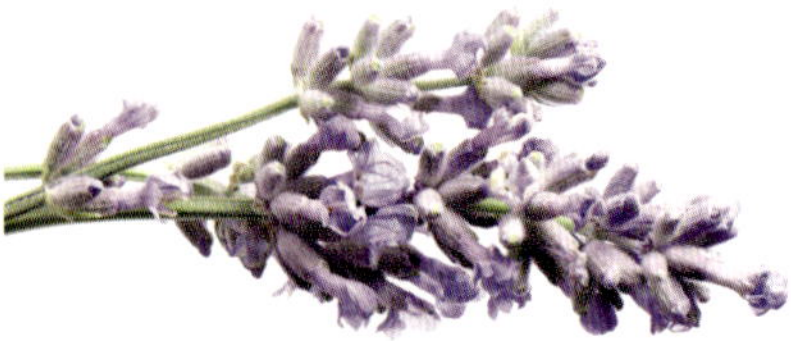

Lavendel ist eine der berühmtesten europäischen Heilpflanzen, und sein ätherisches Öl ist das meistverwendete. Die positiven Wirkungen umfassen Beruhigung und Schlafförderung, Schmerzlinderung und noch viel mehr.

Botanik Lavendel ist ein immergrüner, bis 1 m hoher Strauch aus dem Mittelmeerraum, der Sonne und durchlässigen Boden braucht. Die schmalen, silbrig-grünen Blätter und die blauvioletten Blüten haben einen frischen, blumigen Duft. Lavendel wird kommerziell in großem Stil angebaut. Der medizinische Wert der zahlreichen Zuchtformen ist nicht bekannt.

Geschichte und Volkswissen Seit der Antike wird Lavendel als Heil- und Duftpflanze verwendet. Im Grab des Tutenchamun fand man Reste von Lavendel, der noch duftete. Die Römer benutzten die Pflanze für Baderituale (lavare = waschen). Der griechische Arzt Dioskurides empfahl die innerliche Anwendung gegen Verdauungsbeschwerden, Hals- und Kopfschmerzen und die äußerliche zur Wundreinigung. Im Zweiten Weltkrieg wurde Lavendel zur Wundheilung eingesetzt, seitdem auch in der Aromatherapie. Der englische Apotheker John Parkinson schrieb im 16. Jahrhundert, Lavendel sei «besonders gut für alle Plagen und Schmerzen von Kopf und Gehirn». Noch heute wird Lavendel gegen stressbedingte Kopfschmerzen, Migräne, Ohrenschmerzen, Neuralgien und andere Beschwerden eingesetzt. Inzwischen ist seine Wirkung wissenschaftlich belegt.

Stand der Wissenschaft

Beim Menschen In kontrollierten Versuchen zeigte sich Lavendel beruhigend und lindernd bei nervöser Anspannung und Unruhe. Kapseln mit dem ätherischen Öl wurden gut vertragen, ähnlich wie konventionelle Medikamente. Wirksam zur Linderung von Anspannung vor und nach Operationen sowie bei Zahnbehandlungen. Bei Schwangeren, Depressiven und Hospizpatienten konnten mit Lavendel Depressionen gelindert und das Wohlbefinden gesteigert werden.

Die Wirkung des Antidepressivums Imipramin ließ sich durch Lavendel steigern. Eine andere Studie ergab, dass die Wirkung von Lavendel mit der des SSRI Paroxetin vergleichbar ist. Depressionen können soziale Störungen nach sich ziehen. Lavendel erhöhte das zwischenmenschliche Vertrauen (in einer Spielsituation, im Vergleich zu Pfefferminze) und konnte bei jungen Müttern die Bindung zum Kind steigern (kurzzeitige Wirkung).

Schlaf Lavendelkapseln verbessern den Schlaf. In kontrollierten Studien konnten Lavendel-Inhalationen den Schlaf bei Herzpatienten in Intensivpflege und bei Krebspatienten verbessern sowie bei Studenten die subjektiv wahrgenommene Schlafqualität und Energie erhöhen. Wirkt lindernd beim Restless Leg Syndrom.

Gedächtnis In Pilotversuchen reduzierten Lavendelinhalationen unter Normalbedingungen das Kurzzeitgedächtnis, verbesserten es aber bei nach Stresssituationen.

Schmerzen Das ätherische Öl lindert Kopf- und Gelenkschmerzen, Karpaltunnelsyndrom, Menstruationsschmerzen,

Schmerzen während und nach Operationen sowie Muskelkrämpfe. Äußerlich zur Behandlung von Prellungen, Verbrennungen und Wunden.
Im Labor Ätherische Öle oder einzelne Inhaltsstoffe (z. B. Linalool) blockieren den erregenden Neurotransmitter (Glutamat) und beeinflussen stimmungsaufhellende Signale (Serotonin und Dopamin), auch nach Inhalation. Laborversuche zeigen eine Wirkung auf die Calciumkanäle und bestätigen die antidepressive, sedierende, schmerzlindernde, entzündungshemmende und gedächtnisstärkende Wirkung. Einige Versuche deuten auf gedächtnisschützende Wirkung hin.

Inhaltsstoffe Das ätherische Öl besitzt mehr als 40 Inhaltsstoffe. Wirksam gegen nervöse Anspannung sind vor allem die Terpene Linalool und sein Ester Linalylacetat (auch in anderen aromatischen Pflanzen und Zitrusfrüchten). Laborstudien zufolge stärken Cineol und Kampfer das Gedächtnis. Die Zusammensetzung des ätherischen Öls hängt von verschiedenen Faktoren ab. Es sollte 25–38 % Linalool, 25–45 % Linalylacetat und 0,3–1,5 % Cineol enthalten.

Anwendung Zur Aromatherapie 3–4 Tropfen unverdünntes ätherisches Öl direkt auf ein Kissen, die Kleidung, ein Tuch oder ins Badewasser geben. Blüten für Tees und Tinkturen, aber auch für Speisen und Getränke. Lavendelsirup oder Wodka mit ätherischem Lavendelöl eignen sich für Champagnercocktails.

Sicherheit Lavendel ist eine der sichersten Heilpflanzen. Das ätherische Öl kann unverdünnt verwendet werden, verursacht aber gelegentlich Hautreizungen. Kann die Wirkung sedierender oder krampflösender Medikamente verstärken. Wegen östrogenartiger Eigenschaften für junge Männer nicht empfohlen. Innere Anwendung von Schopflavendel *(L. stoechas)* bedenklich, bei Kindern wurde toxische Wirkung beobachtet.

LAVENDEL – ALTERNATIVE ZU MEDIKAMENTEN GEGEN NERVOSITÄT?

Zahlreiche Studien bestätigen die beruhigende Wirkung. An der Universität Wien wurden kürzlich Kapseln mit standardisiertem ätherischem Öl (Silexan) in kontrollierten Versuchen getestet. Silexan zeigte eine ähnliche Wirkung wie das Benzodiazepin Lorazepam (placebokontrollierte Multicenter-Studie mit 450 Personen) und das Antidepressivum (SSRI) Paroxetin (placebokontrollierte, randomisierte Doppelblindstudie an 539 Erwachsenen). Silexan erwies sich als sicher. Es beruhigt, fördert den Schlaf und lindert Depressionen, zeigt keine Nebenwirkungen oder Wechselwirkungen mit Medikamenten und macht nicht abhängig. Angesichts der dosierungsabhängigen Wirkung ist dies ein klassisches Beispiel dafür, dass standardisierte Pflanzenextrakte in Versuchsanordnungen konsistente Ergebnisse liefern können.

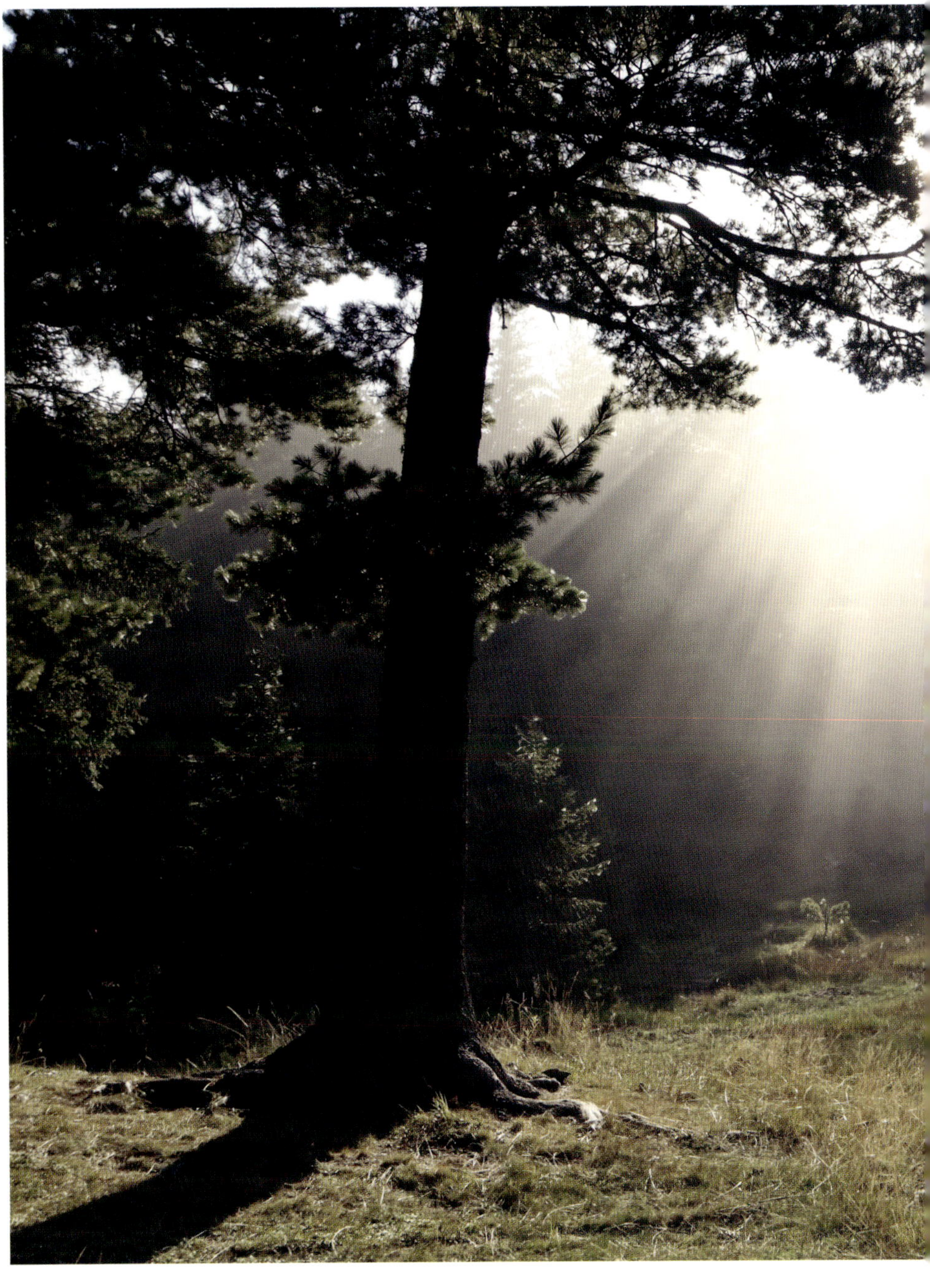

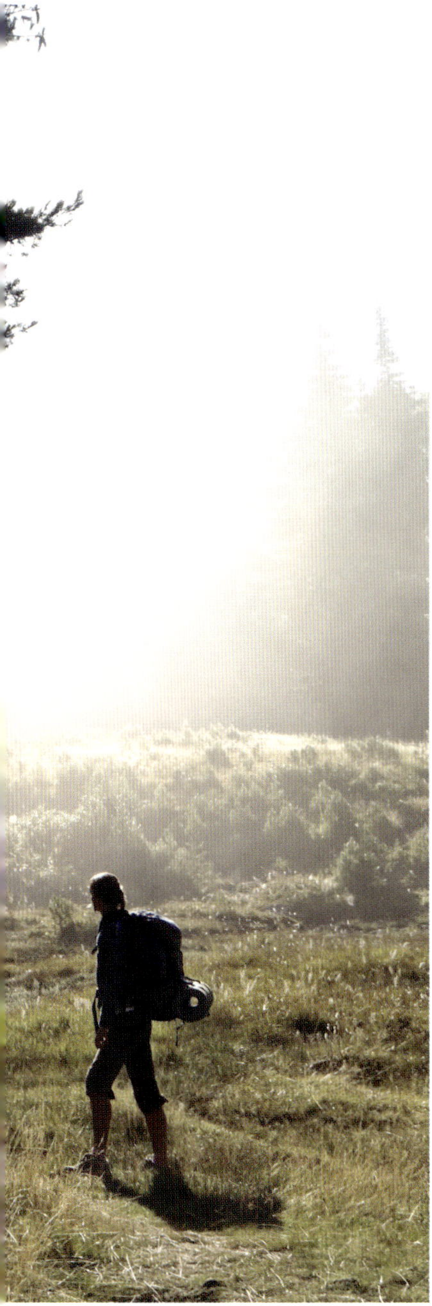

Ein Bad im Wald

Dass Spaziergänge in der Natur die Gesundheit stärken, wissen die Menschen seit Langem. Shinrin-yoku («Baden im Wald») ist in Japan eine übliche Vorbeugungsmaßnahme. Feldstudien in 24 japanischen Wäldern haben gezeigt, dass bei Probanden, die im Wald spazieren gingen, der Cortisolspiegel niedriger war als bei der Vergleichsgruppe, die in der Stadt spazieren ging. Eine zu hohe Ausschüttung von Cortisol und anderen Stresshormonen kann Gedächtnis und Konzentration beeinträchtigen. Ein Waldspaziergang ist ein gutes Gegenmittel.

Versuchen Sie, ruhig zu gehen und dabei die anregenden und beruhigenden Düfte und die Geräusche des Waldes bewusst wahrzunehmen. Achten Sie auf verschiedene Baumarten wie Eiche, Eberesche, Eibe, Manuka, Ilex oder Banyan, und denken Sie daran, dass sie früheren Kulturen heilig waren. Sinnieren Sie über ihre Langlebigkeit – manche Bäume können Jahrtausende alt werden, und bestaunen Sie die dicken Stämme, die tief in die Erde reichen und sich in den Himmel recken.

Melissa officinalis

Zitronenmelisse

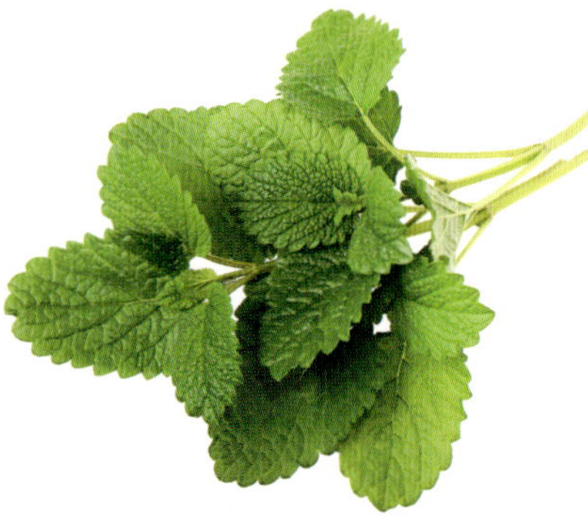

Die bescheidene Pflanze duftet und schmeckt nach Zitrone. Traditionell wird sie zur Entspannung und zur Stärkung der kognitiven Leistung verwendet. Sie lindern nervöse Anspannung und Schmerzen und verbessert Stimmung, Gedächtnis und Schlaf.

Botanik Die buschige Pflanze gehört zu den Lippenblütlern und stammt aus Südeuropa, Nordafrika und Westasien, gedeiht aber überall in gemäßigtem Klima. Sie hat herzförmige Blätter und winzige weiße Blüten. Im Winter sterben die oberirdischen Teile ab, im Frühjahr treibt die ausdauernde Pflanze wieder aus. Für die Pflanzung im Topf eignet sich die Zitronenverbene *(Aloysia citrodora)* besser. Sie besitzt ähnliche Inhaltsstoffe und Wirkweisen.

Geschichte und Volkswissen Zitronenmelisse wird traditionell von Imkern zur Beruhigung der Bienen benutzt. Der Brite Gerard schrieb im 16. Jahrhundert, sie «treibt die Bienen, sich zusammenzuballen, und zieht andere zu ihnen hin.» Im *The London Dispensary* von 1696 hieß es: «Eine Essenz der Melisse, jeden Morgen in kanarischem Wein genossen, verjüngt, stärkt das Gehirn, vertreibt Trägheit und beugt Kahlköpfigkeit vor». Regelmäßiger Anwendung sollte zudem ein langes Leben schenken. Der Kräuterexperte John Evelyn schrieb im 17. Jahrhundert: «Melisse ist hervorragend für das Gehirn, sie stärkt das Gedächtnis und vertreibt energisch die Melancholie.» Heute wird Zitronenmelisse in der Kräuterheilkunde zur Beruhigung und gegen Panikattacken, Herzrhythmusstörungen, Unruhe, leichte Depressionen und Schlafstörungen eingesetzt, zur Entspannung und Stimmungsaufhellung und bei nervös bedingten Verdauungsbeschwerden (Magenschmerzen, Blähungen, Koliken). Im Westen wird sie häufig mit Baldrian kombiniert.

Stand der Wissenschaft
Beim Menschen

Gegen Unruhe und Blues Kontrollierte Studien belegen, dass Zitronenmelisse die Stimmung aufhellt, nervöse Anspannung, Unruhe und Herzrhythmusstörungen lindern kann, bei Demenzpatienten die Lebensqualität verbessert, junge Menschen beruhigt, prämenstruelle Anspannung und hormonell bedingte Anspannung bei weiblichen Teenagern lindert. Observationsstudien an Vorschulkindern zeigen, dass sie in Kombination mit Baldrian Hyperaktivität, Konzentrationsschwierigkeiten und übermäßige Impulsivität lindert.

Gedächtnis In kontrollierten Versuchen verbesserte Zitronenmelisse bei gesunden Erwachsenen und Alzheimer-Patienten kognitive Verarbeitung, Gedächtnis und Aufmerksamkeit.

Schlaf Zitronenmelisse, wieder kombiniert mit Baldrian, lindert Schlafstörungen bei Frauen in der Menopause (Multicenter-Studie) und bei Kindern (Observationsstudie).

Schmerzen Zusammen mit Fenchel und Kamille lindert Zitronenmelisse Schmerzen, Kopfschmerzen und Koliken (kontrollierte Studie mit 88 Kleinkindern).

Im Labor Extrakte verstärken die Wirkung beruhigender Gehirnsignale (GABA). Extrakte und Einzelstoffe (z. B. Citronellal) wirken krampflösend, sedativ und lindern nervöse Anspannung. Zitronenmelisse lindert Depressionen, erleichtert das Einschlafen und verlängert den Schlaf. Verstärkt wird die Wirkung durch Lavendel *(Lavandula officinalis)*. Sie beeinflusst andere Systeme im Gehirn, beispielsweise Aufmerksamkeit und Gedächtnis (Muscarin- und Nicotinrezeptoren für Acetylcholin), wirkt schmerzlindernd (Rosmarinsäure und Eugenol), neuroprotektiv, lindert Herzrhythmusstörungen, Entzündungen, Oxidation und Hyperlipidämie.

Inhaltsstoffe Das ätherische Öl enthält verschiedene beruhigende Terpene wie Citronellal (auch schmerzlindernd), Neral und Geranial – die gemeinsam als Citral bezeichnet werden und auch in Zitrusfrüchten (vor allem der Schale) sowie Pflanzen wie Zitronengras *(Cymbopogon citratus)*, Zitronenverbene und der Australischen Zitronenmyrte *(Backhousia citriodora)* vorkommen. Citronellal und Citral sorgen für den Zitronengeschmack. Das Öl enthält außerdem Caryophyllenoxid sowie die beruhigenden Stoffe Linalool und Geraniol sowie Phenole (Rosmarin- und Kaffeesäure) und Flavonoide (Luteolin).

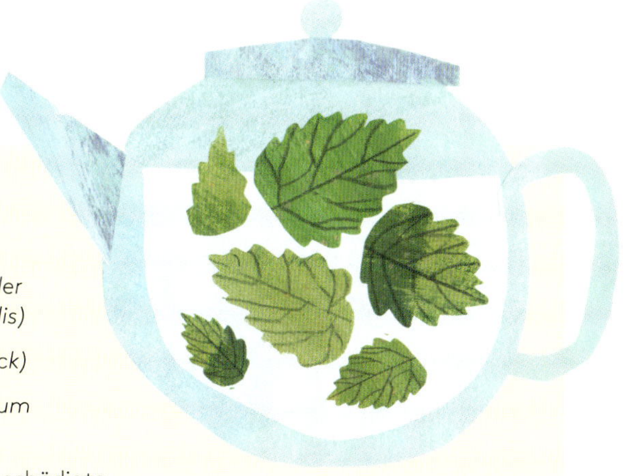

MELISSEN-LIMONADE

Für eine Literflasche

Etwa 6 Handvoll frische Blätter der Zitronenmelisse (Melissa officinalis)

2 EL Honig (oder nach Geschmack)

Mineralwasser mit Kohlensäure zum Servieren

An einem sonnigen Morgen unbeschädigte Blätter pflücken, am besten junge Triebspitzen vor der Blüte. In eine große Teekanne geben, mit fast kochendem Wasser übergießen und 10–20 Minuten ziehen lassen. Zwischendurch probieren: Der Aufguss soll nicht bitter werden. Durch ein Sieb gießen und in eine verschließbare Flasche füllen. Honig, abgeriebene Schale und Saft von einer Zitrone zugeben und im Kühlschrank aufbewahren. Nach 1–2 Tagen durch Käseleinen gießen, um den Bodensatz zu entfernen. Die Mischung hält sich im Kühlschrank mehrere Wochen.

Gekühlt pur oder 1:1 mit Wasser verdünnt servieren, auch für Cocktails mit und ohne Alkohol, für Obstsalate oder andere Gerichte, für die sonst Zitronensaft verwendet würde.

Anwendung Als Limonade (siehe Kasten) oder Tee (4–8 g frisch oder 2–4 g getrocknet auf 240 ml Wasser, mehrmals täglich heiß oder kalt). Blätter bei Sonnenschein und vor der Blüte ernten – dann sind sie besonders reich an ätherischem Öl. Für Kräuterliköre oder als Würzkraut für Salate, Suppen, Marinaden und Dressing (köstlich als Füllung für Forelle). Das ätherische Öl wird in der Aromatherapie verwendet und gehört zu den teuersten; Vorsicht vor verfremdeten Produkten. Tinkturen, Tabletten und Kapseln.

Sicherheit Wie Lavendel ist auch Zitronenmelisse eine sehr sichere Heilpflanze. Nebenwirkungen sind nicht bekannt. Die Pflanze (nicht das ätherische Öl) wird auch für Kinder empfohlen. Keine Kontraindikationen bekannt (Ausnahme Schilddrüsenunterfunktion: Traditionell wird Zitronenmelisse bei Überfunktion angewandt). Keine Daten zur Verwendung in der Schwangerschaft. Das ätherische Öl kann die Haut reizen. Von der Kommission E gegen nervöse Schlafstörungen zugelassen.

Rhodiola rosea syn. *Sedum roseum*

Rosenwurz

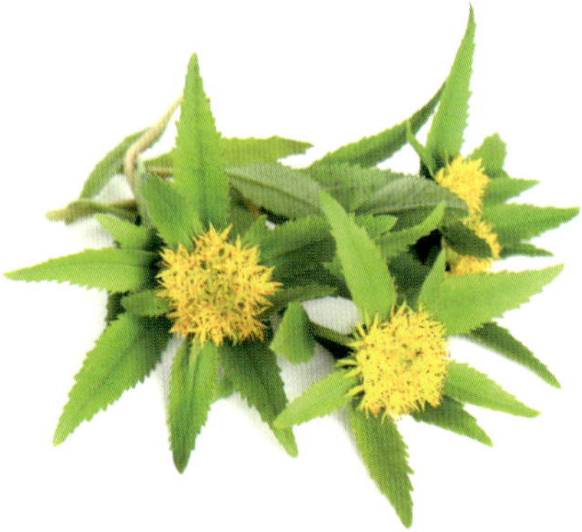

Traditionell wird Rosenwurz gegen geistige Erschöpfung und Stress und zur Verbesserung von körperlicher Leistung, Gedächtnis und Stimmung angewandt.

Botanik Die niedrige, ausdauernde Pflanze stammt aus arktischen und gebirgigen Regionen von Eurasien bis Japan. Sie wächst langsam und hat fleischige Blätter, gelbe Blüten und eine dicke, gelbliche Wurzel mit rotem Herzen, die nach Rosen duftet.

Geschichte und Volkswissen In der griechischen Antike wurde die Pflanze hochgeschätzt. Bei Wikingern und Mongolen stand sie für Gesundheit und Vitalität. Sibirische Schamanen setzten sie ein, um bei Ritualen Nächte zu durchwachen, und in Sibirien sagt man bis heute, dass Menschen, die Rosenwurztee trinken, hundert Jahre alt werden. Der erste Bericht über ihre medizinische Verwendung findet sich in der *Materia Medica* des griechischen Arztes Dioskurides. Im Osten und Westen wird Rosenwurz heute unter anderem gegen Depressionen und als Tonikum zur Leistungssteigerung, als Adaptogen, zur Stärkung der Immunfunktion nach Krankheit und Trauma, bei Belastungen (vor allem durch Kälte und Höhe) sowie zur Libidosteigerung bei Männern und Frauen eingesetzt.

Stand der Wissenschaft

Beim Menschen Klinische Studien haben teilweise widersprüchliche Ergebnisse gebracht, ebenso wie beim Ginseng, einem anderen Adaptogen. Wir zitieren Ergebnisse, die traditionelle Anwendungen stützen.

Gegen Unruhe und Blues Kontrollierte Studien zeigen, dass Rosenwurzextrakte nervöse Anspannung und leichte bis mittlere Depressionen lindern – ohne ernsthafte Nebenwirkungen und mit geringeren Medikamenten-Wechselwirkungen als Johanniskraut. Im Vergleich zum Medikament Sertralin erwies sich Rosenwurz als weniger wirksam, hatte aber weniger Nebenwirkungen, also ein besseres Nutzen-Risiko-Verhältnis.

Gedächtnis In kontrollierten Versuchen verbesserte Rosenwurz die kognitive Leistung bei Ärzten im Nachtdienst, die Fähigkeit zu geistiger Arbeit bei 162 Kadetten und die Leistung bei geistiger Erschöpfung bei Studenten. In Kombination mit zwei anderen Pflanzen verbesserte sie Aufmerksamkeit, Schnelligkeit und Genauigkeit bei schwierigen kognitiven Aufgaben. In einem Versuch ohne Placebokontrolle verbesserte sie bei 120 Erwachsenen das Gedächtnis, mit besseren Ergebnissen bei höherer Dosierung.

Energie In Kombination mit Sibirischem Ginseng *(Eleutherococcus senticosus)* und Spaltkörbchen *(Schisandra chinensis)* steigerte Rosenwurz die geistige Leistungsfähigkeit gesunder Freiwilliger. In einer kontrollierten Studie reduzierte sie stressbedingte Erschöpfung und Cortisol-Ausschüttung bei Stress, verbesserte geistige Leistung und Konzentrationsfähigkeit. In Pilotversuchen verringerte sie stressbedingte und muskuläre Erschöpfung und verbesserte die Ausdauer beim Höhentraining (Sportler), bei Burnout und CFS. In einer Studie verstärkte Rosenwurz allerdings Müdigkeit.

Schlaf Rosenwurz verbessert den Schlaf in großer Höhe ebenso wie ein Medikament. REM wird verstärkt, Wachphasen werden verringert.

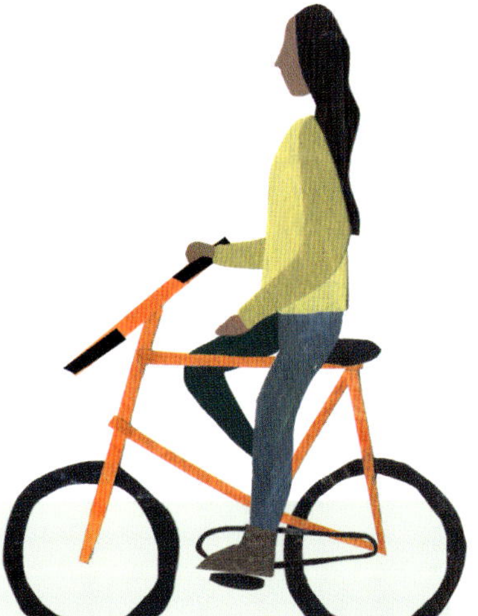

BEWEGEN FÜR DIE GESUNDHEIT

Bewegung ist wichtig für die körperliche und geistige Gesundheit. Neue Studien zeigen, dass Bewegung Entzündungsprozesse reduziert. Sie verstärkt die Bildung von Neuronen und deren Schutz, kann die Entstehung neuer Hirnzellen begünstigen, Stimmung, kognitive Leistung und Schlaf positiv beeinflussen.

Im Labor Lindert Stress und depressives Verhalten, vor allem durch die Inhaltstoffe Rosavin und Salidrosid. Die Wirkung gegen nervöse Anspannung beruht nicht auf einer Beeinflussung beruhigender (GABA) und erregender (Glutamat) Botenstoffe. Das deutet auf mögliche neue Mechanismen hin.
Extrakt und Salidrosid beeinflussen Dopamin, senken die Ausschüttung von Cortison und Stress-Kinasen (die mit Überaktivität bei Stress zusammenhängen), dämpfen die Empfindlichkeit der Cortisol-Rezeptoren (hilfreich für Menschen mit schweren Depressionen). Zeigte in Versuchsanordnungen, die altersbedingte Gedächtnisveränderungen nachstellten, Verbesserungen, und in Alzheimer-Anordnungen Linderung kognitiver Defizite. Lindert Belohnungswirkung von Kokain und erleichtert den Nikotinentzug, was Einsatzmöglichkeiten bei Sucht nahelegt. In anderen Laborversuchen Schmerzlinderung, Verbesserung der Atmung und der Sauerstoffversorgung des Blutes.

Inhaltsstoffe Glycoside wie Rosin, Rosavin (antidepressiv) und Rosarin. Phenole wie Salidrosid (Aufbau ähnlich wie Catecholamine, evtl. beteiligt an der adaptogenen Wirkung). Ätherisches Öl mit Terpenen wie Geraniol und Citronellal.

Anwendung Üblich sind Kapseln mit pulverisierter Wurzel, Tabletten oder Tinkturen. Wurzel (frisch oder getrocknet) für Tee, alkoholische Auszüge sollen aber wirkungsvoller sein als wässrige.

Sicherheit Gilt als sicher und nicht suchtgefährlich. Nebenwirkungen wie nervöse Anspannung, Unruhe und Schlaflosigkeit können, wie bei anderen milden Stimulantien, gelegentlich auftreten. Wechselwirkungen mit Medikamenten sind nicht bekannt. Wegen Hemmung des Leberenzyms (CYP2C9) eventuell Vorsicht bei Medikamenten wie Phenytoin und Warfarin.

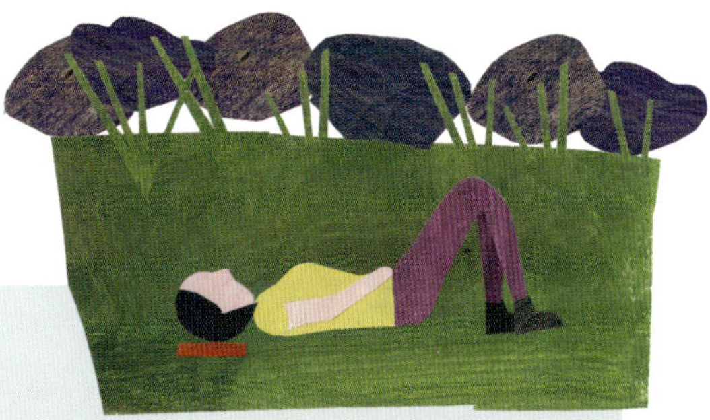

ALEXANDER-TECHNIK IM LAVENDELGARTEN

Wer die Alexander-Technik lernt, findet oft einen ganz neuen Umgang mit dem Körper. Sie lernen, sich Ihrer Bewegungen bewusst zu werden und entdecken wahrscheinlich, dass Sie vieles leichter tun können. Anfangs bemerken Sie vielleicht, dass Sie die Schultern bis zu den Ohren hochziehen oder die Hüften nicht frei bewegen. Durch sitzende Tätigkeiten entstehen viele Verspannungen. Mit der Zeit – und mit einem guten Lehrer – werden Sie Ihre Bewegungen besser wahrnehmen. Noch wohltuender sind die Übungen in der Nähe eines Beets mit Lavendel oder Zitronenmelisse.

Panax Ginseng (China/Asien) und
Panax quinquefolius (Amerika)

Ginseng

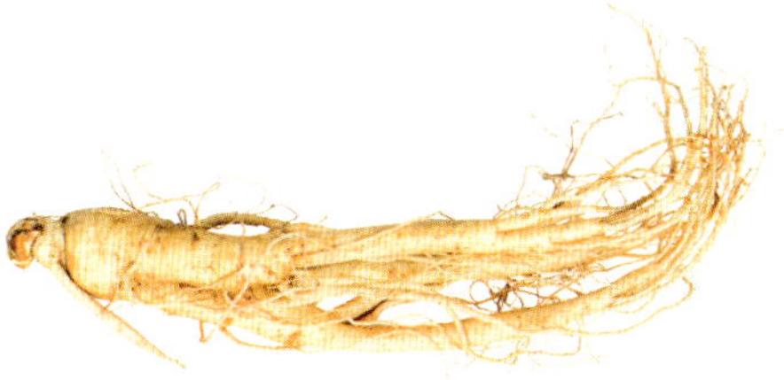

Ginseng ist weltweit die bekannteste und meistverkaufte Heilpflanze für mehr Vitalität. Wissenschaftlich anerkannt sind ihre Wirkung auf Gesamtbefinden und Hirnleistung, noch etwas umstritten die Vorzüge für Stimmung, Schlaf, Schmerzen und Libido. Der Gattungsname *Panax* hat denselben Wortstamm wie der Begriff «panacea» (Allheilmittel). Eine vergleichbare Heilpflanze gibt es in der westlichen Tradition nicht.

Botanik Die langsam wachsende, ausdauernde Pflanze mit fleischiger Wurzel stammt aus dem Fernen Osten. *P. ginseng* ist in freier Natur sehr selten, darum sollten nur Produkte aus kultivierten Pflanzen verwendet werden. Der ausdauernde *P. quinquefolius* ist mit dem Efeu (*Hedera* spp.) verwandt, wird bis 1 m hoch und hat fünflappige, ovale Blätter. Aus kleinen, grünlich-weißen Blüten entwickeln sich rote Beeren. Die fleischigen, bräunlich-gelben Wurzeln (nicht die Haarwurzeln) werden ab dem vierten Jahr geerntet. Auch Sibirischer Ginseng *(Eleutherococcus senticosus)*, der einer anderen Gattung, aber derselben Familie angehört, wird als Heilpflanze verwendet.

Geschichte und Volkswissen Panax leitet sich vom Namen der griechischen Göttin Panacea ab, die alle Krankheiten heilte. Der Name Ginseng setzt sich aus den chinesischen Wörtern für «Person» und «Wurzel» zusammen, denn Ginsengwurzeln ähneln der menschlichen Gestalt. In der traditionellen chinesischen Heilkunde wird er seit über 6000 Jahren als Tonikum geschätzt, um die Lebensenergie *Qi* zu stärken. Chinesische Kaiser wogen ihn in Gold auf, und um Gebiete, in denen er wuchs, wurden Kriege geführt. *P. quinquefolius* wurde von den amerikanischen Ureinwohnern verwendet und von einem Jesuitenmönch entdeckt, der Handelsbeziehungen mit China anknüpfte. Im Osten wie im Westen wird Ginseng nicht nur als Heilmittel eingesetzt, sondern auch als Tonikum für jüngere Menschen, um die geistige und körperliche Leistung und die Stressresistenz zu fördern. Er soll bei älteren Menschen Gedächtnis und Gesundheit verbessern, wird aber auch bei Magersucht, Herz- und Verdauungsbeschwerden, Depressionen, als Sedativum und bei körperlicher und geistiger Erschöpfung eingesetzt. In China gilt Ginseng zudem als Aphrodisiakum.

Stand der Wissenschaft
Beim Menschen Angesichts der großen Zahl von Studien, die nicht randomisiert oder nicht kontrolliert sind, zitieren wir hier Studien, die eine positive Wirkung nahelegen. Sie beziehen sich auf *P. ginseng*, sofern nicht anders angegeben.

Beruhigung In kontrollierten Studien konnte Ginseng bei Studenten nervöse Anspannung lindern und selbst wahrgenommene Ruhe verstärken. In Kombination mit anderen Pflanzen reduziert er Stress bei der Lösung schwieriger Aufgaben, nervöse Anspannung bei Fibromyalgie; ADS-Symptome bei Kindern und Katerbeschwerden.

Stimmung und Schlaf Zusammen mit anderen Pflanzen und dem Medikament Donepezil verbessert Ginseng Stimmung und Verhalten bei Alzheimer. Er verbessert die Schlafqualität bei Krebspatienten. Bei gesunden Männern verbesserte er den langwelligen Schlaf und reduzierte schnelle Augenbewegungen.

Gedächtnis Amerikanischer Ginseng verbesserte zusammen mit Ginkgo und Safran in kontrollierten Versuchen das Gedächtnis gesunder Erwachsener, aber auch bei Schizophrenie, CFS und Alzheimer. *P. quinquefolius* stärkt das Gedächtnis und reduziert Parkinson-ähnliche Bewegungsstörungen bei Schizophrenie. Chinesischer und Amerikanischer Ginseng wirken eventuell unterschiedlich, auch die Dosierung kann eine Rolle spielen. Eine Cochrane Review besagt, dass «die Analyse Verbesserungen einiger Aspekte der kognitiven Leistung sowie des Verhaltens und der Lebensqualität nahelegt.»

Energie In kontrollierten Studien mit gesunden Erwachsenen steigerte Ginseng Leistung und Wohlbefinden und reduzierte Müdigkeit. In anderen Studien förderte er die Genesung, reduzierte Marker für oxidativen Stress im Blut, verbesserte die Lungenfunktion und die körperliche Belastbarkeit bei Lungenfunktionsstörungen und stärkte das Immunsystem.

Schmerzen Kontrollierte, aber nicht randomisierte Studien aus China zeigen, dass Ginseng (und andere eng verwandte Arten) Schmerzen bei Osteoarthritis lindern, den Schmerzindex bei rheumatoider Arthritis verbessern und bei männlichen Sportlern Muskelschmerzen lindern. Ginseng stärkt die Sexualfunktion, verbessert bei Männern die Fruchtbarkeit und lindert Menstruationsbeschwerden. Einer Cochrane Review (2008) zufolge verbessert Notoginseng *(Panax notoginseng)* neurologische Befunde nach Schlaganfall. Hierfür sind jedoch weitere Studien notwendig.

Im Labor Eine riesige Anzahl von Studien legt nahe, dass *P. ginseng* wirksam bei nervöser Anspannung, Depression und Sucht ist sowie Stressresistenz und kognitive Leistung fördert. Ginsenoside werden von Darmbakterien umgewandelt, darum sind Untersuchungen anderer Darreichungsformen notwendig.

Beruhigung Saponine und bestimmte Ginsenoside wirken gegen nervöse Anspannung und auf beruhigende Bogenstoffe (GABA). Sie lindern Morphin- und Alkohol-Entzugserscheinungen, verstärken opioide Analgetika und wirken Medikamentenabhängigkeiten und Morphin-Toleranz entgegen (nicht durch Opioid- oder GABA-Signale).

Stimmung Ginseng und seine Polysaccharide wirken antidepressiv. Bestimmte Ginsenoside wirken auf Rezeptoren für Serotonin, Noradrenalin und Dopamin.

Energie Ginseng und einige Stoffwechselprodukte von Ginsenosiden beeinflussen die Reaktion von Nebennieren und Hypophyse auf Stress, erhöhen in verschiedener Weise die körperliche und geistige Stressresistenz, stärken das Immunsystem und lindern Müdigkeit. Diese Studien bestätigen die traditionelle Verwendung von Ginseng als Adaptogen. Insgesamt wirkt die Wurzel anregend, einige Ginsenoside (hauptsächlich in Amerikanischem Ginseng) zeigten in Versuchsanordnungen jedoch sedierende Wirkung.

Kognitive Leistung Extrakte reduzieren Lernstörungen und aktivieren Rezeptoren für Glutamat, Acetylcholin und Serotonin. Die Dosierung kann sich auf die Wirkung auswirken. Beispielsweise zeigten 10 mg oder 30 mg standardisierter Ginsengextrakt in Laborversuchen unterschiedliche Auswirkungen auf das Gedächtnis. Extrakte und Ginsenoside besitzen verschiedene neuroprotektive Mechanismen: Sie verstärken Wachstum und Regeneration von neuronalen Netzen und schützen vor verschiedenen Typen der Toxizität, in einer Studie auch vor Stoffen, die Parkinson verursachen können. In China, wo Ginseng häufig konsumiert wird, treten weniger Parkinson-Fälle auf.

Inhaltsstoffe Die wichtigsten aktiven Inhaltsstoffe sind verschiedene Ginsenoside. Verhältnis und Gehalt hängt vom Alter der Wurzel ab. In den ersten drei Jahren verdreifacht er sich. Enthält außerdem aktive Polysaccharide, Peptide, Lipide und ein ätherisches Öl mit Sesquiterpenen. Die Zusammensetzung ist je nach Art verschieden, aber alle enthalten Ginsenoside in verschiedenen Verhältnissen.

Anwendung Traditionell wird die getrocknete Wurzel eingenommen, in Asien 1–10 g pro Tag, im Westen 0,5–3 g pro Tag. In Korea genießt man Ginseng-Tee *(insamcha)* und Likör *(insamju)*, in China gibt man ihn an Suppen. Die getrocknete Wurzel ist «weiß». Wird sie erst gedämpft und dann getrocknet, ist sie «rot». Der Dampf soll die Wirkung verstärken. Tatsächlich verändert er die Inhaltsstoffe und ihr Verhältnis. Die Wurzel wird auch gekaut. Flüssigextrakte, Tabletten und Kapseln sind ebenfalls erhältlich. Im Westen wird die Einnahme über drei Monate empfohlen. In Asien nehmen Kranke und ältere Menschen Ginseng oft fortlaufend ein.

Sicherheit Bei kurzzeitiger Anwendung unbedenklich. Bei Langzeitanwendung oder Überdosierung können Nebenwirkungen wie Bluthochdruck, Kopfschmerzen, Schlafstörungen oder Verdauungsbeschwerden auftreten. Vorsicht bei Warfarin, Monoaminooxidase-Hemmern und Blutdrucksenkern, bei akutem Asthma, Fieder, starker Menstruation, Nasenbluten und vor größeren Operationen. In Asien wird Ginseng als Tonikum in der Schwangerschaft verwendet. Er ist in zahlreichen asiatischen und europäischen Arzneibüchern verzeichnet. Vorsicht vor verfälschten oder gestreckten Produkten, z. B. mit Zusätzen von anregendem Ephedrin.

Theobroma cacao

Kakao

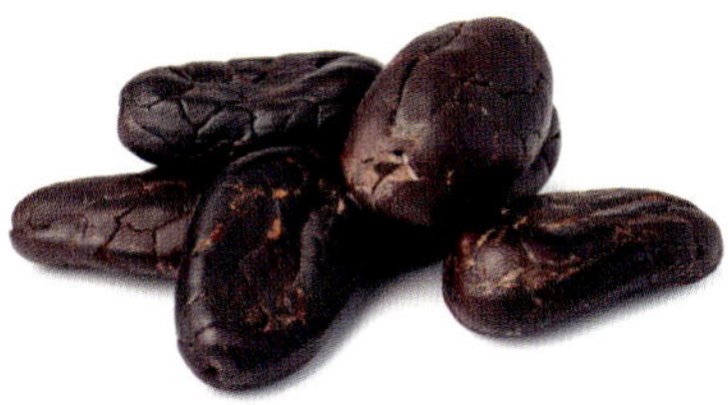

Ein «Lebensbaum» für Herz und Geist, dessen Samenextrakte Stimmung und Gedächtnis verbessern, Stress und Schmerzen lindern, Energie spenden und die Nerven schützen.

Botanik Der kleine (bis 8 m), immergrüne Baum aus den Tropen Süd- und Mittelamerikas trägt lange, breite Blätter und gelblich-weiße oder hellrosa Blüten. Sie sind ungewöhnlich, weil sie direkt am Stamm stehen und, da sie nicht duften, nicht von Bienen bestäubt werden, sondern von Mücken und anderen Urwaldinsekten. In weißen, gelben oder violetten

Früchten befinden sich die Kakaobohnen, die bitter schmecken, bevor sie fermentiert oder geröstet werden.

Geschichte und Volkswissen Kakao wurde schon vor über 5000 Jahren von präkolumbianischen Völkern genossen. Azteken und Maya verehrten den Kakao als Speise der Götter, die ihnen die höchste Gottheit Quetzalcoatl geschenkt hatte, und verwendeten ihn in religiösen Zeremonien. Vor der Eroberung durch die Spanier waren Kakaobohnen in Südamerika ein Zahlungsmittel. Im 16. Jahrhundert berichtete der spanische Chronist Sahagún, Kakao, «vor allem aus grünen, jungen Früchten, macht betrunken und schwindelig.» Er warnt vor übermäßigem Genuss, räumt aber ein, dass mäßige Mengen Körper und Geist stärken. Im 18. Jahrhundert gab der schwedische Botaniker Carl von Linné der Pflanze ihren lateinischen Namen, der sich aus *theo* für Gott und *broma* für Speise zusammensetzt. Als Heilpflanze wird er heute zur Stimmungsaufhellung, als Diuretikum, gegen Herzbeschwerden und zur Blutdruckregulierung verwendet.

Stand der Wissenschaft

Beim Menschen Die meisten Studien beziehen sich auf den Verzehr von Schokolade mit hohem Kakao- und niedrigem Milchgehalt.

Beruhigung und Stimmung Verschafft Beruhigung und Zufriedenheit, was aber auf viele Süßigkeiten zutrifft. In einer Pilotstudie senkte dunkle Schokolade den Cortisolspiegel (Stresshormon), linderte bei Übergewichtigen nervöse Anspannung und Depression, erhöhte bei Personen mittleren Alters das Zufriedenheitsgefühl und verbesserte Stimmung und kognitive Leistung bei längerer mentaler Anstrengung. Dass Menschen mit Parkinson und Depressionen tendenziell mehr Schokolade essen als andere, kann mit der Selbststimulation von Aminen (Dopamin und Serotonin) bei diesen Krankheiten zusammenhängen.

BRAIN-TRÜFFEL

Alle Zutaten im Mixer zu einer pastösen Masse zerkleinern. Aus der Masse 24 kleine Kugeln formen und in Kakaopulver wälzen. Im Kühlschrank aufbewahren und innerhalb von 5 Tagen verbrauchen.

450 g Datteln, entsteint
100 g Mandeln, gemahlen
15 g Chia-Samen
15 g Leinsamen
3 EL Kakaopulver
4 EL Agavendicksaft
2 EL Cashewmilch
1 TL Lavendelblüten
1 EL Zitronenmelisse-Blätter
1 TL Rosenwurzpulver oder Ginseng

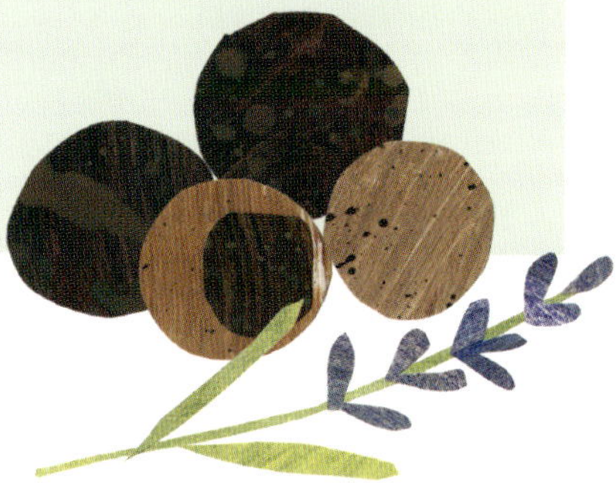

Gedächtnis Die meisten kontrollierten Studien (nicht alle) zeigen bei Erwachsenen, älteren Menschen und Personen mit leichten kognitiven Einschränkungen eine Verbesserung der kognitiven Leistung. Mit bildgebenden Verfahren lässt sich die verstärkte Funktion einer für das Gedächtnis relevanten Hirnregion nachweisen. Kakao lindert die Negativwirkung von Schlafmangel auf die kognitive Leistung.

Energie In kontrollierten Versuchen linderte Kakao Müdigkeit bei gesunden Erwachsenen. Er lindert Symptome von CFS, fördert bei Sportlern die Erholung nach dem Training und reduziert im Blut Marker für oxidativen Stress.

Schmerzen Der Verzehr von Schokolade erhöht die Schmerztoleranz. In Pilotstudien linderte Kakao Schmerzen nach Anstrengung und erhöhte die Schmerztoleranz in kalter Umgebung.

Im Labor Methylxanthine wie Theobromid verstärken die Wirkung schmerzlindernder, zufrieden machender Botenstoffe wie Dopamin, Cannabinoid und Acetylcholin, hemmen ein Schlafsignal (Adenosin), interagieren mit beruhigenden Signalen (GABA), verbessern das Gedächtnis, reduzieren Entzündungsproteine und wirken auch auf andere Gehirnsignale.
Flavonoide wirken antioxidativ, verstärken die Durchblutung des Gehirns, die Bildung von Blutgefäßen und Neuronen sowie die Konnektivität zwischen Neuronen und wirken neuroprotektiv. Kakaoextrakte und sein Inhaltsstoff Epicatechin zeigte sich in verschiedenen Versuchsanordnungen (Alter, kognitiver Abbau) neuroprotektiv und kognitionsfördernd.

Inhaltsstoffe Methylxanthine (auch in Tee, Kaffee und anregenden Getränken) wie das anregende Theobromin, das milder wirkt und in geringerem Maß enthalten ist als in Kaffee, außerdem Koffein und Theophyllen (Bronchialdilator). Amine wie Phenethylamin (anregend, ähnlich wie Amphetamin), Tyramin und Histamine sowie Cannabinoid-artige Fettsäureverbindungen (*N*-Acylethanolamine; auch in Tomaten, Erbsen und anderen Pflanzen) imitieren oder verstärken gehirneigene Cannabinoidsignale. Reich an Flavonoiden, z. B. Procyanidinen und Flavonolen wie Epicatechin (auch in grünem Tee), einem starken Antioxidans, das unter anderem die Herzgesundheit stärkt.

Anwendung Gemahlene, rohe Kakaobohnen sind wahrscheinlich gesünder als Schokolade, weil sie weder Zucker noch Milch enthalten. Außerdem gehen schützende Polyphenole wie Cathechin beim Rösten teilweise verloren. Sie schmecken aber nicht so gut wie verarbeitete, geröstete Kakaobohnen, darum wird oft empfohlen, täglich ein kleines Stück (ca. 10 g) dunkle Schokolade mit mindestens 70 Prozent Kakao zu verzehren.

Sicherheit Kann Migräne und (wegen der Amine) Herzrhythmusstörungen verursachen. Wechselwirkungen mit nicht-steroidalen Entzündungshemmern und Gerinnungshemmern möglich. Gefährlich für Hunde!

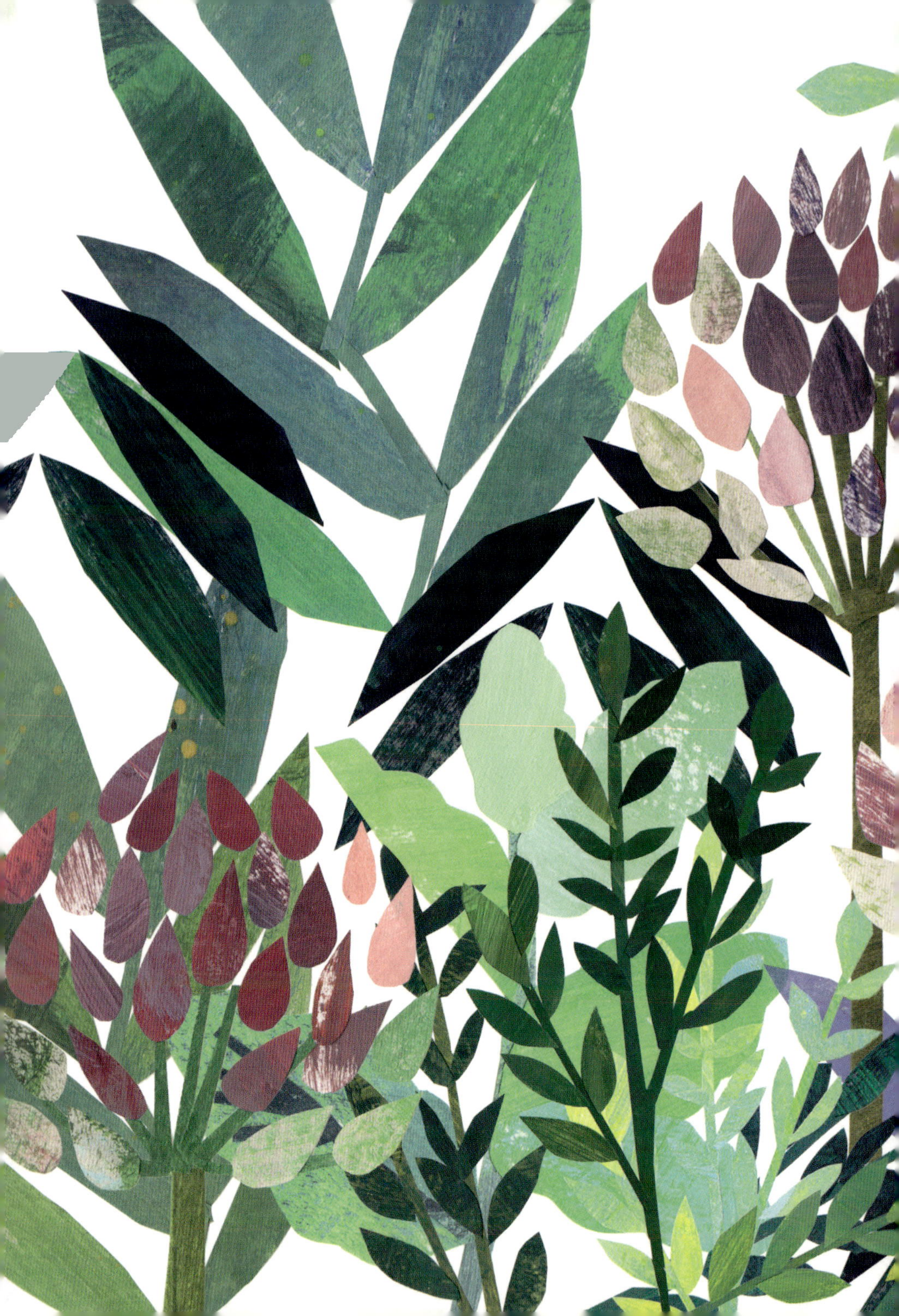

Anhang

Ausblick

Seit über 2000 Jahren verwenden die Menschen Heilpflanzen, aber erst jetzt beschäftigt sich die Wissenschaft ernsthaft mit ihnen, und zwar unter verschiedenen Fragestellungen: als ganzheitliche «Multi-Drogen» und Alternativen zu modernen Medikamenten, als mögliche Quellen für neue Medikamente für das Gehirn und als Stoffe, die Nerven schützen können. Einige Pflanzen wurden in den letzten 30 Jahren eingehend erforscht, beispielsweise Johanniskraut für die Stimmung, Arnika und Cayennepfeffer gegen Schmerzen, Kava-Kava zur Beruhigung und Baldrian für besseren Schlaf. Zweifellos sind noch weitere Laborversuche und Studien notwendig. Dieses Buch möchte lediglich aufzeigen, wie wichtig die zunehmende Zahl klinischer Belege für die traditionellen Heilpflanzen ist. Darum möchten wir beim abschließenden Blick in die Zukunft drei Aspekte besonders hervorheben.

Adaptogene – Pflanzen gegen chronischen Stress

Als Adaptogene bezeichnet man Pflanzen, die den Menschen helfen, Stress und chronische Krankheiten besser zu verkraften. Sie stärken, schützen und normalisieren Körperfunktionen bei Stressbelastung. In diesem Buch werden Adaptogene wie Ginseng, Wasserysop, Gotu-Kola und Rosenwurz vorgestellt, die in Asien und Europa erhältlich sind. Damiana *(Turneria diffusa)* wird hauptsächlich in Südamerika verwendet. Medikamente, die dasselbe leisten wie diese Adaptogene, gibt es nicht. Einem Bericht der European Medicines Agency (2008) zufolge können einige Pflanzen die Stressresistenz verbessern, indem sie den Cortisolspiegel regulieren, das Immunsystem stärken und die Nerven schützen. Klinische Belege stehen aber noch aus. Allerdings zeigen klinische Studien, dass Adaptogene wie Rosenwurz und Sibirischer Ginseng Depressionen, nervöse Anspannung und Müdigkeit lindern, die geistige Leistung unter Stress verbessern und Stressmediatoren verändern können.
Faszinierend an den pflanzlichen Adaptogenen ist, dass sie Körpersysteme normalisieren können und so je nach biologischem Zustand – beispielsweise Unwohlsein oder Krankheit – unterschiedliche Wirkung zeigen können. Jeder Mensch ist biologisch und genetisch ein Individuum, und der körperliche Zustand wird durch Umgebungsfaktoren beeinflusst. Darum kann ein Medikament oder eine Heilpflanze bei verschiedenen Menschen unterschiedlich wirken. Das muss bei der Behandlung mit pflanzlichen Wirkstoffen berücksichtigt werden.

Epigenetik – Genaktivität und Gehirn

Wie wir denken, fühlen und unser Gehirn benutzen, beeinflusst unseren Körper (Puls, Darmfunktion, Muskeltonus), wirkt sich aber langfristig auch auf unsere Gene aus. Die Arbeit von Dr. Bruce Lipton und anderen Forschern, die sich mit Epigenetik beschäftigen, zeigt, dass neben äußeren Faktoren (Drogen, Alkohol, Vitamin-D-Mangel) auch Emotionen, Stress und unser Denken Einfluss auf die DNA hat. «Ich denke, also bin ich.» könnte dadurch eine ganz neue Bedeutungsebene bekommen. Manche dieser epigenetischen Veränderungen können an die erste und sogar die zweite Generation weitergegeben werden. Schon darum scheint es sinnvoll, nach Möglichkeiten zu suchen, um bei chronischem Stress oder Depressionen die Gehirnfunktion zu «normali-

«Alles, was der Mensch für seine Gesundheit braucht, hat ihm Gott in der Natur gegeben. Es gilt nur, es zu finden.»

Paracelsus

sieren» oder zu «optimieren». Heilpflanzen, die beruhigen, guten Schlaf, klares Denken und eine gute Stimmung fördern, könnten also weitgreifender wirken, als wir uns bisher vorstellen können.

Pflanzenzucht – ein Weg für die Zukunft?
Es ist wahrscheinlich, dass Pflanzen und Tiere sich parallel entwickeln, denn manche Pflanzen passen ihre Inhaltsstoffe dem «Gedächtnis» von Tieren an, sodass beispielsweise Bestäuber zu einer bestimmten Pflanze zurückkehren. Ebenso ist es denkbar, dass stimmungsaufhellende Stoffe den Bestäuber veranlassen, länger zu verweilen, oder dass einschläfernde Stoffe Schutz vor Fressfeinden bieten. Was wäre aber, wenn die Menschen sich durch selektive Zucht solche genetischen Veränderungen zunutze machten – wie es bereits bei einigen Nahrungspflanzen geschieht? Könnten wir Lavendel züchten, der stärker beruhigt? Wir könnten. Immerhin wird seit Jahrhunderten Cannabis mit höherem THC-Gehalt gezüchtet. Vielleicht könnten in diesem Sinne Heilpflanzen auch für die Pharmaindustrie von größerem Nutzen sein. Solche Überlegungen zeigen, dass noch viel Forschungsarbeit nötig ist.

Glossar

Absud Gewinnung bioaktiver Stoffe aus harten Pflanzenmaterialien (Rinde, Schale, Beeren) durch Kochen. Ein übliches Verfahren ist, 40 g frisches (20 g getrocknetes) Pflanzenmaterial mit 750 ml kaltem Wasser aufzukochen und die Flüssigkeitsmenge dann auf 500 ml zu reduzieren.

Acetylcholin (ACh) spielt als Neurotransmitter für Aufmerksamkeit und Gedächtnis eine Rolle. Sein Spiegel nimmt mit dem Alter und bei Alzheimer-Demenz ab. Produziert wird er aus Cholin, das teilweise durch die Nahrung aufgenommen wird. Erhöhte Cholin-Zufuhr (z. B. durch Soja und Quinoa) kann den ACh-Spiegel erhöhen.

Adaptogene Pflanzenwirkstoffe, die durch chronische Krankheiten oder Stress gestörte Körpersysteme (z. B. Immunsystem oder neuroendokrines System) stärken und so die Stressresistenz des Körpers verbessern.

Adenosin Ein Stoff, der sich tagsüber im Gehirn bildet und den Schlaf fördert. Er ist außerdem an der Funktion des Herz-Kreislauf-Systems und am Schmerz-Management beteiligt. Koffein hemmt die Wirkung von Adenosin.

ADHS (Aufmerksamkeitsdefizit-/Hyperaktivitätsstörung) Komplexe Störung, die mit verschiedenen Verhaltensauffälligkeiten und Funktionsbeeinträchtigungen einhergeht.

Alkaloide Pflanzenstoffe, die ein Stickstoffatom enthalten, z. B. Morphin, Chinin, Nikotin oder Koffein. Es gibt über 20000 verschiedene Alkaloide.

Antioxidans Ein Stoff, der Oxidationsprozesse im Körper hemmt. Treten diese im Übermaß auf, können sie Krankheiten verursachen.

Aromatherapie Eine Heilmethode, die mithilfe ätherischer Öle aus Pflanzen auf das Befinden einwirkt. Da die Öle flüchtig sind und nur einen geringen Anteil aktiver Substanzen enthalten, kommen Methoden wie Inhalation, Massage, Pflaster, Sprays und Duftlampen zum Einsatz. Siehe auch ätherische Öle.

Ätherische Öle Hochkonzentrierte aromatische Öle aus Pflanzen, die wie getrocknetes Pflanzenmaterial mehrere bioaktive Stoffe enthalten können. Diese besitzen verschiedene Wirkungen, z. B. antimikrobiell, antioxidativ, entzündungshemmend, beruhigend, stimulierend oder stimmungsaufhellend. Öle werden relativ oft mit preiswerteren Ölen oder Chemikalien gestreckt, darum nur reine ätherische Öle von einem verlässlichen Anbieter verwenden. Normalerweise nur zur äußerlichen Anwendung. Einnahme nur auf Verordnung, da manche ätherischen Öle toxisch wirken können. Nur 1–2 Tropfen verwenden und zur täglichen Anwendung auf der Haut auf 1–2 % verdünnen. Produkte zum Auftragen auf die Haut, die zum Verkauf gedacht sind, dürfen maximal 1 % ätherische Öle enthalten. Manche ätherischen Öle können allergische Reaktionen oder bei Sonnenbestrahlung Hautreizungen verursachen. Vor der Anwendung qualifizierte Informationen einholen.

Ayurveda Alte indische Heillehre, die Krankheiten als Ungleichgewicht von Körper, Geist und Umgebung versteht und diese mit Kräutern, Ernährung und anderen Therapien behandelt.

Benzodiazepin Ein Stoff, der auf Rezeptoren im Gehirn wirkt, den Spiegel beruhigender Neurotransmitter (GABA) erhöht und dadurch Anspannung lindert und sedierend wirkt.

Bioaktiv Ein biologisch aktiver Stoff. Ein neuroaktiver Stoff wirkt auf die Nervenzellen. Neurotransmitter sind bioaktiv, weil sie die Aktivität von Nervenzellen verändern.

Cannabinoid Im Organismus gebildete Cannabinoide wie Anandamid kommen im Gehirn und anderen Körperteilen vor. Sie beeinflussen Schmerzwahrnehmung, Immunsystem und andere Funktionen. Die Inhaltsstoffe des Cannabis sind CBD (Cannabidiol, sedierend) und THC (Tetrahydrocannabinol, bewusstseinsverändernd).

CFS (Chronisches Erschöpfungssyndrom, auch myalgische Encephalomyelitis) Krankheit, die sich durch anhaltende, schwere Erschöpfung und andere Symptome äußert und die Aktivitäten stark beeinträchtigen kann.

Chronisches Erschöpfungssyndrom. Siehe CFS.

Claustrum Zum Endhirn gehörender Hirnteil, der Informationen mit dem Cortex und anderen Hirnregionen austauscht und in Zusammenhang mit der bewussten Wahrnehmung steht.

Cochrane Reviews Systematische Übersichtsarbeiten, in denen Forschungsergebnisse zu gesundheitlichen Fragen zusammengefasst werden, u. a. zur Wirksamkeit von Medikamenten.

Cortisol Das wichtigste von den Nebennieren ausgeschüttete Hormon, beteiligt an Immunsystem und Stressreaktionen.

Dopamin ist ein überwiegend erregend wirkender Neurotransmitter, der auch mit Funktionen wie Motivation, Bewegung, Gedächtnis und Sucht in Zusammenhang steht. Manche Antidepressiva (heute seltener eingesetzt) hemmen das Enzym Monoaminooxidase, das Dopamin, Noradrenalin und Serotonin aufspaltet und deren Spiegel dadurch erhöht.

Endorphine (körpereigene Opiate) sind Stoffe, die durch Opiatrezeptoren Einfluss auf die Schmerzwahrnehmung nehmen. Sie stehen in Zusammenhang mit Vergnügen, Belohnung und Sucht.

Entzündungshemmer Ein Stoff, der Entzündungsprozesse im Gehirn oder anderen Körperteilen lindert. Ursache für Enzündungsprozesse können verschiedene Krankheiten sein.

Epidemiologische Studie Untersuchung von Krankheitsvorkommen an geografischen Populationen (ohne Intervention). Untersucht werden können Gewohnheiten (z. B. Ernährung) in Relation zum Auftreten bestimmter Krankheiten (z. B. Demenz, Herz-Kreislauf-Erkrankungen oder Lebenserwartung). Sie deuten auf Ursachen und Wirkungen hin, besitzen aber keinen Beweiswert.

Flavonoide Pflanzenstoffe (Polyphenole), die für die Farben von Obst und Gemüse verantwortlich sind. Beispielsweise in Tee und Wein enthalten. Sie gelten insgesamt als gesundheitsfördernd, obwohl die Bioverfügbarkeit einiger Flavonoide umstritten ist. Flavonoide sind z. B. Apigenin in Kamille, Quercetin in Heidelbeeren und Naringin in Zitrusfrüchten.

GABA ist einer der wichtigsten Neurotransmitter im Zentralnervensystem. Er hemmt die neuronale Aktivität und kann dadurch beruhigend wirken und Nervosität lindern. Antidepressiva mit Benzodiazepin und verschiedene Pflanzen verstärken die Wirkung von GABA (durch Beeinflussung der GABA-Rezeptoren und andere Mechanismen).

Gehirn-Mechanismen und Neurochemie (Botenstoffe, Signale, Neuronen und Wirkweisen) sind Studiengebiete der Psychologie (Geist und Verhalten), der Neurogenetik (DNS und Anatomie), des Neuro-Imaging (Beziehungen zwischen Hirnbereichen und ihrer Funktion, z. B. Hippocampus und Gedächtnis oder Amygdala und Emotionen), der Elektrophysiologie (Neuronen-Netzwerke und elektrische Impulse) sowie der Erforschung von Neurotransmittern (siehe Acetylcholin). Die Signalsysteme des Gehirns unterscheiden sich durch die Positionen der Neuronen im Gehirn, die von ihnen beeinflussten Regionen sowie die neuronalen Netzwerke, die verschiedene Gehirnfunktionen aktivieren. Acetylcholin-Neuronen im Vorderhirn wirken auf den Hippocampus und steuern das Gedächtnis. Dopamin-Neuronen im Mittelhirn wirken auf den präfrontalen Cortex und steuern Antriebs- und Belohnungsmechanismen. Serotonin-Neuronen im Hirnstamm wirken auf verschiedene Bereiche in Gehirn und Cortex und steuern Stimmung und Emotionen. Das endogene Opioidsystem (Endorphin und Encephalin) bewirkt die Ausschüttung im Organismus gebildeter Substanzen, die u. a. schmerzlindernde Wirkung besitzen.

Glutamat ist ein vorwiegend erregend wirkender Neurotransmitter, der die neuronale Aktivität anregt. Er steht mit Lernen und Gedächtnis in Zusammenhang und kann gehemmt werden, um eine beruhigende Wirkung zu erzielen. Linalool, der aktive Inhaltsstoff aus Lavendel und anderen Pflanzen, blockiert die Glutamatrezeptoren.

Gold-Standard-Studien Klinische Studien an Menschen mit besonders strengen Vorgaben (kontrolliert, randomisiert, blind). Siehe Klinische Studien.

GRAS Abkürzung der US Food und Drug Administration für «generally regarded as safe» – bezeichnet Produkte, deren Verzehr normalerweise unbedenklich ist.

Hippocampus Teil des Gehirns, der u. a. für das Gedächtnis zuständig ist. Er liegt im temporalen Cortex und ist nach seiner Form benannt (*hippocampus* ist das griechische Wort für Seepferdchen).

Kapsel Eine Kapsel enthält fein gehackte, gemahlene oder pulverisierte Pflanzenmaterialien. Im Handel erhältlich, oft in klinischen Versuchen eingesetzt. Nach Vorschrift einnehmen.

Klinische Studien Als «Goldstandard» des Forschungsdesigns gilt die randomisierte, kontrollierte Studie (RCT), bei der die Wirkung einer Substanz unter Einbeziehung eines Placebos untersucht wird. Es handelt sich um eine Blindstudie, weil niemand weiß, welche Probanden den Wirkstoff und welche das Placebo einnehmen, und sie ist randomisiert, weil die Einteilung der Probandengruppen zufällig erfolgt. Für dieses Buch wurden auch vorläufige Ergebnisse aus anderen Studien herangezogen. Untersuchungen von Pflanzenwirkstoffen werden oft mit weniger als 100 Teilnehmern durchgeführt, während pharmazeutische Studien mit Hunderten oder Tausenden Probanden arbeiten. Solange im Verlauf der Studie ein deutlicher Unterschied zwischen Wirkstoff und Placebo festzustellen ist, kann das Studienergebnis dennoch als gültig betrachtet werden. Wir zitieren Studien, die traditionelle Anwendungsgebiete von Pflanzen bestätigen, weisen aber auch auf nennenswerte Abweichungen hin.

Kompresse Zerkleinertes Pflanzenmaterial, das direkt auf die Haut aufgelegt wird, z. B. zur Schmerzlinderung oder Wundheilung.

Laborstudien. Pflanzen oder ihre Inhaltsstoffe werden an Molekülen oder Zellen *(in vitro)* oder an Tieren *(in vivo)* untersucht. Solche Studien gelten als signifikant, wenn unabhängige Forschungsgruppen in verschiedenen Studientypen zu ähnlichen Ergebnissen kommen. Sie liefern Informationen darüber, wie (aber nicht ob) eine Pflanze auf das menschliche Gehirn wirkt, wenngleich Verhaltensveränderungen in Tierversuchen Anhaltspunkte geben können. Ob die traditionelle Verwendung wissenschaftlich untermauert werden kann, lässt sich nur durch Studien an Menschen feststellen.

ME (Myalgische Encephalomyelitis) Siehe CFS.

Melatonin. Hormon, das den Schlaf-Wach-Rhythmus reguliert. Ein hoher Melatoninspiegel macht schläfrig.

Meta-Analyse ist die Prüfung mehrerer voneinander unabhängiger Studien, die die Wirksamkeit einer Pflanze gezeigt haben. Dies ist die höchste Ebene der klinischen Untersuchung. Verlässliche Informationen beruhen oft auf mehreren Meta-Analysen. Bewertet werden auch die Qualität der zugrundeliegenden Studien und die Methodik statistischer Auswertungen.

MS (Multiple Sklerose) Erkrankung des Zentralnervensystems. Durch Abbau der Myelinhüllen der Nervenfasern, die für schnelle Reizübertragung wichtig sind, werden elektrische Signale zum und vom Gehirn gestört.

Multi-Droge Bezeichnung für Arzneipflanzen, die mehr als einen bioaktiven Inhaltsstoff enthalten.

Neuroprotektor Ein Stoff, der Struktur und Funktion von Gehirnzellen schützt, etwa, indem er Oxidation oder Entzündung vorbeugt. Von dieser Schutzwirkung profitiert auch die Gesundheit der Pflanzen und der Tiere, die sie fressen. Wirkt Proteinablagerungen entgegen, die im alternden Gehirn (und bei Pflanzen!) auftreten und den Abbau der kognitiven Leistung sowie Alzheimer und Parkinson begünstigen können. Fördert Neurogenese und Neuroplastizität (Bildung und Wachstum neuer Neuronen) und stärkt die Hirnfunktion. Studien belegen solche Wirkungen bei pflanzlichen Inhaltsstoffen. Für klinische Studien sind noch zeitintensive Versuchsreihen nötig. Laborstudien zeigen aber, dass Pflanzenstoffe wie Polyphenole und Alkaloide auf unterschiedliche Weise neuroprotektiv wirken können.

Neurotransmitter sind körpereigene Stoffe, die Informationen zwischen Nervenzellen im Gehirn und Nervenzellen und Organen im Körper übermitteln. Um die Wirkung von Pflanzenstoffen auf das Gehirn zu verstehen, muss man wissen, wie Moleküle in Pflanzen und im Gehirn miteinander interagieren. Es gibt im Gehirn etwa 100 Neurotransmitter-Signale, durch die Zellen miteinander kommunizieren. In diesem Buch konzentrieren wir uns auf Signale, die mit Gehirnfunktionen zu tun haben. Je nach Ort im Gehirn können diese Signale unterschiedliche Funktionen haben. Wir verwenden in diesem Buch leicht verständliche Bezeichnungen wie stimmungsaufhellend (Serotonin/5HT und Dopamin), beruhigend (fördert die Ausschüttung von GABA oder hemmt das anregende Glutamat), schmerzlindernd (Opioide, Dopamin, Cannabinoide), Gedächtnis und Aufmerksamkeit stärkend (Acetylcholin, Glutamat), schlaffördernd (Adenosin, Melatonin, GABA und Glutamat) und andere. Medikamente und Pflanzenstoffe können diese Signale beeinflussen.

Noradrenalin (auch Norepinephrin) ist ein Neurotransmitter und Hormon. Es steht mit Aufmerksamkeit, Wahrnehmung und Gedächtnis in Zusammenhang, außerdem mit «Kampf-oder Flucht»-Reaktionen.

Opioide sind chemische oder pflanzliche Stoffe, die auf die Opioidrezeptoren des Gehirns wirken und mit Empfindungen wie Schmerz und Belohnung in Zusammenhang stehen. Morphin aus Schlafmohn ist ein Opioid.

Pharmakopöe (Arzneibuch) Sammlung anerkannter pharmazeutischer Regeln über die Qualität, Prüfung, Lagerung und Bezeichnung von Arzneimitteln.

Phenole Große Gruppe von Pflanzenstoffen, zu der auch die Untergruppe der Flavonoide gehört. Sie erfüllen in der Interaktion von Pflanzen mit ihrer Umgebung verschiedene Funktionen, schützen aber vor allem vor Stress. Beim Menschen wirken sie entzündungshemmend und antioxidativ, schützen vor Krebs und anderen Krankheiten.

Pinene Flüchtige Verbindungen in einigen ätherischen Ölen, z. B. Kamille, Salbei, Kiefer. Man unterscheidet zwei isomere Formen: Alpha-Pinen und Beta-Pinen. Alpha-Pinene haben sich in Labortests als beruhigend (GABA-Erhöhung), stimmungsaufhellend, gedächtnisstärkend, antioxidativ und entzündungshemmend gezeigt.

Polypharmazie (auch Multipharmazie) Die gleichzeitige Verordnung von mehreren Medikamenten bei einer Person.

Populationsstudie Siehe epidemiologische Studie.

Psychose Ein Krankheitsbild, das mit (oft vorübergehender) gestörter Wahrnehmung oder Verarbeitung der Realität einhergeht.

REM (Rapid Eye Movement) Phase schneller Augenbewegungen, die nach etwa 90 Minuten Schlaf einsetzt. Bei längerem Schlaf folgen weitere, längere REM-Phasen. Dies sind die aktivsten Schlafphasen, oft mit intensiven Träumen.

Salben werden, ebenso wie Lotionen, Cremes und ölige Auszüge, äußerlich angewendet. Sie enthalten ätherische Öle oder durch Hitze gewonnene Stoffe aus Pflanzen wie Arnika oder Beinwell sowie Trägerstoffe (Öl, Creme oder Wachs). Lokale Anwendung beispielsweise zur Schmerzlinderung (Arthritis, Rheumatismus oder durch Verletzungen), zur Anregung der Durchblutung oder zur Förderung der Wundheilung. Auch als Trägermittel, um die bioaktiven Stoffe aus ätherischen Ölen ins Blut zu schleusen (unter Umgehung von Verdauungsapparat und Leber).

Saponine Pflanzenstoffe, die bei Kontakt mit Wasser schäumen. Auch in Getreide und anderen Lebensmitteln enthalten. Sie können u. a. sedierend und entzündungshemmend wirken.

Serotonin Bedeutender, stimmungsaufhellender Transmitter, der Zufriedenheitsgefühle auslöst. Auf ihn zielen bestimmte Antidepressiva ab, die selektiven Serotonin-Wiederaufnahmehemmer (SSRI).

SSRI (Selektive Serotonin-Wiederaufnahmehemmer) Stoffe, die verhindern, dass Serotonin aus dem synaptischen Spalt wieder aufgenommen wird. Verlängern seine Präsenz und seine stimmungsaufhellende Wirkung.

Standardisierung Pflanzliche Arzneimittel, die gemäß festgelegter Standards (u. a. Identität und Reinheit) hergestellt sind und konstante Qualität aufweisen (wichtig für kommerzielle Produktion und klinische Studien). Das Produkt enthält eine definierte Menge des bekannten Wirkstoffs gegen bestimmte Beschwerden. Da bei Pflanzen natürliche Schwankungen vorkommen, und da Konzentration und Verhältnis verschiedener Pflanzenstoffe in Relation zu standardisierten Extrakten variieren können, kann in Studien nicht immer die traditionelle Heilwirkung bestätigt werden.

Tabletten Pflanzenwirkstoffe in Tablettenform können eine höhere Konzentration aufweisen. Sie werden oft mithilfe von Lösemitteln oder durch CO_2-Extraktion gewonnen und enthalten oft Zutaten wie Stabilisatoren, Bindemittel, Vitamine oder weitere Pflanzenstoffe. Nach Verordnung einnehmen.

TCM (Traditionelle Chinesische Medizin) Alte Heilkunde aus China. Grundgedanke ist ein ausgeglichener Energiefluss (Qi oder Chi), der durch verschiedene Pflanzen und alternative Methoden wie Akupunktur erreicht werden soll.

Tee (auch Aufguss, Infusion) Auszug der wasserlöslichen Inhaltsstoffe von Pflanzenteilen. Üblich ist, die Pflanzen mit kochendem Wasser zu übergießen und 15 Minuten abgedeckt ziehen zu lassen, damit keine flüchtigen Stoffe entweichen. Zur täglichen Anwendung: 30 g frische (oder 20 g getrocknete) Pflanzenteile und 500 ml kochendes Wasser.

Tinktur Alkoholischer Auszug der öligen und wasserlöslichen Inhaltsstoffe. In Wirkstoffgehalt und -verhältnis ist eine Tinktur der Ursprungspflanze näher als ein Aufguss oder Absud. Wegen der Veresterung der Moleküle halten viele Pflanzenheilkundler Tinkturen für besonders wirksam. Kommerzielle Tinkturen werden oft im Verhältnis 1:2 oder 1:5 hergestellt, d. h. ein Teil (meist frisches) Pflanzenmaterial wird mit 2 oder 5 Teilen Alkohol vermischt. Wer Tinkturen selbst herstellen will, kann Wodka oder Rum verwenden. 2 Wochen ziehen lassen (täglich schütteln), dann abseihen, in dunkle Flaschen füllen und gemäß Empfehlung einnehmen.

Trizyklische Antidepressiva Medikamente, die das Enzym MAO hemmen. Dieses verhindert den Abbau der Neurotransmitter Dopamin, Serotonin und Noradrenalin und wirkt darum stimmungsaufhellend.

Zentrales Nervensystem (ZNS) Besteht aus Gehirn und Rückenmark, jedoch nicht aus den peripheren Nerven. Steuert die Aktivität von Geist und Körper.

Nützliche Adressen

Beratung

Wer Beschwerden mit pflanzlichen Wirkstoffen behandeln will, sollte vorher qualifizierten, professionellen Rat einholen. Nachfolgend sind einige Vereinigungen aufgeführt, die Informationen geben können und/oder Listen registrierter Experten führen.

Deutsche Gesellschaft für Phytotherapie
https://phytotherapie.de

Schweizerische Medizinische Gesellschaft für Phytotherapie (SMPG/SSPM)
www.smpg.ch

Österreichische Gesellschaft für Phytotherapie
www.phytotherapie.at

Österreichische Gesellschaft für wissenschaftliche Aromatherapie und Aromapflege
www.oegwa.at

European Herbal & Traditional Medicine Practitioners Association
http://ehtpa.eu

European Scientific Cooperative on Phytotherapie
http://escop.cpm

Heilpflanzen anbauen

Europa

Die Royal Horticultural Society stellt umfangreiche Informationen über Pflanzen bereit. https://www.rhs.org.uk

Dilston Physic Garden: Elaine und Nicolette Perry haben auf Weideland in Northumberland (Großbritannien) diese Anlage geschaffen. Mit dem modernen Apothekergarten wollen sie das Interesse an der Erforschung von Heilpflanzen wecken, über ihre Wirkweisen und ihren Anbau informieren. Besucher können in Dilston über 800 Heilpflanzen kennenlernen. Der Schwerpunkt liegt auf Arten, die auf das Gehirn wirken. Regelmäßig finden Workshops und andere Veranstaltungen statt, das aktuelle Programm ist auf www.dilstonphysicgarden.com zu finden. Typische Themen sind:

- Geschichte und Gegenwart von Apothekergärten
- Wissenschaftliche Aspekte der Pflanzenheilkunde, z. B. Pflanzenchemie, klinische Studien, konventionelle Medizin vs. Pflanzenheilkunde
- Geeignete Pflanzen für den eigenen Garten und die Selbstbehandlung, basierend auf traditionellem Wissen und wissenschaftlichen Erkenntnissen
- Gartengestaltung und Kultur von Heilpflanzen
- Zubereitung von Heilpflanzen und Rezepturen, z. B. Erste Hilfe, verbreitete Beschwerden, Kindergesundheit, Nahrungsmittel und ihre biologisch aktiven Inhaltsstoffe, Kräutertees, Aromatherapie, Pflanzenkosmetik, Tiergesundheit, Hygiene im Haushalt und Räucherwerk.

Regelmäßige Gartenarbeit wirkt sich positiv auf Geist und Körper aus. Körperliche Gesundheit (z. B. Kreislauf, Stoffwechsel, Immunsystem) wirkt sich positiv auf das Gehirn aus. Allein das ist ein Grund, Heilpflanzen kennenzulernen und im eigenen Garten anzupflanzen.

Heilpflanzen kaufen

Kommerzielle Pflanzenprodukte

Wer beim Kauf von Heilpflanzen kein Risiko eingehen will, sollte sich an einen anerkannten Heilpraktiker, Apotheker oder Arzt wenden. Diese Experten kennen meist zuverlässige Bezugsquellen für getrocknete Pflanzenmaterialien und Produkte aus Heilpflanzen. Ansonsten sollten Sie darauf achten, dass auf der Liste der Inhaltsstoffe nur der Name der Pflanze und der korrekte botanische Name stehen. Lesen Sie Bewertungen des Anbieters und seiner Produkte, und erkundigen Sie sich, woher dieser das Pflanzenmaterial bezieht.

Die Qualität von Pulvern und anderen verarbeiteten Produkten ist schwieriger zu beurteilen als getrocknetes Pflanzenmaterial. Ein Zeichen für Seriosität ist, dass bestimmte Stoffe (z. B. Ginkgo oder Johanniskraut) in standardisierter Form verwendet werden. Andererseits kommt es häufiger vor, dass Produkte gestreckt werden, was gerade bei Pulvern schwer festzustellen ist. Helmkrautextrakt beispielsweise wird gelegentlich mit Gamander *(Teucrium)* verschnitten, der schädlich für die Leber ist.

Weiterführende Literatur

Gehirn und Geist

Ashton, H. (1992): ***Brain systems, Disorders and Psychotropic Drugs***. Oxford: Oxford University Press

Carter, R. (2014): ***Das Gehirn***. München: Dorling Kindersley

Collerton, D.; Mosimann, U. P.; Perry, E. K. (2015): ***The Neuroscience of Visual Hallucinations***. Chichester: Wiley-Blackwell

Eagleman, D. (2015): ***The Brain: The Story of You***. Edinburgh: Canongate Books

Gregory, R. L. (2004): ***Oxford Companion to the Mind***. Oxford: Oxford University Press

Perry, E. K.; Collerton, D.; LeBeau, F. E. N.; Ashton, H. (2010): ***New Horizons in the Neuroscience of Consciousness***. Amsterdam, Philadelphia: John Benjamins Publishing Company

Seth, A. K. (Hrsg.) (2016): ***Das Gehirn in 30 Sekunden: Die wichtigsten Erkenntnisse und Thesen aus der Geschichte der Neurowissenschaften***. Librero: Kerkdriel

Webster, R. A. (2001): ***Neurotransmitters, Drugs and Brain Function***. Chichester: Wiley

Pflanzen und das Gehirn

Kennedy, D. O. (2014): ***Plants and the Human Brain***. Oxford: Oxford University Press

Schultes, R. E.; Hofmann, A.; Rätsch, Chr. (1998): ***Pflanzen der Götter: Die magischen Kräfte der bewusstseinserweiternden Gewächse***. Aarau: AT-Verlag

Spinella, M. (2001): ***The Psychopharmacology of Herbal Medicine. Plant Drugs that Alter Mind, Brain, and Behavior***. Cambridge (Mass.). London: MIT Press

Wissenschaft und Pflanzenmedizin

Allaby, M. (2017): ***Blümchensex: Die schockierende Wahrheit über das Liebesleben der Pflanzen***. Bielefeld: Delius Klasing

Bruneton, K. (1999): ***Pharmacognosy, Phytochemistry, Medicinal Plants***. Paris: Technique et Documentation; Andover: Intercept Ltd

Cochrane Collaboration http://www.cochrane.org/cochrane-reviews. -> Eine gute Quelle für Informationen über die Wirksamkeit und Sicherheit von Heilpflanzen, die aufgrund von Meta-Analysen zustande gekommen sind

Datenbank des King's College (London) zur Traditionellen Chinesischen Medizin (TCM); umfasst Informationen über den molekularen Aufbau und die Wirkstoffe von Heilpflanzen (auf Englisch): http://www.chemtcm.com/

Europäische Medizin Agentur (European Medicines Agency, EMA). Zuständige Institution der Europäischen Union für die wissenschaftliche Evaluation von Medikamenten, die durch pharmazeutische Firmen entwickelt worden sind (auch solche zu traditionellen Pflanzen) (nur in Englisch): http://www.ema.europa.eu/ema/index.jsp?curl=pages/home/Home_Page.jsp&mid.

Pengelly, A. (2004): ***The Constituents of Medicinal Plants. An introduction to the chemistry and therapeutics of herbal medicine***. Wallingford: CABI Publishing.

Pfister, Th.; Saller, R. (2014): ***Heilkräuter im Garten. Pflanzen, ernten, anwenden***. Bern: Haupt Verlag

Schulz, V. (2011): ***Rational Phytotherapy. A Physicians' Guide to Herbal Medicine***. Berlin, London: Springer

WHO-Monografien http://apps.who.int/medicinedocs/en/d/Js2200e/. Monografien, die wissenschaftlich geprüfte Informationen über die Sicherheit, Wirksamkeit und die Qualitätskontrolle von medizinisch genutzten Pflanzen umfasst. Beim Gebrauch der Homepage ist darauf zu achten, dass die Suchmaschine nur mit den lateinischen Artnamen von Pflanzen funktioniert

Wichtl, Max (Hrsg.) (2004): ***Herbal Drugs and Phytopharmaceuticals. A Handbook for Practice on a Scientific Basis***. Boca Raton: CRC Press.

Pflanzenmedizin

Arends, J., (2005): ***Volkstümliche Namen der Drogen, Heilkräuter, Arzneimittel und Chemikalien***. Berlin: Springer

Bartrams, T. (1998): ***The Encyclopaedia of Herbal Medicine***. London: Robinson

Bäumler, S. (2007): ***Heilpflanzenpraxis heute: Porträts – Rezepturen – Anwendung***. München: Elsevier

Benedum, J. et al. (1994): ***Arzneipflanzen in der traditionellen Medizin***. Bonn: Kooperation Phytopharmaka

Bernard, B. (2009): ***Das Herbarium der Heil- und Giftpflanzen***. Bern: Haupt Verlag

Bone, K.; Mills, S. (2013): ***Principles and Practice of Phytotherapy. Modern Herbal Medicine***. Edinburgh: Churchill Livingstone

Braun, L.; Cohen, M. (2017): ***Essential Herbs and Natural Supplements***. Chatswood: Elsevier Australia

Chevallier, A. (1998): ***Phytotherapy. 50 Vital Herbs***. Guildford, England: Amberwood Publishing

Chevallier, A. (2017): ***Das große Lexikon der Heilpflanzen: 550 Pflanzen und ihre Anwendungen.*** München, Dorling Kindersley

Dal Cero, M. (2004): ***Pflanzen für die Gesundheit: Botanik in der Praxis***. Bern: h.e.p. verlag

Davis, P.; Budd, S. (2005): ***Aromatherapie von A–Z***. 1. Auflage 2008, Goldmann Verlag

Deutschen Bundesinstituts für Arzneimittel und Medizinprodukte (BFARM): ***Komplette Liste der Monografien der E-Kommision (Phyto-Therapie)***: https://buecher.heilpflanzen-welt.de/BGA-Kommission-E-Monographien/

Duke, J. A. (2002): ***Handbook of Medicinal Herbs***. Boca Raton: CRC Press

Hoffmann, D. (2003): ***Medical herbalism: The Science and Practice of Herbal Medicine***. Rochester: Healing Arts Press

Fintelmann, V.; Weiß, R. (2001): ***Lehrbuch der Phytotherapie***. Stuttgart, Hypokrates Verlag

Mills, S. J.; Bone, K. (2005): ***The Essential Guide to Herbal Safety***. Edinburgh: Elsevier Churchill Livingstone

Perry, E.; Court, D. (2014): ***Tales from a Psychic Garden: In pursuit of herbal happiness*** (Herb Spirits Series Book 1) Kindle Edition

Perry, E. (2015): ***Tales from a Physic Garden: Stress less with herbal chill-pills*** (Herb Spirits Series Book 2) Kindle Edition

Perry, E.; Court D. (2015): ***Tales from a Psychic Garden: The quest for botanical mood boosters*** (Herb Spirits Series Book 3) Kindle Edition

Schönfelder I.; Schönfelder, P. (2010) ***Der Kosmos-Heilpflanzenführer. Über 600 Heil- und Giftpflanzen Europas***. Stuttgart: Franckh-Kosmos

Tisserand, R.; Young, R. (2014): ***Essential Oil Safety. A Guide for Health Care Professionals***. Edinburgh: Churchill Livingstone

Van Wyk B. E. et al. (2004) ***Handbuch der Arzneipflanzen: Ein illustrierter Leitfaden***. Stuttgart: Wissenschaftliche Verlagsgesellschaft

Zimmermann W. (1994) ***Praktische Phytotherapie***, Stuttgart

Pflanzenmedizin historisch

Culpeper, N. (2007) ***Culpeper's Complete Herbal***.

Dioskurides ***De Materia Medica***. Herausgegeben von Lenhard, R (2008): BACOPA

Gerard, J. (1985) ***Gerard's Herbal: The History of Plants***. Bracken Books

Gerster, W. (2011) ***Kräuterwissen Einst und Jetzt: Die 100 bekanntesten Heil- und Nutzpflanzen in historischen und aktuellen Beschreibungen.*** Wiebelsheim: Quelle & Meyer

Künzle J. (2006; unveränderter Nachdruck der Erstausgabe von 1945): ***Das große Kräuterheilbuch für gesunde und kranke Tage nach der giftfreien Heilmethode und den Originalrezepten***, Düsseldorf: Patmos

Wren, R. C.; Williamson, E. M.; Evans, F. J. (1988): ***Potter's New Cyclopaedia of Botanical Drugs and Preparations***. Ashingdon: C. W. Daniel Co Ltd

Pflanzen identifizieren

Barker, J. (2001) ***The Medicinal Flora of Britain and NW Europe***. Winter Press

Eggenberg, S.; Bornand, C.; Juillerat, P.; Jutzi, M.; Möhl, A.; Nyffeler, R.; Santiago, H. (2918): ***Flora Helvetica. Exkursionsführer***. Bern, Haupt Verlag

Grey-Wilson, C. (1997): ***Wild Flowers of Britain and NW Europe***. Dorling Kindersley

Sutton, D. (1993): ***A Field Guide to the Wild Flowers of Britain and Northern Europe***. Parragon Plus

Upton, R. (2011): ***American Herbal Pharmacopoeia. Botanical pharmacognosy – microscopic characterization of botanical medicines.*** Boca Raton: American Herbal Pharmacopoeia/CRC Press

Pflanzen kultivieren

Bonar, A. (1983): ***Kräutergärten***. Freiburg, Christophorus-Verlag

Green, J. (2000): ***The Herbal Medicine Makers Handbook***. The Crossing Press

Hickey, M.; King, C. (1997): ***Common Families of Flowering Plants***. Cambridge University Press

Houdret, J. (1999): ***Growing Herbs***. Anness Publishing

McIntyre, A. (1997): ***The Apothecary's Garden: How to Grow and Use Your Own Herbal Medicines***. Piatkus Books

McVicar, J. (2010): ***Grow Herbs***. Dorling Kindersley

Sinclair Rohde, E. (1936): ***Herbs and Herb Gardening***. The Medici Society

Segall, B. (1994): ***The Herb Garden Month***. David & Charles

Wissenschaftliche Bibliografie

Für dieses Buch wurden ausschließlich Werke herangezogen, die die Anerkennung renommierter Wissenschaftskollegen gefunden haben. Bedeutende Bibliotheken solcher Werke sind PubMed und die Cochrane Reviews.

In wissenschaftlichen Artikeln genannte Rohdaten sind mit Vorsicht zu betrachten. Laborergebnisse lassen sich nicht unbedingt direkt auf den Menschen übertragen. Um die Sicherheit und Wirksamkeit zu bestätigen, sind klinische Studien erforderlich.

Einführung

van de Rest, Ondine; Am Berendsen, Agnes; Haveman-Nies, Annemien; Groot, Lisette Cpgm de (2015): Dietary patterns, cognitive decline, and dementia: a systematic review. In *Advances in nutrition (Bethesda, Md.)* 6 (2), S. 154–168. DOI: 10.3945/an.114.007617.

Ng, Tze-Pin; Chiam, Peak-Chiang; Lee, Theresa; Chua, Hong-Choon; Lim, Leslie; Kua, Ee-Heok (2006): Curry consumption and cognitive function in the elderly. In *American journal of epidemiology* 164 (9), S. 898–906. DOI: 10.1093/aje/kwj267.

Hardman, Roy J.; Kennedy, Greg; Macpherson, Helen; Scholey, Andrew B.; Pipingas, Andrew (2015): A randomised controlled trial investigating the effects of Mediterranean diet and aerobic exercise on cognition in cognitively healthy older people living independently within aged care facilities: the Lifestyle Intervention in Independent Living Aged Care (LIILAC) study protocol ACTRN12614001133628. In *Nutrition journal* 14, S. 53. DOI: 10.1186/s12937-015-0042-z.

Dai, Qi; Borenstein, Amy R.; Wu, Yougui; Jackson, James C.; Larson, Eric B. (2006): Fruit and vegetable juices and Alzheimer's disease: the Kame Project. In *The American journal of medicine* 119 (9), S. 751–759. DOI: 10.1016/j.amjmed.2006.03.045.

Shoba, G.; Joy, D.; Joseph, T.; Majeed, M.; Rajendran, R.; Srinivas, P. S. (1998): Influence of piperine on the pharmacokinetics of curcumin in animals and human volunteers. In Planta medica 64 (4), S. 353–356. DOI: 10.1055/s-2006-957450.

Pflanzen mit mehreren Wirkstoffen

Sansone, Roberto; Ottaviani, Javier I.; Rodriguez-Mateos, Ana; Heinen, Yvonne; Noske, Dorina; Spencer, Jeremy P. et al. (2017): Methylxanthines enhance the effects of cocoa flavanols on cardiovascular function: randomized, double-masked controlled studies. In *The American journal of clinical nutrition* 105 (2), S. 352–360. DOI: 10.3945/ajcn.116.140046.

Kapitel 1

Kava-Kava

Boerner, R. J.; Sommer, H.; Berger, W.; Kuhn, U.; Schmidt, U.; Mannel, M. (2003): «Kava-kava extract LI 150 is as effective as opipramol and buspirone in generalised anxiety disorder – an 8-week randomized, double-blind multi-centre clinical trial in 129 out-patients.» In *Phytomedicine* 10 Suppl. 4, S. 38–49.

Malsch, U.; Kieser, M. (2001): «Efficacy of kava-kava in the treatment of non-psychotic anxiety, following pretreatment with benzodiazepines.» In *Psychopharmacology* 157 (3), S. 277–83. DOI: 10.1007/s002130100792.

Teschke, Rolf (2010): «Kava hepatotoxicity – a clinical review.» In *Annals of Hepatology* 9 (3), S. 251–65.

Ashwagandha (Schlafbeere)

Jahanbakhsh, Seyedeh Pardis; Manteghi, Ali Akhondpour; Emami, Seyed Ahmad; Mahyari, Saman; Gholampour, Beheshteh; Mohammadpour, Amir Hooshang; Sahebkar, Amirhossein (2016): «Evaluation of the efficacy of *Withania somnifera* (Ashwagandha) root extract in patients with obsessive-compulsive disorder: A randomized double-blind placebo-controlled trial.» In *Complementary Therapies in Medicine* 27, S. 25–9. DOI: 10.1016/j.ctim.2016.03.018.

Pratte, Morgan A.; Nanavati, Kaushal B.; Young, Virginia; Morley, Christopher P. (2014): «An alternative treatment for anxiety: a systematic review of human trial results reported for the Ayurvedic herb ashwagandha (*Withania somnifera*).» In *Journal of Alternative and Complementary Medicine (New York, N.Y.)* 20 (12), S. 901–08. DOI: 10.1089/acm.2014.0177.

Gotu-Kola

Bradwejn, J.; Zhou, Y.; Koszycki, D.; Shlik, J. (2000): «A double-blind, placebo-controlled study on the effects of gotu kola (*Centella asiatica*) on acoustic startle response in healthy subjects.» In *Journal of Clinical Psychopharmacology* 20 (6), S. 680–4.

Jana, U.; Sur, T.K.; Maity, L.N.; Debnath, P.K.; Bhattacharyya, D. (2010): «A clinical study on the management of generalized anxiety disorder with *Centella asiatica*.» In *Nepal Medical College Journal: NMCJ* 12 (1), S. 8–11.

Passionsblume

Akhondzadeh, S.; Naghavi, H.R.; Vazirian, M.; Shayeganpour, A.; Rashidi, H.; Khani, M. (2001): «Passionflower in the treatment of generalized anxiety: a pilot double-blind randomized controlled trial with oxazepam.» In *Journal of Clinical Pharmacy and Therapeutics* 26 (5), S. 363–7.

Aslanargun, Pınar; Cuvas, Ozgun; Dikmen, Bayazit; Aslan, Eymen; Yuksel, Mustafa Ugur (2012): «*Passiflora incarnata* Linneaus as an anxiolytic before spinal anesthesia.» In *Journal of Anesthesia* 26 (1), S. 39–44. DOI: 10.1007/s00540-011-1265-6.

Pomeranze

Namazi, Masoumeh; Amir Ali Akbari, Seddigheh; Mojab, Faraz; Talebi, Atefe; Alavi Majd, Hamid; Jannesari, Sharareh (2014): «Aromatherapy with *Citrus aurantium* oil and anxiety during the first stage of labor.» In *Iranian Red Crescent Medical Journal* 16 (6), e18371. DOI: 10.5812/ircmj.18371.

Pimenta, Flávia Cristina Fernandes; Alves, Mateus Feitosa; Pimenta, Martina Bragante Fernandes; Melo, Silvia Adelaide Linhares; de Almeida, Anna Alice Figueirêdo; Leite, José Roberto et al. (2016): «Anxiolytic effect of *Citrus aurantium* L. on patients with chronic myeloid leukemia.» In *Phytotherapy Research* : PTR 30 (4), S. 613–17. DOI: 10.1002/ptr.5566.

Bergamotte

Hongratanaworakit, Tapanee (2011): «Aroma-therapeutic effects of massage blended essential oils on humans.» In *Natural Product Communications* 6 (8), S. 1199–1204.

Hwang, Jin-Hee (2006): «The effects of the inhalation method using essential oils on blood pressure and stress responses of clients with essential hypertension.» In *Taehan Kanho Hakhoe Chi* 36 (7), S. 1123–34.

Herzgespann

Shikov, Alexander N.; Pozharitskaya, Olga N.; Makarov, Valery G.; Demchenko, Dmitry V.; Shikh, Evgenia V. (2011): «Effect of *Leonurus cardiaca* oil extract in patients with arterial hypertension accompanied by anxiety and sleep disorders.» In *Phytotherapy Research* : PTR 25 (4), S. 540–3. DOI: 10.1002/ptr.3292.

Wojtyniak, Katarzyna; Szymański, Marcin; Matławska, Irena (2013): «*Leonurus cardiaca* L. (motherwort): a review of its phytochemistry and pharmacology.» In *Phytotherapy Research : PTR* 27 (8), S. 1115–20. DOI: 10.1002/ptr.4850.

Kapitel 2

Obst und Gemüse nicht vergessen

Feeney, Joanne; O'Leary, Neil; Moran, Rachel; O'Halloran, Aisling M.; Nolan, John M.; Beatty, Stephen et al. (2017): «Plasma lutein and zeaxanthin are associated with better cognitive function across multiple domains in a large population-based sample of older adults: Findings from the Irish Longitudinal Study on Aging.» In *The Journals of Gerontology. Series A, Biological Sciences and Medical Sciences. DOI:* 10.1093/gerona/glw330.

Vauzour, David (2014): Effect of flavonoids on learning, memory and neurocognitive performance: relevance and potential implications for Alzheimer's disease pathophysiology. In *Journal of the science of food and agriculture* 94 (6), S. 1042–1056. DOI: 10.1002/jsfa.6473.

Kean, Rebecca J.; Lamport, Daniel J.; Dodd, Georgina F.; Freeman, Jayne E.; Williams, Claire M.; Ellis, Judi A. et al. (2015): Chronic consumption of flavanone-rich orange juice is associated with cognitive benefits: an 8-wk, randomized, double-blind, placebo-controlled trial in healthy older adults. In *The American journal of clinical nutrition* 101 (3), S. 506–514. DOI: 10.3945/ajcn.114.088518.

Chinesischer Bärlapp

Sun, Q.Q.; Xu, S.S.; Pan, J.L.; Guo, H.M.; Cao, W.Q. (1999): «Huperzine-A capsules enhance memory and learning performance in 34 pairs of matched adolescent students.» In *Zhongguo Yao Li Xue Bao = Acta Pharmacologica Sinica* 20 (7), S. 601–3.

Xing, Shu-Huai; Zhu, Chun-Xiao; Zhang, Rui; An, Li (2014): «Huperzine-A in the treatment of Alzheimer's disease and vascular dementia: a meta-analysis.» In *Evidence-based Complementary and Alternative Medicine : eCAM* 2014, S. 363985. DOI: 10.1155/2014/363985.

Wasserysop

Downey, Luke A.; Kean, James; Nemeh, Fiona; Lau, Angela; Poll, Alex; Gregory, Rebecca et al. (2013): «An acute, double-blind, placebo-controlled crossover study of 320 mg and 640 mg doses of a special extract of *Bacopa monnieri* (CDRI 08) on sustained cognitive performance.» In *Phytotherapy Research : PTR* 27 (9), S. 1407–13. DOI: 10.1002/ptr.4864.

Kongkeaw, Chuenjid; Dilokthornsakul, Piyameth; Thanarangsarit, Phurit; Limpeanchob, Nanteetip; Norman Scholfield, C. (2014): «Meta-analysis of randomized controlled trials on cognitive effects of *Bacopa monnieri* extract.» In *Journal of Ethnopharmacology* 151 (1), S. 528–35. DOI: 10.1016/j.jep.2013.11.008.

Roodenrys, Steven; Booth, Dianne; Bulzomi, Sonia; Phipps, Andrew; Micallef, Caroline; Smoker, Jaclyn (2002): «Chronic effects of Brahmi (*Bacopa monnieri*) on human memory.» In *Neuropsychopharmacology* 27 (2), S. 279–81. DOI: 10.1016/S0893-133X(01)00419-5.

Salbei

Lopresti, Adrian L. (2017): Salvia (Sage): A Review of its Potential Cognitive-Enhancing and Protective Effects. In *Drugs in R&D* 17 (1), S. 53–64. DOI: 10.1007/s40268-016-0157-5.

Akhondzadeh, S.; Noroozian, M.; Mohammadi, M.; Ohadinia, S.; Jamshidi, A. H.; Khani, M. (2003): Salvia officinalis extract in the treatment of patients with mild to moderate Alzheimer's disease: a double blind, randomized and placebo-controlled trial. In *Journal of clinical pharmacy and therapeutics* 28 (1), S. 53–59.

Scholey, Andrew B.; Tildesley, Nicola T. J.; Ballard, Clive G.; Wesnes, Keith A.; Tasker, Andrea; Perry, Elaine K.; Kennedy, David O. (2008): An extract of Salvia (sage) with anticholinesterase properties improves memory and attention in healthy older volunteers. In *Psychopharmacology* 198 (1), S. 127–139. DOI: 10.1007/s00213-008-1101-3.

Perry, N. S.; Houghton, P. J.; Sampson, J.; Theobald, A. E.; Hart, S.; Lis-Balchin, M. et al. (2001): In-vitro activity of *S. lavandulaefolia* (Spanish sage) relevant to treatment of Alzheimer's disease. In *The Journal of pharmacy and pharmacology* 53 (10), S. 1347–1356.

Perry, N.S.L.; Menzies, R.; Hodgson, F.; Wedgewood, P.; Howes, M.J.R.; Brooker, H.J.; Wesnes K.A.; Perry, E.K.; A randomised double-blind placebo-controlled pilot trial of a combined extract of sage, rosemary and melissa, traditional herbal medicines, on the enhancement of memory in normal healthy subjects, including influence of age. https://doi.org/10.1016/j.phymed.2017.08.015 or *IN PRESS.*

Schwarzkümmel

Bin Sayeed, Muhammad Shahdaat; Shams, Tahiatul; Fahim Hossain, Sarder; Rahman, Md Rezowanur; Mostofa, Agm; Fahim Kadir, Mohammad et al. (2014): «*Nigella sativa* L. seeds modulate mood, anxiety and cognition in healthy adolescent males.» In *Journal of Ethnopharmacology* 152 (1), S. 156–62. DOI: 10.1016/j.jep.2013.12.050.

Javidi, Soheila; Razavi, Bibi Marjan; Hosseinzadeh, Hossein (2016): A review of Neuropharmacology Effects of Nigella sativa and Its Main Component, Thymoquinone. In *Phytotherapy Research: PTR* 30 (8), S. 1219–1229. DOI: 10.1002/ptr.5634.

Rosmarin

Moss, Mark; Cook, Jenny; Wesnes, Keith; Duckett, Paul (2003): «Aromas of rosemary and lavender essential oils differentially affect cognition and mood in healthy adults.» In *The International Journal of Neuroscience* 113 (1), S. 15–38.

Pengelly, Andrew; Snow, James; Mills, Simon Y.; Scholey, Andrew; Wesnes, Keith; Butler, Leah Reeves (2012): «Short-term study on the effects of rosemary on cognitive function in an elderly population.» In *Journal of Medicinal Food* 15 (1), S. 10–17. DOI: 10.1089/jmf.2011.0005.

Schwarze Walnuss

Arab, L.; Ang, A. (2015): «A cross-sectional study of the association between walnut consumption and cognitive function among adult US populations represented in NHANES.» In *The Journal of Nutrition, Health & Aging* 19 (3), S. 284–90. DOI: 10.1007/s12603-014-0569-2.

Amerikanische Heidelbeere

Whyte, Adrian R.; Schafer, Graham; Williams, Claire M. (2016): «Cognitive effects following acute wild blueberry supplementation in 7- to 10-year-old children.» In *European Journal of Nutrition* 55 (6), S. 2151–62. DOI: 10.1007/s00394-015-1029-4.

Gesunde Pause im Job

Taylor, Andrea Faber; Kuo, Frances E. (2009): Children with attention deficits concentrate better after walk in the park. In *Journal of attention disorders* 12 (5), S. 402–409. DOI: 10.1177/1087054708323000.

Lanki, Timo; Siponen, Taina; Ojala, Ann; Korpela, Kalevi; Pennanen, Arto; Tiittanen, Pekka et al. (2017): Acute effects of visits to urban green environments on cardiovascular physiology in women: A field experiment. In *Environmental research* 159, S. 176–185. DOI: 10.1016/j.envres.2017.07.039.

Kapitel 3

Ayahuasca

Dos Santos, Rafael G.; Osório, Flávia L.; Crippa, José Alexandre S.; Hallak, Jaime E. C. (2016): «Antidepressive and anxiolytic effects of ayahuasca: a systematic literature review of animal and human studies.» In *Revista Brasileira de Psiquiatria* (Sao Paulo, Brazil : 1999) 38 (1), S. 65–72. DOI: 10.1590/1516-4446-2015-1701.

Johanniskraut

Brattström, Axel: «Long-term effects of St John's wort *(Hypericum perforatum)* treatment: a 1-year safety study in mild to moderate depression.» In *Phytomedicine* 2009 Apr; 16 (4), S. 277–83. DOI: 10.1016/j.phymed.2008.12.023.

Linde, K.; Ramirez, G.; Mulrow, C. D.; Pauls, A.; Weidenhammer, W.; Melchart, D. (1996): «St John's wort for depression – an overview and meta-analysis of randomised clinical trials.» In *BMJ* (*Clinical Research Ed.*) 313 (7052), S. 253–8.

Ng, Qin Xiang; Venkatanarayanan, Nandini; Ho, Collin Yih Xian (2017): «Clinical use of *Hypericum perforatum* (St John's wort) in depression: a meta-analysis.» In *Journal of Affective Disorders* 210, S. 211–21. DOI: 10.1016/j.jad.2016.12.048.

Kurkuma

Al-Karawi, Dalia; Al Mamoori, Doaa Alem; Tayyar, Yaman (2016): «The role of curcumin administration in patients with major depressive disorder: mini meta-analysis of clinical trials.» *In Phytotherapy Research : PTR* 30 (2), S. 175–83. DOI: 10.1002/ptr.5524.

Cox, K.H., Pipingas, A., & Scholey, A.B. (2015): «Investigation of the effects of solid lipid curcumin on cognition and mood in a healthy older population.» In *Journal of Psychopharmacology* 29 (5), S. 642–51. DOI: 10.1007/978-3-642-36172-2_200017.

Lopresti, Adrian L. (2017): «Curcumin for neuropsychiatric disorders: a review of in vitro, animal and human studies.» In *Journal of Psychopharmacology* 31 (3), S. 287–302. DOI: 10.1177/0269881116686883.

Safran

Akhondzadeh Basti, Afshin; Moshiri, Esmail; Noorbala, Ahamad-Ali; Jamshidi, Amir-Hossein; Abbasi, Seyed Hesameddin; Akhondzadeh, Shahin (2007): «Comparison of petal of *Crocus sativus* L. and fluoxetine in the treatment of depressed outpatients: a pilot double-blind randomized trial.» In *Progress in Neuro-Psychopharmacology & Biological Psychiatry* 31 (2), S. 439–42. DOI: 10.1016/j.pnpbp.2006.11.010.

Moshiri, M.; Vahabzadeh, M.; Hosseinzadeh, H. (2015): «Clinical applications of saffron *(Crocus sativus)* and its constituents: a review.» In *Drug Research* 65 (6), pp.287–95. DOI: 10.1055/s-0034-1375681.

Traubensilberkerze

Bai, Wenpei; Henneicke-von Zepelin, Hans-Heinrich; Wang, Shuyu; Zheng, Shurong; Liu, Jianli; Zhang, Zhonglan et al. (2007): «Efficacy and tolerability of a medicinal product containing an isopropanolic black cohosh extract in Chinese women with menopausal symptoms: a randomized, double blind, parallel-controlled study versus tibolone.» In *Maturitas* 58 (1), S. 31–41. DOI: 10.1016/j.maturitas.2007.04.009.

Nappi, Rossella E.; Malavasi, Barbara; Brundu, Benedetta; Facchinetti, Fabio (2005): «Efficacy of *Cimicifuga racemosa* on climacteric complaints: a randomized study versus low-dose transdermal estradiol.» In *Gynecological Endocrinology* 20 (1), S. 30–5.

Helmkraut

Brock, Christine; Whitehouse, Julie; Tewfik, Ihab; Towell, Tony (2014): «American skullcap (*Scutellaria lateriflora*): a randomised, double-blind placebo-controlled crossover study of its effects on mood in healthy volunteers.» *In Phytotherapy Research : PTR* 28 (5), S. 692–8. DOI: 10.1002/ptr.5044.

Gasiorowski, Kazimierz; Lamer-Zarawska, Eliza; Leszek, Jerzy; Parvathaneni, Kalpana; Yendluri, Bharat Bhushan; Blach-Olszewska, Zofia; Aliev, Gjumrakch (2011): «Flavones from root of *Scutellaria baicalensis* Georgi: drugs of the future in neurodegeneration?» In *CNS & Neurological Disorders – Drug Targets* 10 (2), S. 184–191.

Muskateller-Salbei

Lee, Kyung-Bok; Cho, Eun; Kang, Young-Sook (2014): «Changes in 5-hydroxytryptamine and cortisol plasma levels in menopausal women after inhalation of clary sage oil.» In *Phytotherapy Research : PTR* 28 (11), S. 1599–1605. DOI: 10.1002/ptr.5163.

Seol, Geun Hee; Shim, Hyun Soo; Kim, Pill-Joo; Moon, Hea Kyung; Lee, Ki Ho; Shim, Insop et al. (2010): «Antidepressant-like effect of *Salvia sclarea* is explained by modulation of dopamine activities in rats.» In *Journal of Ethnopharmacology* 130 (1), S. 187–190. DOI: 10.1016/j.jep.2010.04.035.

Chai hu

Ushiroyama, Takahisa; Ikeda, Atsushi; Sakuma, Kou; Ueki, Minoru (2005): «Chai-hu-gui-zhi-gan-jiang-tang regulates plasma interleukin-6 and soluble interleukin-6 receptor concentrations and improves depressed mood in climacteric women with insomnia.» In *The American Journal of Chinese Medicine* 33 (5), S. 703–11. DOI: 10.1142/S0192415X05003338.

Rose

Conrad, Pam; Adams, Cindy (2012): «The effects of clinical aromatherapy for anxiety and depression in the high risk postpartum woman – a pilot study.» In *Complementary Therapies in Clinical Practice* 18 (3), S. 164–8. DOI: 10.1016/j.ctcp.2012.05.002.

Igarashi, Miho; Ikei, Harumi; Song, Chorong; Miyazaki, Yoshifumi (2014): «Effects of olfactory stimulation with rose and orange oil on prefrontal cortex activity.» In *Complementary Therapies in Medicine* 22 (6), S. 1027–31. DOI: 10.1016/j.ctim.2014.09.003.

Kapitel 4

Schlafmedizin

Wilt, Timothy J.; MacDonald, Roderick; Brasure, Michelle; Olson, Carin M.; Carlyle, Maureen; Fuchs, Erika et al. (2016): Pharmacologic Treatment of Insomnia Disorder: An Evidence Report for a Clinical Practice Guideline by the American College of Physicians. In *Annals of internal medicine* 165 (2), S. 103–112. DOI: 10.7326/M15-1781.

Wilder Lattich

Yakoot, Mostafa; Helmy, Sherine; Fawal, Kamal (2011): «Pilot study of the efficacy and safety of lettuce seed oil in patients with sleep disorders.» In *International Journal of General Medicine* 4, S. 451–6. DOI: 10.2147/IJGM.S21529.

Lotus

Yan, Ming-Zhu; Chang, Qi; Zhong, Yu; Xiao, Bing-Xin; Feng, Li; Cao, Fang-Rui et al. (2015): «Lotus leaf alkaloid extract displays sedative-hypnotic and anxiolytic effects through GABAA receptor.» In *Journal of Agricultural and Food Chemistry* 63 (42), S. 9277–85. DOI: 10.1021/acs.jafc.5b04141.

Wu-Ling

Lin, Yan; Wang, Xiao-yun; Ye, Ren; Hu, Wan-hua; Sun, Shu-chen; Jiao, Hong-juan et al. (2013): «Efficacy and safety of Wuling capsule, a single herbal formula, in Chinese subjects with insomnia: a multicenter, randomized, double-blind, placebo-controlled trial.» In *Journal of Ethnopharmacology* 145 (1), S. 320–7. DOI: 10.1016/j.jep.2012.11.009.

Ni, Xiaojia; Shergis, Johannah Linda; Guo, Xinfeng; Zhang, Anthony Lin; Li, Yan; Lu, Chuanjian; Xue, Charlie Changli (2015): «Updated clinical evidence of Chinese herbal medicine for insomnia: a systematic review and meta-analysis of randomized controlled trials.» In *Sleep Medicine* 16 (12), S. 1462–81. DOI: 10.1016/j.sleep.2015.08.012.

Traumkraut

Mayagoitia, L.; Díaz, J. L.; Contreras, C.M. (1986): «Psychopharmacologic analysis of an alleged oneirogenic plant: *Calea zacatechichi*.» In *Journal of Ethnopharmacology* 18 (3), S. 229–43.

Alpha-Pinen

Yang, Hyejin; Woo, Junsung; Pae, Ae Nim; Um, Min Young; Cho, Nam-Chul; Park, Ki Duk et al. (2016): «α-Pinene, a major constituent of pine tree oils, enhances non-rapid eye movement sleep in mice through GABAA-benzodiazepine receptors.» In *Molecular Pharmacology* 90 (5), S. 530–9. DOI: 10.1124/mol.116.105080.

Baldrian

Fernández-San-Martin, Maria Isabel; Masa-Font, Roser; Palacios-Soler, Laura; Sancho-Gomez, Pilar; Calbo-Caldentey, Cristina; Flores-Mateo, Gemma (2010): «Effectiveness of valerian on insomnia: a meta-analysis of randomized placebo-controlled trials.» In *Sleep Medicine* 11 (6), S. 505–11. DOI: 10.1016/j.sleep.2009.12.009.

Poyares, Dalva R.; Guilleminault, Christian; Ohayon, Maurice M.; Tufik, Sergio (2002): «Can valerian improve the sleep of insomniacs after benzodiazepine withdrawal?» In *Progress in Neuro-Psychopharmacology & Biological Psychiatry* 26 (3), S. 539–45.

Hopfen

Salter, Shanah; Brownie, Sonya (2010): «Treating primary insomnia – the efficacy of valerian and hops.» In *Australian Family Physician* 39 (6), S. 433–7.

Schmitz, M.; Jackel, M. (1998): «Comparative study for assessing quality of life of patients with exogenous sleep disorders (temporary sleep onset and sleep interruption disorders) treated with a hops-valerian preparation and a benzodiazepine drug.» In *Wiener Medizinische Wochenschrift* (1946) 148 (13), S. 291–8.

Kamille

Howrey, Bret T.; Peek, M. Kristen; McKee, Juliet M.; Raji, Mukaila A.; Ottenbacher, Kenneth J.; Markides, Kyriakos S. (2016): «Chamomile consumption and mortality: a prospective study of Mexican origin older adults.» In *The Gerontologist* 56 (6), S. 1146–52. DOI: 10.1093/geront/gnv051.

Zick, Suzanna M.; Wright, Benjamin D.; Sen, Ananda; Arnedt, J. Todd (2011): «Preliminary examination of the efficacy and safety of a standardized chamomile extract for chronic primary insomnia: a randomized placebo-controlled pilot study.» In *BMC Complementary and Alternative Medicine* 11, S. 78. DOI: 10.1186/1472-6882-11-78.

Brustbeere

Cao, Jie-Xin; Zhang, Qing-Ying; Cui, Su-Ying; Cui, Xiang-Yu; Zhang, Juan; Zhang, Yong-He et al. (2010): «Hypnotic effect of jujubosides from Semen Ziziphi Spinosae.» In *Journal of Ethnopharmacology* 130 (1), S. 163–6. DOI: 10.1016/j.jep.2010.03.023.

Ma, Yuan; Han, Huishan; Eun, Jae Soon; Kim, Hyoung Chun; Hong, Jin-Tae; Oh, Ki-Wan (2007): «Sanjoinine A isolated from Zizyphi Spinosi Semen augments pentobarbital-induced sleeping behaviors through the modification of GABA-ergic systems.» In *Biological and Pharmaceutical Bulletin* 30 (9), S. 1748–53.

Rodriguez Villanueva, Javier; Rodriguez Villanueva, Laura (2017): «Experimental and clinical pharmacology of *Ziziphus jujuba* Mill.» In *Phytotherapy Research: PTR* 31 (3), S. 347–65. DOI: 10.1002/ptr.5759.

Kalifornischer Mohn

Hanus, Michel; Lafon, Jacqueline; Mathieu, Marc (2004): «Double-blind, randomised, placebo-controlled study to evaluate the efficacy and safety of a fixed combination containing two plant extracts (*Crataegus oxyacantha* and *Eschscholtzia* [sic] *californica*) and magnesium in mild-to-moderate anxiety disorders.» In *Current Medical Research and Opinion* 20 (1), S. 63–71. DOI: 10.1185/030079903125002603.

Rolland, A.; Fleurentin, J.; Lanhers, M.C.; Misslin, R.; Mortier, F. (2001): «europhysiological effects of an extract of *Eschscholzia californica* Cham. (Papaveraceae).» In *Phytotherapy Research : PTR* 15 (5), S. 377–81.

Wildkirsche

Garrido, M.; González-Gómez, D.; Lozano, M.; Barriga, C.; Paredes, S. D.; Rodriguez, A. B. (2013): «A Jerte valley cherry product provides beneficial effects on sleep quality. Influence on aging.» In *The Journal of Nutrition, Health & Aging* 17 (6), S. 553–60. DOI: 10.1007/s12603-013-0029-4.

Howatson, Glyn; Bell, Phillip G.; Tallent, Jamie; Middleton, Benita; McHugh, Malachy P.; Ellis, Jason (2012): «Effect of tart cherry juice *(Prunus cerasus)* on melatonin levels and enhanced sleep quality.» In *European Journal of Nutrition* 51 (8), pp.909–16. DOI: 10.1007/s00394-011-0263-7.

Eisenkraut

Khan, Abdul Waheed; Khan, Arif-Ullah; Ahmed, Touqeer (2016): «Anticonvulsant, anxiolytic, and sedative activities of *Verbena officinalis*.» In *Frontiers in Pharmacology* 7, S. 499. DOI: 10.3389/fphar.2016.00499.

Übungen

Archontogeorgis, K.; Nena, E.; Papanas, N.; Zissimopoulos, A.; Voulgaris, A.; Xanthoudaki, M. et al. (2017): «Vitamin D levels in middle-aged patients with obstructive sleep apnoea syndrome.» In *Current Vascular Pharmacology. DOI:* 10.2174/1570161115666170529085708.

Wang, Fang; Eun-Kyoung Lee, Othelia; Feng, Fan; Vitiello, Michael V.; Wang, Weidong; Benson, Herbert et al. (2016): «The effect of meditative movement on sleep quality: A systematic review.» In *Sleep Medicine Reviews* 30, S. 43–52. DOI: 10.1016/j.smrv.2015.12.001.

Kapitel 5

Pestwurz

Agosti, R.; Duke, R. K.; Chrubasik, J. E.; Chrubasik, S. (2006): «Effectiveness of *Petasites hybridus* preparations in the prophylaxis of migraine: a systematic review.» In *Phytomedicine* 13 (9–10), S. 743–6. DOI: 10.1016/j.phymed.2006.02.008.

Lipton, R.B.; Göbel, H.; Einhäupl, K.M.; Wilks, K.; Mauskop, A. (2004): «*Petasites hybridus* root (butterbur) is an effective preventive treatment for migraine.» In *Neurology* 63 (12), S. 2240–4.

Osteoarthritis

Cameron, Melainie; Chrubasik, Sigrun (2014): «Oral herbal therapies for treating osteoarthritis.» In *Cochrane Database of Systematic Reviews* (5), CD002947. DOI: 10.1002/14651858.CD002947.pub2.

Ernst, E. (2008): «Frankincense: systematic review.» In *BMJ (Clinical Research Ed.)* 337, a2813.

Kratombaum

Swogger, Marc T.; Hart, Elaine; Erowid, Fire; Erowid, Earth; Trabold, Nicole; Yee, Kaila et al. (2015): «Experiences of kratom users: a qualitative analysis.» In *Journal of Psychoactive Drugs* 47 (5), S. 360–7. DOI: 10.1080/02791072.2015.1096434.

Cannabis

Williamson, E.M.; Evans, F.J. (2000): «Cannabinoids in clinical practice.» In *Drugs* 60 (6), S. 1303–14.

Rong, Carola; Lee, Yena; Carmona, Nicole E.; Cha, Danielle S.; Ragguett, Renee-Marie; Rosenblat, Joshua D. et al. (2017): «Cannabidiol in medical marijuana: research vistas and potential opportunities.» In *Pharmacological Research* 121, S. 213–18. DOI: 10.1016/j.phrs.2017.05.005.

Arnika

Iannitti, Tommaso; Morales-Medina, Julio César; Bellavite, Paolo; Rottigni, Valentina; Palmieri, Beniamino (2016): «Effectiveness and safety of *Arnica montana* in post-surgical setting, pain and inflammation.» In *American Journal of Therapeutics* 23 (1), e184–97. DOI: 10.1097/MJT.0000000000000036.

Widrig, Reto; Suter, Andy; Saller, Reinhard; Melzer, Jörg (2007): «Choosing between NSAID and arnica for topical treatment of hand osteoarthritis in a randomised, double-blind study.» In *Rheumatology International* 27 (6), S. 585–91. DOI: 10.1007/s00296-007-0304-y.

Beinwell

Frost, R.; MacPherson, H.; O'Meara, S. (2013): «A critical scoping review of external uses of comfrey (*Symphytum* spp.).» In *Complementary Therapies in Medicine* 21 (6), S. 724–45. DOI: 10.1016/j.ctim.2013.09.009.

Barna, Milos; Kucera, Alexander; Hladícova, Marie; Kucera, Miroslav (2007): «Der wundheilende Effekt einer Symphytum-Herba-Extrakt-Creme (*Symphytum × uplandicum* Nyman): Ergebnisse einer randomisierten, kontrollierten Doppelblindstudie.» In *Wiener Medizinische Wochenschrift (1946)* 157 (21–22), S. 569–74. DOI: 10.1007/s10354-007-0474-y.

Predel, H.G.; Giannetti, B.; Koll, R.; Bulitta, M.; Staiger, C. (2005): «Efficacy of a comfrey root extract ointment in comparison to a diclofenac gel in the treatment of ankle distortions: results of an observer-blind, randomized, multicenter study.» In *Phytomedicine* 12 (10), S. 707–14. DOI: 10.1016/j.phymed.2005.06.001.

Giannetti, B.M.; Staiger, C.; Bulitta, M.; Predel, H-G (2010): «Efficacy and safety of comfrey root extract ointment in the treatment of acute upper or lower back pain: results of a double-blind, randomised, placebo-controlled, multicentre trial.» In *British Journal of Sports Medicine* 44 (9), S. 637–41. DOI: 10.1136/bjsm.2009.058677.

Weide

Chrubasik, S.; Künzel, O.; Model, A.; Conradt, C.; Black, A. (2001): «Treatment of low back pain with a herbal or synthetic anti-rheumatic: a randomized controlled study. Willow bark extract for low back pain.» In *Rheumatology (Oxford, England)* 40 (12), SD. S. 1388–93.

Desborough, Michael J.R.; Keeling, David M. (2017): «The aspirin story – from willow to wonder drug.» In *British Journal of Haematology* 177 (5), S. 674–83. DOI: 10.1111/bjh.14520.

Mutterkraut

Ernst, E.; Pittler, M.H. (2000): «The efficacy and safety of feverfew (*Tanacetum parthenium* L.): an update of a systematic review.» In *Public Health Nutrition* 3 (4A), S. 509–14.

Gehen

O'Connor, S.R.; Tully, M.A.; Ryan, B; Bleakley, C.M.; Baxter, G.D.; Bradley, J.M.; McDonough, S.M. (2015): «Walking exercise for chronic musculoskeletal pain: systematic review and meta-analysis.» In *Archives of Physical Medicine and Rehabilitation* 96 (4), S. 724–34. e3. DOI: 10.1016/j.apmr.2014.12.003. Epub 2014 Dec 19.

Fokkenrood, Hugo J. P.; Bendermacher, Bianca L. W.; Lauret, Gert Jan; Willigendael, Edith M.; Prins, Martin H.; Teijink, Joep A. W. (2013): Supervised exercise therapy versus non-supervised exercise therapy for intermittent claudication. In *The Cochrane database of systematic reviews* (8), CD005263. DOI: 10.1002/14651858.CD005263.pub3.

Revord, L.P.; Lomond, K.V.; Loubert, P.V.; Hammer, R.L. (2016): «Acute effects of walking with Nordic poles in persons with mild to moderate low-back pain.» In *International Journal of Exercise Science* 9 (4), S. 507–13.

Yoo, W.G. (2017): «Effect of modified leg-raising exercise on the pain and pelvic angle of a patient with back pain and excessive lordosis.» In *Journal of Physical Therapy Science* 29 (7), S. 1281–2. DOI: 10.1589/jpts.29.1281.

Schmerzlinderung und Achtsamkeit

Brown, Melanie L.; Rojas, Enrique; Gouda, Suzanne (2017): «A mind-body approach to pediatric pain management.» In *Children (Basel, Switzerland)* 4 (6). DOI: 10.3390/children4060050.

Till, Sara R.; Wahl, Heather N.; As-Sanie, Sawsan (2017): «The role of nonpharmacologic therapies in management of chronic pelvic pain: what to do when surgery fails.» In *Current Opinion in Obstetrics & Gynecology* 29 (4), S. 231–9. DOI: 10.1097/GCO.0000000000000376.

Kapitel 6

Chinesische Engelwurz

Yeh, Tzu-Shao; Huang, Chi-Chang; Chuang, Hsiao-Li; Hsu, Mei-Chich (2014): Angelica sinensis improves exercise performance and protects against physical fatigue in trained mice. In *Molecules (Basel, Switzerland)* 19 (4), S. 3926–3939. DOI: 10.3390/molecules19043926.

Alpenscharte

Lee, JC.; Kao, JY.; Kuo, DH.; Liao, CF.; Huang, CH.; Fan, LL.; Way, TD. (2011): «Antifatigue and antioxidant activity of alcoholic extract from *Saussurea involucrata*.» In *Journal of Traditional and Complementary Medicine* 1 (1), S. 64–8.

Heidelbeere

Matsunaga, N.; Imai, S.; Inokuchi, Y.; Shimazawa, M.; Yokota, S.; Araki, Y.; Hara, H. (2009): «Bilberry and its main constituents have neuroprotective effects against retinal neuronal damage in vitro and in vivo.» In *Molecular Nutrition and Food Research* 53 (7), S. 869–77. DOI: 10.1002/mnfr.200800394

Eiche

Belcaro, G.; Cornelli, U.; Luzzi, R.; Ledda, A.; Cacchio, M.; Saggino, A.; Cesarone, MR.; Dugall, M.; Feragalli, B.; Hu, S.; Pellegrini, L.; Ippolito, E. (2015): «Robuvit® (*Quercus robur* extract) supplementation in subjects with chronic fatigue syndrome and increased oxidative stress. A pilot registry study.» In *Journal of Neurosurgical Sciences* 59 (2), S. 105–17.

Astragalus

Liu, Chung-Hsiang; Tsai, Chang-Hai; Li, Tsai-Chung; Yang, Yu-Wan; Huang, Wei-Shih; Lu, Ming-Kui et al. (2016): «Effects of the traditional Chinese herb *Astragalus membranaceus* in patients with poststroke fatigue: a double-blind, randomized, controlled preliminary study.» In *Journal of Ethnopharmacology* 194, S. 954–62. DOI: 10.1016/j.jep.2016.10.058.

Zhang, H.; Huang, J. (1990): «Preliminary study of traditional Chinese medicine treatment of minimal brain dysfunction: analysis of 100 cases.» In *Zhong xi yi jie he za zhi = Chinese Journal of Modern Developments in Traditional Medicine* 10 (5), 278–9, 260.

Ginkgo

Gorby, Heather E.; Brownawell, Amy M.; Falk, Michael C. (2010): «Do specific dietary constituents and supplements affect mental energy? Review of the evidence.» In *Nutrition Reviews* 68 (12), S. 697–718. DOI: 10.1111/j.1753-4887.2010.00340.x.

Cieza, A.; Maier, P.; Pöppel, E. (2003): «Effects of *Ginkgo biloba* on mental functioning in healthy volunteers.» Archives of Medical Research Volume 34, Issue 5 September–October 2003 S. 373-381.

Zhang, Hong-Feng; Huang, Li-Bo; Zhong, Yan-Biao; Zhou, Qi-Hui; Wang, Hui-Lin; Zheng, Guo-Qing; Lin, Yan (2016): An Overview of Systematic Reviews of Ginkgo biloba Extracts for Mild Cognitive Impairment and Dementia. In *Frontiers in aging neuroscience* 8, S. 276. DOI: 10.3389/fnagi.2016.00276.

Grüner Tee

White, David J.; de Klerk, Suzanne; Woods, William; Gondalia, Shakuntla; Noonan, Chris; Scholey, Andrew B. (2016): «Anti-stress, behavioural and magnetoencephalography effects of an L-theanine-based nutrient drink: a randomised, double-blind, placebo-controlled, crossover trial.» In *Nutrients* 8 (1). DOI: 10.3390/nu8010053.

Yoto, Ai; Motoki, Mao; Murao, Sato; Yokogoshi, Hidehiko (2012): SEffects of L-theanine or caffeine intake on changes in blood pressure under physical and psychological stresses.» In *Journal of Physiological Anthropology* 31, S. 28. DOI: 10.1186/1880-6805-31-28.

Türközü, Duygu; ▯anlier, Nevin (2017): «L-theanine, unique amino acid of tea, and its metabolism, health effects, and safety.» In *Critical Reviews in Food Science and Nutrition* 57 (8), S. 1681–7. DOI: 10.1080/10408398.2015.1016141.

Knoblauch

Morihara, Naoaki; Nishihama, Takeshi; Ushijima, Mitsuyasu; Ide, Nagatoshi; Takeda, Hidekatsu; Hayama, Minoru (2007): «Garlic as an anti-fatigue agent.» In *Molecular Nutrition & Food Research* 51 (11), S. 1329–34. DOI: 10.1002/mnfr.200700062.

Morihara, Naoaki; Ushijima, Mitsuyasu; Kashimoto, Naoki; Sumioka, Isao; Nishihama, Takeshi; Hayama, Minoru; Takeda, Hidekatsu (2006): «Aged garlic extract ameliorates physical fatigue.» In *Biological & Pharmaceutical Bulletin* 29 (5), S. 962–6.

Süßholz

Guo, Jie; Yang, Chunxiao; Yang, Jiajia; Yao, Yang (2016): «Glycyrrhizic acid ameliorates cognitive impairment in a rat model of vascular dementia associated with oxidative damage and inhibition of voltage-gated sodium channels.» In *CNS & Neurological Disorders – Drug Targets* 15 (8), S. 1001–8.

Singh, Paramdeep; Singh, Damanpreet; Goel, Rajesh K. (2016): «Protective effect on phenytoin-induced cognition deficit in pentylenetetrazol kindled mice: a repertoire of *Glycyrrhiza glabra* flavonoid antioxidants.» In *Pharmaceutical Biology* 54 (7), S. 1209–18. DOI: 10.3109/13880209.2015.1063673.

Baschetti, R. (1995): «Liquorice and chronic fatigue syndrome.» In *The New Zealand Medical Journal* 108 (1002), S. 259.

Brennnessel

Patel, Sita Sharan; Udayabanu, Malairaman (2014): «*Urtica urens* extract attenuates depressive like behavior and associative memory dysfunction in dexamethasone induced diabetic mice.» In *Metabolic Brain Disease* 29 (1), S. 121–130. DOI: 10.1007/s11011-014-9480-0.

Toldy, Anna; Atalay, Mustafa; Stadler, Krisztián; Sasvári, Mária; Jakus, Judit; Jung, Kyung J. et al. (2009): «The beneficial effects of nettle supplementation and exercise on brain lesion and memory in rat.» In *The Journal of Nutritional Biochemistry* 20 (12), S. 974–81. DOI: 10.1016/j.jnutbio.2008.09.001.

Ingwer

Molahosseini, A.; Taghavi, M. M.; Taghipour, Z.; Shabanizadeh, A.; Fatehi, F.; Kazemi Arababadi, M.; Eftekhar Vaghefe, S. H. (2016): «The effect of the ginger on the apoptosis of hippocampal cells according to the expression of BAX and Cyclin D1 genes and histological characteristics of brain in streptozotocin male diabetic rats.» In *Cellular and Molecular Biology* 62 (12), S. 1–5. DOI: 10.14715/cmb/2016.62.12.1.

Nakai, Megumi; Iizuka, Michiro; Matsui, Nobuaki; Hosogi, Kazuko; Imai, Akiko; Abe, Noriaki et al. (2016): «Bangle *(Zingiber purpureum)* improves spatial learning, reduces deficits in memory, and promotes neurogenesis in the dentate gyrus of senescence-accelerated mouse P8.» In *Journal of Medicinal Food* 19 (5), S. 435–41. DOI: 10.1089/jmf.2015.3562.

Matsui, Nobuaki; Kido, Yuki; Okada, Hideki; Kubo, Miwa; Nakai, Megumi; Fukuishi, Nobuyuki et al. (2012): «Phenylbutenoid dimers isolated from *Zingiber purpureum* exert neurotrophic effects on cultured neurons and enhance hippocampal neurogenesis in olfactory bulbectomized mice.» In *Neuroscience Letters* 513 (1), S. 72–7. DOI: 10.1016/j.neulet.2012.02.010.

Qigong

Lee, Myeong Soo; Kim, Mo Kyung; Ryu, Hoon (2005): «Qi-training (qigong) enhanced immune functions: what is the underlying mechanism?» In *The International Journal of Neuroscience* 115 (8), S. 1099–1104. DOI: 10.1080/00207450590914347.

Vera, Francisca M.; Manzaneque, Juan M.; Rodríguez, Francisco M.; Bendayan, Rebecca; Fernández, Nieves; Alonso, Antonio (2016): «Acute effects on the counts of innate and adaptive immune response cells after 1 month of Taoist qigong practice.» In *International Journal of Behavioral Medicine* 23 (2), S. 198–203. DOI: 10.1007/s12529-015-9509-8.

Lucchetti, Giancarlo; de Oliveira, Renata Ferreira; Gonçalves, Juliane Piasseschi de Bernardin; Ueda, Suely Mitoi Ykko; Mimica, Lycia Mara Jenne; Lucchetti, Alessandra Lamas Granero (2013): «Effect of Spiritist «passe» (Spiritual healing) on growth of bacterial cultures.» In *Complementary Therapies in Medicine* 21 (6), S. 627–32. DOI: 10.1016/j.ctim.2013.08.012.

Atmung

Hayama, Yuka; Inoue, Tomoko (2012): «The effects of deep breathing on «tension-anxiety» and fatigue in cancer patients undergoing adjuvant chemotherapy.» In *Complementary Therapies in Clinical Practice* 18 (2), S. 94–8. DOI: 10.1016/j.ctcp.2011.10.001.

Goldstein, Michael R.; Lewis, Gregory F.; Newman, Ronnie; Brown, Janice M.; Bobashev, Georgiy; Kilpatrick, Lisa et al. (2016): «Improvements in well-being and vagal tone following a yogic breathing-based life skills workshop in young adults: two open-trial pilot studies.» In *International Journal of Yoga* 9 (1), S. 20–6. DOI: 10.4103/0973-6131.171718.

Carter, Kirtigandha Salwe; Carter, Robert (2016): «Breath-based meditation: a mechanism to restore the physiological and cognitive reserves for optimal human performance.» In *World Journal of Clinical Cases* 4 (4), S. 99–102. DOI: 10.12998/wjcc.v4.i4.99.

Kapitel 7

Verschiedenes

Grundmann, Oliver (2017): «Patterns of kratom use and health impact in the US – results from an online survey.» In *Drug and Alcohol Dependence* 176, S. 63–70. DOI: 10.1016/j.drugalcdep.2017.03.007.

Ismail, Ismaliza; Wahab, Suzaily; Sidi, Hatta; Das, Srijit; Lin, Loo Jiann; Razali, Rosdinom (2017): «Kratom and future treatment for the opioids addiction and chronic pain: periculo beneficium?» In *Current Drug Targets. DOI:* 10.2174/1389450118666170425154120.

Engidawork, E. (2017) «Pharmacological and toxicological effects of *Catha edulis* F. (khat).» In *Phytotherapy Research* 31 (7), S. 1019–28. DOI: 10.1002/ptr.5832.

Halpern, John H.; Sherwood, Andrea R.; Hudson, James I.; Yurgelun-Todd, Deborah; Pope, Harrison G. (2005): «Psychological and cognitive effects of long-term peyote use among Native Americans.» In *Biological Psychiatry* 58 (8), S. 624–31. DOI: 10.1016/j.biopsych.2005.06.038.

Chellian, Ranjithkumar; Pandy, Vijayapandi; Mohamed, Zahurin (2017): «Pharmacology and toxicology of □- and □-Asarone: a review of preclinical evidence.» In *Phytomedicine* 32, S. 41–58. DOI: 10.1016/j.phymed.2017.04.003.

Kiyofuji, Kana; Kurauchi, Yuki; Hisatsune, Akinori; Seki, Takahiro; Mishima, Satoshi; Katsuki, Hiroshi (2015): «A natural compound macelignan protects midbrain dopaminergic neurons from inflammatory degeneration via microglial arginase-1 expression.» In *European Journal of Pharmacology* 760, S. 129–35. DOI: 10.1016/j.ejphar.2015.04.021.

Parle, Milind; Dhingra, Dinesh; Kulkarni, S.K. (2004): «Improvement of mouse memory by *Myristica fragrans* seeds.» In *Journal of Medicinal Food* 7 (2), S: 157–61. DOI: 10.1089/1096620041224193.

Psychedelische Gehirnzustände und veränderte neuronale Netzwerke

Schartner, Michael M.; Carhart-Harris, Robin L.; Barrett, Adam B.; Seth, Anil K.; Muthukumaraswamy, Suresh D. (2017): «Increased spontaneous MEG signal diversity for psychoactive doses of ketamine, LSD and psilocybin.» In *Scientific Reports* 7, S. 46421. DOI: 10.1038/srep46421.

Tófoli, L.F.; de Araujo, D.B. (2016): «Treating addiction: perspectives from EEG and imaging studies on psychedelics.» In *International Review of Neurobiology* 129, S. 157–85. DOI: 10.1016/bs.irn.2016.06.005.

Sampedro, Frederic; de la Fuente Revenga, Mario; Valle, Marta; Roberto, Natalia; Domínguez-Clavé, Elisabet; Elices, Matilde et al. (2017): «Assessing the psychedelic «after-glow» in ayahuasca users: post-acute neurometabolic and functional connectivity changes are associated with enhanced mindfulness capacities.» In The *International Journal of Neuropsychopharmacology* 1;20 (9), S. 698–711. DOI: 10.1093/ijnp/pyx036

Zitrusfrüchte

Lamport, Daniel J.; Pal, Deepa; Macready, Anna L.; Barbosa-Boucas, Sofia; Fletcher, John M.; Williams, Claire M. et al. (2016): «The effects of flavanone-rich citrus juice on cognitive function and cerebral blood flow: an acute, randomised, placebo-controlled cross-over trial in healthy, young adults.» In *The British Journal of Nutrition* 116 (12), S. 2160–8. DOI: 10.1017/S000711451600430X.

Sarubbo, F.; Ramis, M. R.; Kienzer, C.; Aparicio, S.; Esteban, S.; Miralles, A.; Moranta, D. (2017): «Chronic silymarin, quercetin and naringenin treatments increase monoamines synthesis and hippocampal SIRT1 levels improving cognition in aged rats.» In *Journal of Neuroimmune Pharmacology*. DOI: 10.1007/s11481-017-9759-0.

Ruiz-Miyazawa, Kenji W.; Staurengo-Ferrari, Larissa; Mizokami, Sandra S.; Domiciano, Talita P.; Vicentini, Fabiana T.M.C.; Camilios-Neto, Doumit et al. (2017): «Quercetin inhibits gout arthritis in mice: induction of an opioid-dependent regulation of inflammasome.» In *Inflammopharmacology*. DOI: 10.1007/s10787-017-0356-x.

Weihrauch

Moussaieff, Arieh; Rimmerman, Neta; Bregman, Tatiana; Straiker, Alex; Felder, Christian C.; Shoham, Shai et al. (2008): «Incensole acetate, an incense component, elicits psychoactivity by activating TRPV3 channels in the brain.» In *The FASEB Journal* 22 (8), S. 3024–34. DOI: 10.1096/fj.07-101865.

Hosseini-Sharifabad, Mohammad; Kamali-Ardakani, Razieh; Hosseini-Sharifabad, Ali (2016): «Beneficial effect of *Boswellia serrata* gum resin on spatial learning and the dendritic tree of dentate gyrus granule cells in aged rats.» In *Avicenna Journal of Phytomedicine* 6 (2), S. 189–97.

De Petrocellis, L.; Orlando, P.; Moriello, A.S.; Aviello, G.; Stott, C.; Izzo, A.A.; Di Marzo, V. (2012): «Cannabinoid actions at TRPV channels: effects on TRPV3 and TRPV4 and their potential relevance to gastrointestinal inflammation.» *Acta Physiologica (Oxford, England)* 204 (2), S. 255–66. DOI: 10.1111/j.1748-1716.

Beifuß

Deiml, T.; Haseneder, R.; Zieglgänsberger, W.; Rammes, G.; Eisensamer, B.; Rupprecht, R.; Hapfelmeier, G. (2004): «Alpha-thujone reduces 5-HT3 receptor activity by an effect on the agonist-reduced desensitization.» In *Neuropharmacology* 46 (2), S. 192–201.

Meschler, J.P.; Howlett, A.C. (1999): «Thujone exhibits low affinity for cannabinoid receptors but fails to evoke cannabimimetic responses.» In *Pharmacology Biochemistry and Behavior* 62 (3), S. 473–80.

He, Songming; Li, Lijun; Hu, Juying; Chen, Qiaoli; Shu, Weiqun (2015): «Effectiveness of traditional Chinese medicine (TCM) treatments on the cognitive functioning of elderly persons with mild cognitive impairment associated with white matter lesions.» In *Shanghai Archives of Psychiatry* 27 (5), S. 289–95. DOI: 10.11919/j.issn.1002-0829.215109.

Katzenminze

Hatch, R.C. (1972): «Effect of drugs on catnip *(Nepeta cataria)*-induced pleasure behavior in cats.» In *American Journal of Veterinary Research* 33 (1), S. 143–55.

Aydin, S.; Beis, R.; Oztürk, Y.; Baser, K.H.; Baser, C. (1998): «Nepetalactone: a new opioid analgesic from *Nepeta caesarea* Boiss.» In *Journal of Pharmacy and Pharmacology* 50 (7), S. 813–17.

Espín-Iturbe, Luz Teresa; López Yañez, Bernardo A.; Carrasco García, Apolo; Canseco-Sedano, Rodolfo; Vázquez-Hernández, Maribel; Coria-Avila, Genaro A. (2017): «Active and passive responses to catnip (*Nepeta cataria*) are affected by age, sex and early gonadectomy in male and female cats.» In *Behavioural Processes* 142, S. 110–15. DOI: 10.1016/j.beproc.2017.06.008.

Kolouri, Sepideh; Firoozabadi, Ali; Salehi, Alireza; Zarshenas, Mohammad M.; Dastgheib, Seyed Ali; Heydari, Mojtaba; Rezaeizadeh, Hossein (2016): «*Nepeta menthoides* Boiss. & Buhse freeze-dried aqueous extract versus sertraline in the treatment of major depression: a double-blind randomized controlled trial.» In *Complementary Therapies in Medicine* 26, S. 164–70. DOI: 10.1016/j.ctim.2016.03.016.

Absinth

Russo, Ethan B. (2011): «Taming THC: potential cannabis synergy and phytocannabinoid-terpenoid entourage effects.» In *British Journal of Pharmacology* 163 (7), S. 1344–64. DOI: 10.1111/j.1476-5381.2011.01238.x.

Czyzewska, Marta M.; Mozrzymas, Jerzy W. (2013): «Monoterpene □-thujone exerts a differential inhibitory action on GABA(A) receptors implicated in phasic and tonic GABAergic inhibition.» In *European Journal of Pharmacology* 702 (1–3), S: 38–43. DOI: 10.1016/j.ejphar.2013.01.032.

Deiml, T.; Haseneder, R.; Zieglgänsberger, W.; Rammes, G.; Eisensamer, B.; Rupprecht, R.; Hapfelmeier, G. (2004): «Alpha-thujone reduces 5-HT3 receptor activity by an effect on the agonist-reduced desensitization.» In *Neuropharmacology* 46 (2), S. 192–201.

Wilder Lattich

Wesołowska, A.; Nikiforuk, A.; Michalska, K.; Kisiel, W.; Chojnacka-Wójcik, E. (2006): «Analgesic and sedative activities of lactucin and some lactucin-like guaianolides in mice.» In *Journal of Ethnopharmacology* 107 (2), S. 254–8. DOI: 10.1016/j.jep.2006.03.003.

Yakoot, Mostafa; Helmy, Sherine; Fawal, Kamal (2011): «Pilot study of the efficacy and safety of lettuce seed oil in patients with sleep disorders.» In *International Journal of General Medicine* 4, S. 451–6. DOI: 10.2147/IJGM.S21529.

Sayyah, Mohammad; Hadidi, Naghmeh; Kamalinejad, Mohammad (2004): «Analgesic and anti-inflammatory activity of *Lactuca sativa* seed extract in rats.» In *Journal of Ethnopharmacology* 92 (2–3), S. 325–9. DOI: 10.1016/j.jep.2004.03.016.

Azteken-Salbei

Cunningham, Christopher W.; Rothman, Richard B.; Prisinzano, Thomas E. (2011): «Neuropharmacology of the naturally occurring kappa-opioid hallucinogen salvinorin A.» In *Pharmacological Reviews* 63 (2), S. 316–47. DOI: 10.1124/pr.110.003244.

Addy, Peter H.; Garcia-Romeu, Albert; Metzger, Matthew; Wade, Jenny (2015): «The subjective experience of acute, experimentally-induced *Salvia divinorum* inebriation.» In *Journal of Psychopharmacology* 29 (4), S. 426–35. DOI: 10.1177/0269881115570081.

Taylor, George T.; Manzella, Francesca (2016): «Kappa opioids, salvinorin A and major depressive disorder.» In *Current Neuropharmacology* 14 (2), S. 165–76.

Dos Santos, R.G.; Crippa, J.A.S.; Machado-de-Sousa, J.P.; Hallak, J.E.C. (2014): «Salvinorin A and related compounds as therapeutic drugs for psychostimulant-related disorders.» In *Current Drug Abuse Reviews* 7 (2), S. 128–32.

Kapitel 8

Ginseng

Vogler, B.K.; Pittler, M.H.; Ernst, E. (1999): «The efficacy of ginseng. A systematic review of randomized clinical trials.» In *European Journal of Clinical Pharmacology* 55 (8), S. 567–75.

Lavendel

Kasper, Siegfried; Möller, Hans-Jürgen; Volz, Hans-Peter; Schläfke, Sandra; Dienel, Angelika (2017): «Silexan in generalized anxiety disorder: investigation of the therapeutic dosage range in a pooled data set.» In *International Clinical Psychopharmacology* 32 (4), S. 195–204. DOI: 10.1097/YIC.0000000000000176.

Perry, R.; Terry, R.; Watson, L.K.; Ernst, E. (2012): «Is lavender an anxiolytic drug? A systematic review of randomized clinical trials.» In *Phytomedicine* 19 (8–9), S. 825–35. DOI: 10.1016/j.phymed.2012.02.013.

Lillehei, Angela Smith; Halcón, Linda L.; Savik, Kay; Reis, Reilly (2015): «Effect of inhaled lavender and sleep hygiene on self-reported sleep issues: a randomized controlled trial.» In *Journal of Alternative and Complementary Medicine (New York, N.Y.)* 21 (7), S. 430–8. DOI: 10.1089/acm.2014.0327.

López, Víctor; Nielsen, Birgitte; Solas, Maite; Ramírez, María J.; Jäger, Anna K. (2017): «Exploring pharmacological mechanisms of lavender *(Lavandula angustifolia)* essential oil on central nervous system targets.» In *Frontiers in Pharmacology* 8, S. 280. DOI: 10.3389/fphar.2017.00280.

Kasper, Siegfried; Müller, Walter E.; Volz, Hans-Peter; Möller, Hans-Jürgen; Koch, Egon; Dienel, Angelika (2017): «Silexan in anxiety disorders: Clinical data and pharmacological background.» In *The World Journal of Biological Psychiatry*, S. 1–9. DOI: 10.1080/15622975.2017.1331046.

Zitronenmelisse

Shakeri, Abolfazl; Sahebkar, Amirhossein; Javadi, Behjat (2016): «*Melissa officinalis* L. – a review of its traditional uses, phytochemistry and pharmacology.» In *Journal of Ethnopharmacology* 188, S. 204–28. DOI: 10.1016/j.jep.2016.05.010.

Gromball, Jürgen; Beschorner, Frank; Wantzen, Christian; Paulsen, Ute; Burkart, Martin (2014): «Hyperactivity, concentration difficulties and impulsiveness improve during seven weeks' treatment with valerian root and lemon balm extracts in primary school children.» In *Phytomedicine* 21 (8–9), S. 1098–1103. DOI: 10.1016/j.phymed.2014.04.004.

Huang, L.; Abuhamdah, S.; Howes, M.J.; Dixon, C.L.; Elliot, M.S.; Ballard, C.; Holmes, C.; Burns, A.; Perry, E.K.; Francis, P.T.; Lees, G.; Chazot, P.L. (2008): «Pharmacological profile of essential oils derived from *Lavandula angustifolia* and *Melissa officinalis* with anti-agitation properties: focus on ligand-gated channels.» In *Journal of Pharmacy and Pharmacology* 60 (11), S. 1515–22. DOI: 10.1211/jpp/60.11.0013. Erratum in *Journal of Pharmacy and Pharmacology* 2009 61 (2), S. 267. Dixon, Christine L [added]. PMID:18957173

Rosenwurz

Darbinyan, V.; Aslanyan, G.; Amroyan, E.; Gabrielyan, E.; Malmström, C.; Panossian, A. (2007): «Clinical trial of *Rhodiola rosea* L. extract SHR-5 in the treatment of mild to moderate depression.» In *Nordic Journal of Psychiatry* 61 (5), S. 343–8. DOI: 10.1080/08039480701643290.

Darbinyan, V.; Kteyan, A.; Panossian, A.; Gabrielian, E.; Wikman, G.; Wagner, H. (2000): «*Rhodiola rosea* in stress induced fatigue – a double-blind cross-over study of a standardized extract SHR-5 with a repeated low-dose regimen on the mental performance of healthy physicians during night duty.» In *Phytomedicine* 7 (5), S. 365–71. DOI: 10.1016/S0944-7113(00)80055-0.

Panossian, A.; Wagner, H. (2005): «Stimulating effect of adaptogens: an overview with particular reference to their efficacy following single dose administration.» In *Phytotherapy Research : PTR* 19 (10), S. 819–38. DOI: 10.1002/ptr.1751.

Ishaque, Sana; Shamseer, Larissa; Bukutu, Cecilia; Vohra, Sunita (2012): «*Rhodiola rosea* for physical and mental fatigue: a systematic review.» In *BMC Complementary and Alternative Medicine* 12, S. 70. DOI: 10.1186/1472-6882-12-70.

Cropley, Mark; Banks, Adrian P.; Boyle, Julia (2015): «The effects of *Rhodiola rosea* L. extract on anxiety, stress, cognition and other mood symptoms.» In *Phytotherapy Research : PTR* 29 (12), S. 1934–9. DOI: 10.1002/ptr.5486.

Ginseng

Sørensen, Henrik; Sonne, Jesper (1996): «A double-masked study of the effects of ginseng on cognitive functions.» In *Current Therapeutic Research* 57 (12), S. 959–68. DOI: 10.1016/S0011-393X(96)80114-7.

Ossoukhova, A.; Owen, L.; Savage, K.; Meyer, M.; Ibarra, A.; Roller, M.; Pipingas, A.; Wesnes, K.; Scholey, A. (2015): «Improved working memory performance following administration of a single dose of American ginseng (*Panax quinquefolius* L.) to healthy middle-age adults.» In *Human Psychopharmacology* 30 (2), S. 108–22. DOI: 10.1002/hup.2463. PMID:25778987

Chen, X.; Zhou, M.; Li, Q.;Yang, J.; Zhang, Y.; Zhang, D.; Kong, S.; Zhou, D.; He, L. (2008): «Sanchi for acute ischaemic stroke.» In *Cochrane Database of Systematic Reviews* 8 (4) : CD006305. DOI: 10.1002/14651858.CD006305.pub2.

Kennedy, D.O.; Scholey, A.B.; Wesnes, K.A. (2001): «Differential, dose dependent changes in cognitive performance following acute administration of a *Ginkgo biloba/Panax ginseng* combination to healthy young volunteers.» In *Nutritional Neuroscience* 4 (5), pS. 399–412.

Kim, Young-Sook; Woo, Jung-Yoon; Han, Chang-Kyun; Chang, Il-Moo (2015): «Safety analysis of *Panax ginseng* in randomized clinical trials. A systematic review.» In *Medicines* 2 (2), S. 106–26. DOI: 10.3390/medicines2020106.

Vogler, B.K.; Pittler, M.H.; Ernst, E. (1999): «The efficacy of ginseng. A systematic review of randomized clinical trials.» In *European Journal of Clinical Pharmacology* 55 (8), S. 567–75.

Ahmed, Touqeer; Raza, Syed Hammad; Maryam, Afifa; Setzer, William N.; Braidy, Nady; Nabavi, Seyed Fazel et al. (2016): Ginsenoside Rb1 as a neuroprotective agent. A review. In *Brain research bulletin* 125, S. 30–43. DOI: 10.1016/j.brainresbull.2016.04.002.

Kakao

Scholey, A.; Owen, L. (2013): «Effects of chocolate on cognitive function and mood: a systematic review.» *Nutrition Reviews* 71 (10), S. 665–81. DOI: 10.1111/nure.12065.

Larsson, S.C.; Virtamo, J.; Wolk, A. (2012) «Chocolate consumption and risk of stroke: a prospective cohort of men and meta-analysis.» *Neurology* 79 (12), S. 1223–9. DOI: 10.1212/WNL.0b013e31826aacfa.

Sansone, Roberto; Ottaviani, Javier I.; Rodriguez-Mateos, Ana; Heinen, Yvonne; Noske, Dorina; Spencer, Jeremy P. et al. (2017): «Methylxanthines enhance the effects of cocoa flavanols on cardiovascular function: randomized, double-masked controlled studies.» In *The American Journal of Clinical Nutrition* 105 (2), S. 352–60. DOI: 10.3945/ajcn.116.140046.

Smit, Hendrik J.; Gaffan, Elizabeth A.; Rogers, Peter J. (2004): «Methylxanthines are the psycho-pharmacologically active constituents of chocolate.» In *Psychopharmacology* 176 (3–4), S. 412–19. DOI: 10.1007/s00213-004-1898-3.

Waldspaziergang

Park BJ, Tsunetsugu Y, Kasetani T, Kagawa T, Miyazaki Y. The physiological effects of Shinrin-yoku (taking in the forest atmosphere or forest bathing): evidence from field experiments in 24 forests across Japan. Environmental Health and Preventive Medicine. 2010;15(1):18-26. doi:10.1007/s12199-009-0086-9.

Adaptogene

Panossian, Alexander (2017): Understanding adaptogenic activity: specificity of the pharmacological action of adaptogens and other phytochemicals. In *Annals of the New York Ac-ademy of Sciences. DOI:* 10.1111/nyas.13399.

Panossian, Alexander G. (2013): Adaptogens in mental and behavioral disorders. In *The Psychiatric clinics of North America* 36 (1), S. 49–64. DOI: 10.1016/j.psc.2012.12.005.

Molecules. 2017 Jul 7;22(7). pii: E1135. doi: 10.3390/molecules22071135. How Can Synergism of Traditional Medicines Benefit from Network Pharmacology?

Epigenetik

Dauncey, M. J. (2014): Nutrition, the brain and cognitive decline: insights from epigenetics. In *European journal of clinical nutrition* 68 (11), S. 1179–1185. DOI: 10.1038/ejcn.2014.173.

Moore, David Scott (2015): The developing genome. An introduction to behavioral epigenetics / David S. Moore. Oxford, New York, NY: Oxford University Press.

Denhardt, David T. (2017): Effect of stress on human biology: Epigenetics, adaptation, inheritance, and social significance. In *Journal of cellular physiology. DOI:* 10.1002/jcp.25837.

Sharma, Abhay (2017): Transgenerational epigenetics: Integrating soma to germline communication with gametic inheritance. In *Mechanisms of ageing and development* 163, S. 15–22. DOI: 10.1016/j.mad.2016.12.015.

Xue, Jing; Schoenrock, Sarah A.; Valdar, William; Tarantino, Lisa M.; Ideraabdullah, Folami Y. (2016): Maternal vitamin D depletion alters DNA methylation at imprinted loci in multiple generations. In *Clinical epigenetics* 8, S. 107. DOI: 10.1186/s13148-016-0276-4.

Choi, Chang Soon; Gonzales, Edson Luck; Kim, Ki Chan; Yang, Sung Min; Kim, Ji-Woon; Mabunga, Darine Froy et al. (2016): The transgenerational inheritance of autism-like phenotypes in mice exposed to valproic acid during pregnancy. In *Scientific reports* 6, p. 36250. DOI: 10.1038/srep36250.

Weitere wichtige Publikationen der Autorinnen

Howes, Melanie-Jayne R.; Perry, Nicolette S. L.; Houghton, Peter J. (2003): Plants with traditional uses and activities, relevant to the management of Alzheimer's disease and other cognitive disorders. In Phytotherapy research : PTR 17 (1), S. 1–18. DOI: 10.1002/ptr.1280.

Perry, Elaine; Howes, Melanie-Jayne R. (2011): Medicinal plants and dementia therapy: herbal hopes for brain aging? In CNS neuroscience & therapeutics 17 (6), S. 683–698. DOI: 10.1111/j.1755-5949.2010.00202.x.

Howes, Melanie-Jayne R.; Perry, Elaine (2011): The role of phytochemicals in the treatment and prevention of dementia. In Drugs & aging 28 (6), S. 439–468. DOI: 10.2165/11591310-000000000-00000.

Perry, Nicolette; Perry, Elaine (2006) Aromatherapy in the management of psychiatric disorders: clinical and neuropharmacological perspectives. In CNS drugs 20 (4), S. 257–280.

Perry, N.S.L., Menzies R., Hodgson,F., Wedgewood, P. Howes, M-J.R. H.J.Brooker, H.J., Wesnes, K.A., Perry, E.K. (2017) A randomised double-blind placebo-controlled pilot trial of a combined extract of sage, rosemary and melissa, traditional herbal medicines, on the enhancement of memory in normal healthy subjects, including influence of age. Phytomedicine. IN PRESS.

Register

Kursiv gedruckte Seitenangaben verweisen auf Abbildungen, **fett** gedruckte Seitenangaben verweisen auf Haupteinträge.

A

B

C

D

E

F

L

M

S

T

U

V

W

X

Y

Z

Dank

Wir danken Anna Mumford, die uns bei der Vorbereitung dieses Buchs geholfen hat, Informationen für unseren Workshop im Nordosten Englands in ein Buch für Leser in aller Welt umzuwandeln, sowie Robert Forster und Bob Logan, die uns beim Schreiben unterstützt haben. Unser Interesse an und Wissen über Pflanzen für das Gehirn hängt mit vielen Kollegen zusammen, mit denen wir im Laufe der letzten 20 Jahre Forschungsarbeit betrieben haben, darunter Professor Clive Ballard, Professor Paul Francis, Professor Peter Houghton, Dr. Melanie Howes, Professor Peter Jenner, Ross Menzies, Professor Elizabeta Mukaetova-Ladinska, Dr. Edward Okello, Professor Robert Perry, Dr. Sergey Savelev, Professor Andrew Scholey, Dr. George Wake und Professor Keith Wesnes.

Nicolette Perry, Elaine Perry

Bildnachweis

CC BY 3.0 via Wikimedia Commons/Luis Nunes Alberto https://commons.wikimedia.org/wiki/File%3ALactuca_virosa.jpg 180

David Taylor 16–17, 76, 99, 126

Garden World Images 93

istock.com/FurmanAnna 150-1

Oliver Fowler 240

Shutterstock.com/Africa Studio 108, Alexander Raths 102, Alexey Stiop 127, Anastasila Malinich 149, Apple's Eye Studio 64-5, August0809 201, Blueeyes 189, Boonchuay1970 83, chenzhang 56-7, CrispyPork 100, de2marco 115, Del Boy 53, 186, Diana Mower 139, domnitskey 44, Doug Stacey 181, dvoevnore 166, Elementals 103, emberiza 179, Enlightened Media 30, Fresnei 74, g215 160, GoncharukMaks 172, Goran Bogicevic 77, gresei 203, gyu sik 190, haraldmuc 177, Henrik Larsson 175, Hortimages 192, Igor Cheri 145, Inga_Ivanova 52, JPC-PROD 20, Julia Sudnitskaya 147, Kaiskynet Studio 43, Katarzyna Mazurowska 168, Kati Finell 71, Kazakov Maksim 104, Kostrez 10 , Krungchingplxs 101, krutar 35, Laszlo Halasi 130-1, LAURA_VN 155, Le Do 58, Linda George 78-79, LutsenkoLarissa 28, Izf 29, Madlen 32, Manfred Ruckszio 75, 87, 138, Marako85 121, Maren Winter 50, Margrit Hirsch 67, marilyn barbone 54, Markos Loizou 123, Maryna Pleshkun 148, Maximuit 169, michajela 106-7, Nattika 69, NatUlrich 113, Nella 94, Nenov Brothers Images 133, 140, nevodka 128, ninoninos 124, Nyvlt-art 33, Only Fabrizio 162, petelin 49, Peter Paunchev 194-5, Phototy 144, picturepartners 136, 167, Pixeljoy 152, PJ photography 48, puchkovo48 26, Ratmaner 109, Robert Przybysz 21, Robin W 171, Rostislav Ageev 191, roundstripe 174, saiko3p 146, Sann von mai 38, Sarah2 188, SasinTipchai 40-41, Scisetti Alfio 59, 61, 80, 132, 196, SK Herb 156, Sonja C 120, spline_x 92, 116, 198, Starover Sibiriak 122, 125, Studio Grand Ouest 86, Sumikophoto 25, svrid79 88, Tim UR 62, 114, Tunedin by Westend61 66, Vaclav Mach 98, Valentina Razumova 84, valvirga 19, Vishnevskly Vasily 12, Vitalii Kazannyk 24, Volosina 111, 153, Wavebreakmedia 18, Workretro 159

Terry Walsh 13, 14, 15,27

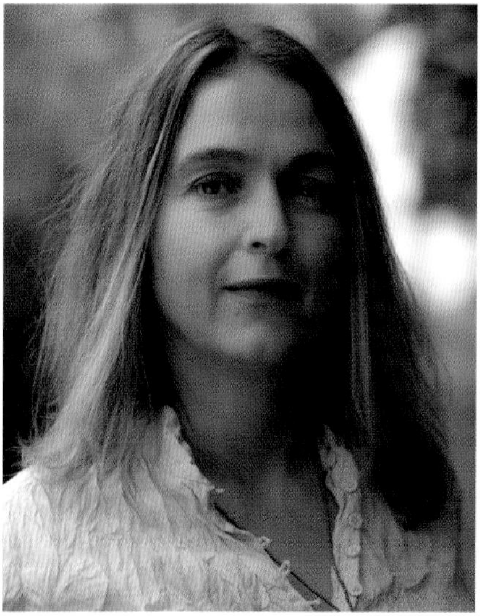

Nicolette Perry hat ihr Pharmaziestudium am King's College London mit der Promotion abgeschlossen, sich dann der Erforschung von medizinischen Pflanzen für das Gehirn gewidmet und zu diesem Thema publiziert. An ihre Untersuchung zum Einsatz von Salbei bei Alzheimer-Demenz schlossen sich Studien von Pflanzen für das Zentrale Nervensystem an der Universität Newcastle an. Seit einer frühen Prüfungsarbeit im Bereich Biologie zum Thema Gesundheit und Krankheit gilt ihr Interesse vor allem dem wissenschaftlichen Hintergrund von Heilpflanzen, schwerpunktmäßig aromatischer Pflanzen für das Gehirn. Heute ist sie Leiterin des Dilston Physic Garden, einer gemeinnützigen Anlage, die der Pflanzenheilkunde gewidmet ist. Dort veranstaltet sie Workshops, organisiert Vorträge über Heilpflanzen und bietet Seminare über die Grundlagen der Pflanzenheilkunde und deren wissenschaftlichen Hintergrund an. Sie sieht die Bedeutung der Pflanzenheilkunde vor allem in der Prävention und als Ergänzung zur konventionellen Medizin. In der Freizeit wandert, liest und kocht sie, gern mit ihrem Mann, einem britischen Künstler, und ihren beiden Kindern.

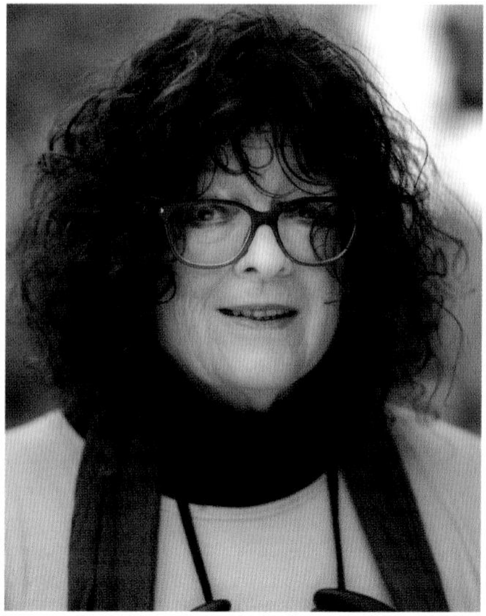

Elaine Perry ist emeritierte Professorin für Neurowissenschaften der Universität Newcastle sowie Gründerin und Kuratorin des Dilston Physic Garden. Sie hat zahlreiche wissenschaftliche Schriften veröffentlicht und zu anderen beigetragen, beispielsweise über Alzheimer, Autismus, über Heilpflanzen für Gehirnleistung und Stimmungen sowie über das Bewusstsein und visuelle Halluzinationen. Im Dilston Physic Garden wurden ursprünglich Heilpflanzen kultiviert und erforscht, die in Zusammenhang mit Gedächtnisverlust und Demenz stehen. Seit Laborversuche positive Ergebnisse brachten, ist Dilston ein Ort, an dem alternative Heilmethoden und konventionelle Medizin einander begegnen. Elaine spielt gern Klavier, bereist ihre schottische Heimat oder erforscht das Bewusstsein mit theoretischen Methoden oder auf praktische Weise durch Meditation.